常见恶性肿瘤内科诊治思路

及案例解析

主　编：殷东风　高　宏

副主编：邢玉庆　邢向荣　周立江

　　　　唐广义　潘玉真

编　委：(以姓氏笔画为序)

　　　　朱　颖　孙维刚　李夏平　张宁苏

　　　　张惠子　周跃华　崔小天　潘　琳

U0384755

人民卫生出版社

图书在版编目（CIP）数据

常见恶性肿瘤内科诊治思路及案例解析/殷东风,高宏主编.—北京:人民卫生出版社,2015

ISBN 978-7-117-21462-9

Ⅰ.①常⋯　Ⅱ.①殷⋯②高⋯　Ⅲ.①癌-诊疗　Ⅳ.①R73

中国版本图书馆 CIP 数据核字（2015）第 237227 号

人卫社官网　www. pmph. com	出版物查询，在线购书
人卫医学网　www. ipmph. com	医学考试辅导，医学数据库服务，医学教育资源，大众健康资讯

常见恶性肿瘤内科诊治思路及案例解析

主　　编：殷东风　高　宏
出版发行：人民卫生出版社（中继线 010-59780011）
地　　址：北京市朝阳区潘家园南里 19 号
邮　　编：100021
E - mail：pmph @ pmph.com
购书热线：010-59787592　　010-59787584　　010-65264830
印　　刷：北京盛通印刷股份有限公司
经　　销：新华书店
开　　本：710×1000　1/16　　印张：21　　　插页：6
字　　数：400 千字
版　　次：2015 年 11 月第 1 版　2015 年 11 月第 1 版第 1 次印刷
标准书号：ISBN 978-7-117-21462-9/R · 21463
定　　价：78.00 元
打击盗版举报电话：010-59787491　**E-mail**：WQ @ pmph.com
（凡属印装质量问题请与本社市场营销中心联系退换）

主编简介

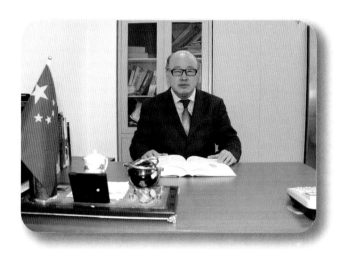

殷东风

1958年生，中共党员，留日医学博士，主任医师，教授，博士研究生导师，国家首批优秀中医临床人才，辽宁省"百千万人才工程项目"百人层次人才，辽宁省名中医，国家中医药管理局中医肿瘤重点专科、辽宁省中医、中西医结合肿瘤重点专科学术带头人。

1990年4月至1991年10月以及1994年4月至1996年3月，两次在日本国立癌中心中央医院进修肿瘤内科学，参加了"日本厚生省十年抗癌战略项目"。1996年4月至2000年3月在日本国立山梨医科大学医学部攻读内科学医学博士学位。2000年回国后，带领肿瘤科不断发展，肿瘤科由原来20张床位，发展到今天拥有80张床位、年住院患者两千四百余人次的肿瘤综合治疗中心。擅长乳腺癌、肺癌、胃癌、肠癌、卵巢癌等常见恶性肿瘤的中西医结合治疗。中医治疗呕吐、贫血、腹泻、皮疹等放化疗不良反应。中医改善厌食、便秘、疼痛、腹胀等恶性肿瘤常见症状。常见恶性肿瘤化疗、靶向治疗等西医综合治疗方案的选择。

现担任中国中西医结合学会肿瘤专业委员会副主任委员，中国医师协会中西医结合肿瘤专业委员会副主任委员，世界中医药学会联合会肿瘤专业委员会常务理事，中华中医药学会肿瘤专业委员会常务委员，中国抗癌协会临床肿瘤学协作专业委员会（CSCO）执行委员，辽宁省中医药学会肿瘤专业委员会主任委员，辽宁省化疗专业委员会常务委员。

主编简介

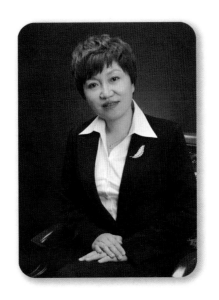

高　宏

1973 年出生，医学博士、主任医师、教授、硕士研究生导师。1997 年毕业后，一直在辽宁中医药大学附属医院肿瘤科从事医疗、教学、科研工作，积累了丰富的临床经验。2012 年在辽宁中医药大学获博士研究生学位。参与多项省部级科研项目，并在国家级、省级杂志发表多篇医学学术论文，参与撰写专著《实用晚期恶性肿瘤综合治疗手册》，擅长肺癌、乳腺癌、妇科肿瘤（卵巢癌、子宫内膜癌、宫颈癌等）、消化系统肿瘤（胃癌、肝癌、食管癌、胰腺癌等）、泌尿系统肿瘤（肾癌、膀胱癌等）、淋巴瘤等常见恶性肿瘤的中医、中西医结合治疗，擅长处理中医治疗放化疗不良反应，改善晚期恶性肿瘤常见症状。

　　现兼任中国中西医结合肿瘤专业委员会青年委员，中国抗癌协会肿瘤传统医学专业委员会青年委员，中国抗癌协会中西医结合学会肿瘤分会委员，辽宁省中医药学会肿瘤专业委员会秘书长，辽宁省中医药学会血液专业委员会秘书长，辽宁省中医药学会理事，辽宁省抗癌协会标志委员会委员。

序

　　辽宁中医药大学附属医院肿瘤科编写了肿瘤专业的著作《常见恶性肿瘤内科诊治思路及案例解析》，殷东风教授邀请我作序，我第一反应是应该找肿瘤专业的人来写，他说了很多理由，其中一个理由说服了我。这个理由就是，我们是中西医结合临床专业硕士研究生的同学，在各自的专业领域里从事中西医结合临床研究工作，颇有心得，想与年轻人和读者一起分享。

　　1985 年 9 月，我们成为了当时的辽宁中医学院中医系中西医结合临床专业的第一届硕士研究生，我是北京医科大学本科毕业，而殷东风主任是辽宁中医学院本科毕业，我和他的导师分别是崔尚志教授和李文浦教授，都是顶级的中西医结合大家，从那时开始我是西学中，他是中学西，我们共同走到了中西医结合的道路上来了。只不过是我的专业是心血管方向，他的专业是肿瘤方向。20 世纪 90 年代，殷东风主任两次赴日本留学，可以说是彻底地完成了中学西的肿瘤学课程学习。2000 年殷东风主任学成回国，历任附属医院肿瘤科副主任、主任，2004 年被遴选为博士研究生导师。作为当时的附属医院副院长、院长，我目睹了殷东风主任在肿瘤科医疗、教学、科研各方面忘我的工作热情，见证了肿瘤科在由小到大、由弱到强过程中的顽强拼搏精神。

　　2006 年，肿瘤科承办了中国中西医结合学会肿瘤分会学术大会暨世界中医药学会联合会肿瘤分会成立大会，时任附属医院院长的我在开幕式致欢迎辞时，提到了希望通过本次大会，把我国的肿瘤防治事业提高到新水平和将附属医院肿瘤科进一步发展到新阶段。我记得当时的大会主席、中国中医科学院广安门医院首席科学家朴炳奎教授非常赞同我的观点。

2007 年，殷东风主任主编的《实用晚期恶性肿瘤综合治疗手册》问世；2008 年殷东风主任当选为中国中西医结合学会肿瘤分会的副主任委员。

2008 年年底，附属医院新病房大楼竣工，时任附属医院院长的我征求殷东风主任需要多大病房的意见时，他的回答是尽可能要最大的病区。现在，开放 90 张床位的病房常年满负荷运转。

从 2010 年履职大学校长以后，我在学科建设、教学等方面关注着殷东风主任和肿瘤科。肿瘤科主动承担本科医学生的肿瘤学教学任务，还承担着中医内科学硕士研究生的专业基础课和肿瘤专业研究生的专业课的教学任务。每年肿瘤专业毕业的硕士、博士研究生多在十名以上，为国家的肿瘤防治事业输送着新鲜血液。

我是国家中医药管理局中西医结合临床重点学科的负责人，肿瘤科是五个研究方向之一。殷东风主任把肿瘤的临床实践与中医理论紧密地结合起来，尤其把中医形神医学作为中西医结合的切入点，从广义的神和狭义的神两方面改善患者症状，维护其生存质量；对形的治疗，把控制肿瘤的形和维护机体功能的形分开处理，并与神的治疗相结合，达到形神合一。这样的研究与抗肿瘤治疗和肿瘤姑息治疗相呼应，体现出了临床的实用性和中医理论研究的创新性。2013 年肿瘤科发表了科研论文 18 篇。

我在从事中西医结合心内科的临床研究工作中体会到，中西医结合临床既可以体现在西医治疗的各个阶段引入中医治疗；也可以体现在中医治疗的过程中，引入必要的西医治疗。这种中西医相互渗透是中西医结合的基本条件，而基本的西医诊断、治疗知识就成了中西医结合的基础。

《常见恶性肿瘤内科诊治思路及案例解析》不是肿瘤内科学最新进展的集大成者，而是对常见肿瘤的诊断、内科基础治疗进行了梳理，并使之条理化和图表化，从真实的病例出发提出问题，并给出推荐的答案及其他选择，可以提高肿瘤专业的研究生及肿瘤科初学者的学习兴趣和独立思考能力；这些条理化和图表化的肿瘤学基本内容也可以作为中西医结合肿瘤专业医生日常工作的参考书。如果与最新的肿瘤进展相结合，也可以指导肿瘤临床工作者的日常工作。

我非常高兴能为这本书作序。

辽宁中医药大学校长　**杨关林**

2014 年 9 月于沈阳

前　言

进入 21 世纪以来，恶性肿瘤的发病率和死亡率都在上升。据统计，2012年我国的肿瘤发病率（粗发病率）为 285.91/10 万，死亡率（粗死亡率）为180.54/10 万，人口标化发病率与标化死亡率分别为 146.8/10 万、85.06/10万。另外根据国家统计局公布的数据显示，2013 年末全国总人口已达到13.6072 亿人。恶性肿瘤已经成为严重威胁人民生命和健康的最主要杀手。

在我国，各级医院的肿瘤病房床位数及从业的肿瘤医护人员不断增加；新的恶性肿瘤诊断、治疗技术和药物不断问世并应用于临床，如基因和靶向治疗的普及应用，使肿瘤的诊断和治疗取得长足进步；以 NCCN 为主的肿瘤诊治指南的更新已经常态化，各种肿瘤讲座、继续教育已经成规模开展，使肿瘤诊治新技术、新方法能够较快地在各级医院普及，最终使肿瘤治疗水平得以均一化、治疗成绩得以提高、患者生存期得以延长。与 20 世纪 90 年代相比，现在的肿瘤诊治水平无疑跃上了新的台阶。

辽宁中医药大学附属医院肿瘤科是以中医为主、中西医结合为特色的肿瘤内科治疗中心，年出院人数已经超过 2450 人次，年门诊量已达到 2 万多人次。诊治的患者以复治、中晚期患者占大多数，也有初治、早期患者和晚期的临终关怀患者。因此，不论是病房还是门诊患者，从肿瘤的诊断、抗肿瘤治疗，到肿瘤的姑息治疗、临终关怀治疗，各种不同肿瘤以及同一肿瘤不同阶段的患者，治疗方法错综复杂，如肿瘤中医药治疗和西医治疗的适应证有时重叠，抗肿瘤治疗和肿瘤姑息治疗的界限一时难以划清等。我们相信，类似情况在基层医院的肿瘤科室也很常见。

在临床实践中，我们认识到：首先，根治肿瘤或延长肿瘤患者的生存期，仍然是肿瘤治疗的终极目标。在日常的诊疗工作中，尤其是在肿瘤的中医药治疗、姑息治疗中，找寻或不丧失抗肿瘤治疗的时机，是非常重要的；另外，虽然总有新的肿瘤诊断、治疗技术和药物出现，肿瘤诊治指南也经常更新，但是肿瘤的诊断和治疗基础是相对稳定或缓慢变化的。

因此，我们编写了这本《常见恶性肿瘤内科诊治思路及案例解析》，选择肺癌、乳腺癌等 12 个常见癌肿，每个癌肿分两部分编写，第一部分为诊治基础，简要介绍肿瘤的临床表现、实验室检查、影像学检查、内窥镜检查、病理学检查、分期诊断、诊断流程图示等诊断方法，以及手术治疗、化学治疗、放射治疗、内分泌治疗、分子靶向治疗、生物治疗、治疗流程图示等介绍。第二部分为病例诊治演习，结合提供的病例，从不同的角度提出各种问题及推荐答案，并给予详细的解说。在诊断、治疗的介绍上，以介绍治疗为主；在介绍治疗方法时，以介绍内科治疗方法为主，概要涉及其他治疗方法、尤其是其适应证。模拟诊断站在内科医生的立场，针对不同的肿瘤患者以及所处的不同病期，能够给予相应的规范化内科治疗，尤其是不遗漏和错过抗肿瘤治疗的时机；有其他学科治疗的适应证时，能够及时转诊；并对其他学科治疗的副作用，能够给予规范的内科处理。

本书对肿瘤的姑息治疗、疗效评价标准及流程，肿瘤患者状况评价方法、定期复查及流程等也给予简要介绍。

本书编者提请读者注意，应参照相应的肿瘤诊治指南最新的变化，来应用本书进行肿瘤的内科诊断、治疗。

希望本书能够成为基层肿瘤内科医生的口袋书，以及肿瘤学专业研究生的参考书。

编 者

2014 年 8 月于沈阳

目　录

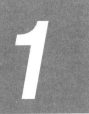

第一章

总　论

第一节　恶性肿瘤的诊断方法

恶性肿瘤的诊断比较复杂，从最初的临床发现，到接下来的生化检查，以及最后的肿瘤确诊，这是一个复杂的过程。但只要掌握了基本流程和一般规律，就能做到对肿瘤早期、准确的诊断。

一、临床表现

肿瘤早期无特异性症状，有时会出现某些症状，掌握了这些症状，就有可能早期发现，早期诊断，早期治疗，从而提高治愈率。

1. 吞咽食物时有哽噎感并伴有食管疼痛、胸骨后闷胀不适，以及食管内有异物感或上腹部疼痛，是食管癌的首发信号。

2. 上腹部疼痛　发现胃部（上腹部）不适或有疼痛，服镇痛、抑酸药物不能缓解，持续消化不良，此时应警惕胃癌的发生。

3. 刺激性咳嗽，且久咳不愈或痰中带血　肺癌多生长在支气管壁，由于癌细胞的生长，破坏了正常组织结构，强烈刺激支气管，引起咳嗽。经抗感染、镇咳治疗不能很好缓解且逐渐加重，偶有痰中带血和胸痛发生。此种咳嗽常被认为是肺癌的早期信号。

4. 乳房肿块　正常女性乳房质柔软，如果触摸到肿块，且年龄是40岁以上的女性，应考虑有乳腺癌。

5. 阴道异常出血　正常妇女的月经每个月一次，平时不会出现阴道出血。如在性交后出血，可能是患宫颈癌的信号。性交后出血量一般不多，应引起注意，有可能早期发现宫颈癌。

6. 鼻涕带血　鼻涕带血主要表现为鼻涕中带有少量血丝，晨起鼻涕带血，往往是鼻咽癌的重要信号，鼻咽癌除鼻涕带血外，还常有鼻塞，这是由于鼻咽癌肿块压迫所致。如果癌肿压迫耳咽管，还会出现耳鸣。所以，鼻涕带血、鼻塞、耳鸣、头痛特别是一侧性偏头痛，均是鼻咽癌的危险信号。

1

7. 腹痛、下坠、便血 凡是 30 岁以上的人出现腹部不适、隐痛、腹胀、大便习惯发生改变，有下坠感且大便带血，继而出现贫血、乏力、腹部摸到肿块，应考虑大肠癌的可能。其中沿肠部位呈局限性、间歇性隐痛是大肠癌的第一个报警信号。下坠感明显伴大便带血，则常是直肠癌的信号。

8. 右肋下痛 右肋下痛常被称为肝区痛，此部位疼痛常见于肝炎、胆囊炎、肝硬化、肝癌等。肝癌起病隐匿，发展迅速，有些患者右肋下疼痛持续几个月后才被确诊为肝癌。所以右肋下疼痛应视为肝癌的信号。

9. 头痛、呕吐 头痛与呕吐（尤其是喷射性呕吐）同时出现时，可能是颅内肿瘤的信号。头痛多发生在早晨或晚上，常以前额、后枕部及两侧明显。呕吐与进食无关，往往随头痛的加剧而出现。

10. 长期不明原因的发热 造血系统癌症，如恶性淋巴瘤、白血病等，常有发热现象。恶性淋巴瘤临床表现为无痛性进行性淋巴结肿大，在淋巴结肿大的同时，患者可出现发热、消瘦、贫血等症状。因此，长期不明原因的发热应疑似造血系统恶性肿瘤的信号。

需要注意的是，有些症状的出现，可以是原发肿瘤的临床表现，也可以是肿瘤转移后的临床表现。这就要求在怀疑肿瘤时，要进行全面的检查，以达到对肿瘤病情的全面、客观的判断。

二、实验室检查

实验室检查包括基本常规检查、血清学相关检测、免疫学检测（肿瘤标志物）等。近些年来，随着对基因研究的深入，基因检测逐渐兴起，对临床用药的指导作用愈加明显。

1. 常规检查 包括血、尿及粪便常规检查。消化系统肿瘤患者可有大便隐血阳性或黏液血便。泌尿系统肿瘤可见血尿。恶性肿瘤患者常可伴血沉加快、贫血。这类阳性结果可为诊断提供线索。

2. 血清学检查 血清学检查除了用于判断肿瘤患者一般情况外，有的血清学检查指标还可用于某些肿瘤的早期发现和肿瘤的疗效评价。骨转移癌血清碱性磷酸酶可升高，恶性淋巴瘤血清乳酸脱氢酶增高，经过有效的治疗，这些指标会相应地降低。

3. 免疫学检查 免疫学检查主要应用于肿瘤相关抗原的检测，目前常用的有癌胚抗原（CEA）、甲胎蛋白（AFP）、血糖链抗原（CA）系列（CA125、CA153、CA199、CA724 等）、神经元特异性烯醇化酶（NSE）、细胞角蛋白 19 片段抗原 21-1（CYFRA21-1）、前列腺特异性抗原（PSA）等。肿瘤相关抗原的检测，对判断原发肿瘤部位、评价抗癌治疗效果及随访肿瘤患者病情有重要的参考价值。

1

4. 基因检测 随着分子生物学的迅速发展，目前可以从基因水平对癌症进行诊断、检测肿瘤的进展、恶性化程度以及抗癌药的耐药性等。目前常用的基因诊断包括 EGFR、HER-2、K-ras 检测等。

三、影像学检查

目前临床常用的影像学检查包括 X 线、电子计算机 X 线断层扫描成像（CT）、磁共振成像（MRI）、超声检查、单光子发射计算机断层扫描仪（ECT）、正电子发射型计算机断层显像（PET）及 PET/CT 检查等，每种检查方法都有各自的特点，临床应用时必须根据检查方法的自身特点及肿瘤诊断的需要，选择恰当的方法进行。

1. X 线检查

（1）平片：平片是检查骨肿瘤的首选方法，可判断骨肿瘤发生的部位和骨破坏灶情况；钼靶 X 线可检查乳腺癌，比较可靠地鉴别出乳腺的良性病变和恶性肿瘤，也可以早期发现乳腺癌，甚至能够检查出临床上未能触到的隐匿性乳腺癌。

（2）造影检查：应用对比剂（如钡剂做钡餐与灌肠），主要用于消化道器官造影；注入碘剂等对比剂，可观察肾盂、输尿管、胆囊、胆管、胰腺管的形态；血管造影能显示患瘤器官或肿瘤的血管图像。

2. CT 检查 CT 检查能查出密度差异大的器质性占位病变，并做出定性诊断。目前常用于头部、胸部、腹部实质脏器的占位病变，如脑肿瘤、头颈部癌、肺癌、肝癌等；也可用于脊柱、脊髓、盆腔、胆囊、子宫等部位的肿块检查。

虽然 CT 可用于头部占位性病变的检查，但 CT 在图像对比及分辨率、多方向平面扫描及无伪影方面不如 MRI。尤其在检查头顶、后颅窝和颅底等靠近骨壁的脑组织时，因为有骨的干扰，CT 显像效果明显不如 MRI。

3. ECT 检查 ECT 检查能直观地显示脏器的形态、位置、大小，重建多维空间图像：横断面、冠状面、矢状面、斜面，因而能确定脏器内有无肿瘤存在。人体全身骨骼及各种脏器都可以用 ECT 检查，但目前常用于骨肿瘤、骨转移瘤的诊断及疗效评价。

4. MRI 检查 MRI 对脑部肿瘤、腹部肿瘤、脊髓肿瘤、纵隔内肿瘤、骨肿瘤等都可以明确诊断，尤其对脑部肿瘤的诊断，明显优于 CT。但是否需要 MRI 检查医生应根据具体情况谨慎决定，MRI 检查价格相对较高，且患者的顺应性差，故用 CT 可以判断的一般癌症，不需要用 MRI 检查。

5. 超声检查 超声检查比 X 线、CT、MRI 等检查方法方便、经济、不依赖放射线，检查时患者不必担心受辐射损害。目前常用超声检查协助诊断的恶性肿瘤有：肝癌、胰腺癌、子宫癌、卵巢癌、肾癌、膀胱癌、前列腺癌、甲状腺癌等。超声检查还可以判断胸腔、腹腔、心包腔等浆膜腔积液以及肾积水、膀胱尿潴留等情况，并为浆膜腔穿刺定位。

6. PET/CT 检查　PET/CT 将 CT 与 PET 融为一体，可获得全身各方位的断层图像，了解全身整体状况。PET/CT 能对肿瘤进行早期诊断和鉴别诊断，鉴别肿瘤有无复发，对肿瘤进行分期和再分期。

PET/CT 检查也存在局限性，它不能鉴别恶性肿瘤是原发肿瘤还是转移瘤；可能会出现假阳性和假阴性，如肺部炎性假瘤、结节病等可能出现假阳性，肾透明细胞癌、印戒细胞癌等可能出现假阴性，应结合临床其他资料做出正确的判断。

四、内镜检查

内镜检查能直接了解肿瘤的形态、范围、性质等，更重要的是可以取活组织进行病理诊断。目前临床常用的内镜检查方法包括：鼻咽镜、支气管镜、胃镜、肠镜、胸腔镜、纵隔镜、腹腔镜、子宫镜、膀胱镜等。

五、病理学检查

病理学检查是诊断肿瘤最准确、最可靠的方法，分为组织病理学和细胞病理学两大部分。目前常用的病理诊断取材方法包括：脱落细胞学检查、活组织检查、经皮穿刺活组织病理检查。

需要注意的是，病理诊断也有局限性，有时不能代表整个病变，也可能出现假阴性结果。对临床诊断与病理诊断不符者，应及时复查病理诊断，若病理诊断确切无误，可考虑病理标本的选取是否得当。必要时重新取材，做再次病理诊断。

六、恶性肿瘤的分期诊断

目前临床常用的是美国癌症联合委员会（AJCC）TNM 分期系统，该分期以检测肿瘤（T）大小，淋巴结（N）的数量及转移（M）范围为基础。各种肿瘤的分期标准内容不同，但通常都分为Ⅰ、Ⅱ、Ⅲ和Ⅳ期。肿瘤分期根据是否手术又可分为临床分期（治疗前）和病理分期（术后）。临床分期以 TNM 或 cTNM 表示，病理分期以 pTNM 表示。术前治疗后的肿瘤分期以前缀 y 表示，临床分期以 ycTNM 表示，病理分期以 ypTNM 表示。ycTNM 或 ypTNM 表示该次检查时肿瘤实际存在的范围。无瘤生存一段时间后复发的肿瘤以 rTNM 表示。

临床上除 TNM 分期外，还有其他针对特定肿瘤而制订的分期方法，如结肠癌的 Dukes 分期、妇科肿瘤的 FIGO 分期等。

七、恶性肿瘤诊断流程（图 1-1）

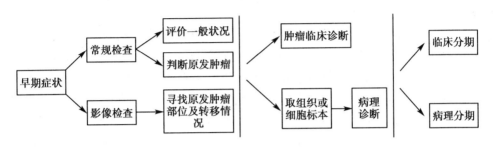

图 1-1　恶性肿瘤诊断流程

第二节　恶性肿瘤的治疗策略

恶性肿瘤的治疗包括手术、放射治疗、化学治疗、内分泌治疗、分子靶向治疗、生物治疗、免疫治疗以及最佳支持治疗、中医中药治疗，不同的治疗有其自身的特点，在治疗过程中应根据肿瘤的分期选择应用。

一、手术治疗

根据不同的手术目的，恶性肿瘤的手术治疗分为根治性手术和姑息性手术两种。

1. 根治性手术　肿瘤的根治性手术是指对原发灶的广泛切除，连同其周围淋巴结转移区的整块切除，尽可能达到"根治"的目的。根治性手术适用于肿瘤局限于原发部位及区域淋巴结，未发现有其他部位转移灶、患者全身情况能耐受根治手术者。

2. 姑息性手术　肿瘤的姑息性手术是指对原发病灶或其转移性病灶的切除已达不到根治的目的，而切除肿瘤的目的是防止其危害生命及影响机体功能，消除某些不能耐受的症状；或用一些简单的手术，防止和解除一些可能发生的症状，目的是提高生存质量。如消化道肿瘤的姑息性切除或改道手术，可以解除肿瘤出血，防止空腔脏器穿孔，防止或改善消化道梗阻。

二、化学疗法

化学治疗是利用化学药物杀死肿瘤细胞、抑制肿瘤细胞的生长繁殖和促进肿瘤细胞分化的一种治疗方式，化学治疗在杀伤肿瘤细胞的同时，对正常细胞也有毒性作用，引起一系列不良反应。随着化学治疗研究的进展，化学治疗引

1

起的不良反应已经明显降低，肿瘤患者化学治疗的成功率在大幅提高。

1. 化学治疗的分类　肿瘤的化学治疗根据不同的治疗目的，分为新辅助化学治疗、辅助化学治疗、根治性化学治疗和姑息性化学治疗几种，在肿瘤的不同阶段应用不同的化学治疗。

（1）新辅助化学治疗：新辅助化学治疗也称术前化学治疗或早期化学治疗，是在局部治疗（手术或放射治疗）之前给予的全身化学治疗。新辅助化学治疗能缩小肿瘤，便于手术，提高不可进行手术的局部晚期肿瘤的治疗率，增加部分肿瘤体积较大患者的治疗成功率。

然而，新辅助化学治疗也具有一定缺点，它能延长体内带瘤时间，无效者延误了手术时机，因取材有限而造成的诊断误差，预后较好的肿瘤可能造成过度治疗，而且影响预后的判断和方案的选择。

（2）辅助化学治疗：术后辅助化学治疗指肿瘤在手术切除后，应用化学治疗以消灭可能存在的远处转移及微转移病灶，提高治愈率。术后辅助化学治疗并不是所有肿瘤患者术后均必须应用，而是根据手术后的病理分期选择，极早期的肿瘤可不应用辅助化学治疗。还有些肿瘤，目前术后辅助化学治疗疗效尚不肯定，但若手术时病变范围较广，肿瘤侵犯较深，淋巴结有转移，也应考虑做术后化学治疗。

（3）根治性化学治疗：淋巴瘤、精原细胞癌等恶性肿瘤，通过化学治疗可以取得根治性的效果。

（4）姑息性化学治疗：对于手术后复发、转移或就诊时不能切除的肿瘤患者，化学治疗多是为了使肿瘤缩小、稳定，以争取长期维持，这样的化学治疗称作"姑息性化学治疗"。姑息性化学治疗并不是彻底地消灭肿瘤，而是能够平稳地控制肿瘤的进展，缓解患者的痛苦，延长其生存期。

2. 化学治疗的给药方式　根据肿瘤部位和治疗目标的不同，化学治疗可采用不同的给药方式，主要包括全身给药和局部给药。

（1）全身给药：采用静脉注射、口服途径给药，药物分布于全身各个器官，从而达到全身治疗的目的。

（2）局部给药：①腔内化学治疗：包括胸腔内化学治疗、心包腔内化学治疗及腹腔内化学治疗，可治疗癌性浆膜炎和浆膜腔积液；②鞘内化学治疗：通过腰椎穿刺鞘内给药，可使抗癌药进入脑脊液，常用于治疗中枢神经系统白血病或淋巴瘤、中枢神经系统原发性肿瘤及其他恶性肿瘤的中枢神经转移；③介入化学治疗：通过高选或超选动脉或静脉插管与置管或穿刺，灌注抗癌药物以提高局部血药浓度，增强化学治疗效果。如肝动脉插管介入化学治疗（常与栓塞合用）或门静脉穿刺介入化学治疗治疗原发性或转移性肝癌；④瘤体内注射药物：即直接将抗癌药注入瘤体局部，如直接向小肝癌癌灶内注射无

1

水酒精或丝裂霉素等，常在 B 超或 CT 引导下进行；⑤膀胱灌注化学治疗：主要用于治疗膀胱肿瘤，通过导尿管给药，常用药物有丝裂霉素、表柔比星、羟喜树碱及卡介苗等。

三、放射治疗

放射治疗是应用各种不同能量的射线照射肿瘤，以抑制和杀灭癌细胞的一种治疗方法。

常规放射治疗一般用直线加速器进行。直线加速器还可以完成三维适形放射治疗（3DCRT）、调强适形放射治疗（IMCRT）等专项治疗。

肿瘤的立体定向放射治疗主要包括单次立体定向放射外科治疗（简称 SRS，指一次完成计划的放射治疗剂量，也有人称其为伽玛刀或 X 光刀）和分次立体定向放射治疗（简称 SRT，指分次完成计划的放射治疗剂量）。

放射治疗可单独使用，也可与手术、化学治疗等配合，作为综合治疗的一部分，以提高癌症的治愈率。

1. 根据治疗目标和联合治疗的不同，放射治疗主要有以下几种情况。

（1）单纯根治的肿瘤：鼻咽癌、早期喉癌、早期口腔癌、副鼻窦癌、霍奇金淋巴瘤、髓母细胞瘤、基底细胞癌、肺癌、食道癌等。

（2）与化学治疗合并治疗肿瘤：小细胞肺癌、中晚期恶性淋巴瘤等。

（3）与手术联合治疗：上颌窦癌、耳鼻喉癌、胶质神经细胞瘤、肺癌、胸腺瘤、胃肠道癌、软组织肉瘤等。有术前放射治疗、术中放射治疗、术后放射治疗。

（4）姑息性放射治疗：骨转移灶的镇痛放射治疗、脑转移放射治疗、晚期肿瘤所造成局部严重并发症的症状缓解治疗。

2. 放射治疗主要有两种形式：体外放射治疗和体内放射治疗。

（1）体外放射治疗：体外放射治疗就是仪器位于人体外，直接把高能量射线照在肿瘤部位。大多数患者在医院接受的都是体外放射治疗。

（2）体内放射治疗：体内放射治疗是将放射源密封植入肿瘤内或靠近肿瘤。有时，当手术切除肿瘤后，把放射源放在切口处，用来杀死残存的癌细胞。另外一种体内放射治疗是将未密封的放射源通过口服或静脉注入人体内进行治疗。

四、内分泌治疗

某些肿瘤的发生和发展与激素分泌失调有关，治疗中可应用一些激素或抗激素类药物使肿瘤生长所依赖的条件发生变化，从而抑制肿瘤的生长。由于激素可选择性地作用于相应的肿瘤组织，对正常组织不会产生抑制作用，因而不

1

会引起骨髓抑制。

在临床上内分泌治疗又分为外科治疗、放射治疗及药物治疗。前者是手术切除卵巢、肾上腺、脑垂体等内分泌腺体。放射治疗是指用放射线照射破坏内分泌腺体；药物治疗是指补充某些激素、用药物消除某些激素及用某些药物抵消某种激素的效应。

五、分子靶向治疗

分子靶向治疗是在细胞分子水平上，针对已经明确的致癌位点设计相应的治疗药物，药物进入体内会特异地选择致癌位点来相结合发生作用，使肿瘤细胞特异性死亡。

根据药物的作用靶点和性质，可将主要分子靶向治疗的药物分为以下几类：表皮生长因子受体（EGFR）、酪氨酸激酶抑制剂（吉非替尼、厄罗替尼）、抗 EGFR 的单抗（西妥昔单抗）、抗 HER-2 的单抗（曲妥珠单抗）、Bcr-Abl 酪氨酸激酶抑制剂（伊马替尼）、血管内皮生长因子受体抑制剂（贝伐珠单抗）、抗 CD20 的单抗（利妥昔单抗）等。

分子靶向治疗药物的研究进展非常迅速，新药不断问世。

六、生 物 治 疗

生物治疗是利用和激发机体的免疫反应来对抗、抑制和杀灭癌细胞，适用于多种实体肿瘤术后预防复发，也可用于血液系统恶性肿瘤的复发，达到延长生存期、提高生活质量和抑制肿瘤恶化的目的。但生物治疗不适用于 T 细胞淋巴瘤患者、器官移植后长期使用免疫抑制药物和正在使用免疫抑制药物的自身免疫性疾病患者。

生物治疗包括细胞治疗和非细胞治疗。细胞治疗分为淋巴因子激活的杀伤细胞（LAK）、肿瘤浸润淋巴细胞（TIL）、细胞因子诱导的杀伤细胞（CIK）、树突状细胞（DC）、自然杀伤细胞（NK）等。非细胞治疗包括抗体治疗、多肽疫苗、基因疫苗、靶向药物治疗、细胞因子治疗等。

七、姑 息 治 疗

姑息治疗的目的是为患者和家属赢得最好的生活质量，姑息治疗应贯穿肿瘤治疗的全过程。

姑息治疗包括：对手术治疗、放射治疗、化学治疗、内分泌治疗等不良反应的治疗；对中晚期无治愈可能的患者，采用的姑息性手术治疗、放射治疗、化学治疗、内分泌治疗、介入治疗；当疾病进展至不能再接受常规放射治疗、化学治疗及手术治疗时，对患者身心症状的治疗。

八、恶性肿瘤治疗流程（图1-2）

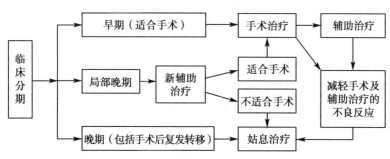

图1-2 恶性肿瘤治疗流程

注：早期是指肿瘤原发病灶较小、可行根治性手术切除肿瘤的阶段。

局部晚期是指肿瘤病灶较大或伴有局部淋巴结转移但无远处转移、外科手术难以
切除的阶段。

晚期是指肿瘤发现时已经发生远处转移及手术后复发转移不能根治的阶段。

第三节 恶性肿瘤的疗效评价

肿瘤疗效评价标准目前常用的有两种，即 WHO 实体瘤疗效评价标准和
RECIST 实体瘤疗效评价标准。WHO 的标准因操作简单而在临床广泛应用，但
存在一些不足；RECIST 标准弥补了 WHO 标准存在的不足，但相对复杂，在
临床上应根据患者的不同情况从中选择。

一、WHO 实体瘤疗效评价标准

WHO 疗效评价标准操作简单，一直被世界各国所采用，但经过多年的肿
瘤临床实践，发现此标准存在一些不足，在应用中应予以注意。

1. 评价标准

（1）完全缓解（CR）：所有可见病变完全消失并至少维持 4 周以上。

（2）部分缓解（PR）：肿瘤病灶的最大径及其最大垂直径的乘积减少
50% 以上，并维持 4 周以上。

（3）好转（MR）：肿瘤病灶的两径乘积缩小 25% 以上，但 <50%，无新
病灶出现。

（4）稳定（SD）：肿瘤病灶两径乘积缩小 <25%，或增大 <25%，无新病
灶出现。

（5）病变进展（PD）：肿瘤病灶两径乘积增大 ≥25%，或出现新病灶。

（6）总缓解率：CR + PR 率（好转及稳定率不得计入）。

2. WHO 标准存在的不足

（1）评估肿瘤大小采用两径的乘积，容易导致疗效评价失真。

1

（2）肿瘤病灶有可测量（measurable）、可评价（evaluable）和不可测量但可评价的差别，WHO 标准对此没有给出统一要求。

（3）在初始评价时，可测量的病灶没有规定最小尺寸。

（4）同一器官或多个器官中有多个病灶时，应测量的病灶数量也没有具体要求。

（5）关于用何种方法测量病灶变化较为可靠，没有给出具体的建议。

（6）沿器官长轴生长为主的食管、胃肠道肿瘤，很难用 WHO 标准评价疗效，尤其是在新辅助化学治疗应用于这些肿瘤时。

（7）某些肿瘤标志物的变化能反映肿瘤病期及疗效，但 WHO 标准对此没有提及。

（8）近年发展起来的一些肿瘤治疗手段，如超声聚焦热疗和介入栓塞化学治疗的疗效评价，WHO 标准常不适用。

二、RECIST 实体瘤疗效评价标准

1. 肿瘤病灶的测量

（1）肿瘤病灶基线的定义：肿瘤病灶基线分为可测量病灶（至少有一个可测量病灶）。用常规技术，病灶直径长度≥20mm 或螺旋 CT≥10mm 的可以精确测量的病灶。不可测量病灶：所有其他病变（包括小病灶即用常规技术测量长径＜20mm 或螺旋 CT＜10mm），包括骨病灶、脑膜病变、腹水、胸腔积液、心包积液、炎症乳腺癌、皮肤或肺的癌性淋巴管炎、影像学不能确诊和随诊的腹部肿块与囊性病灶。

（2）测量方法：①彩色照片：临床表浅病灶如可扪及的淋巴或皮肤结节可作为可测量病灶，皮肤病灶应用有标尺大小的彩色照片；②胸部 X 片：有清晰明确的病灶作为可测量病灶，但最好用 CT 扫描；③CT 和 MRI：对于判断可测量的目标病灶评价疗效，CT 和 MRI 是目前最好的并可重复随诊的方法。对于胸、腹和盆腔，可用 CT 或 MRI，对于头颈部，可用 MRI 或 CT；④超声检查：当研究的终点是客观肿瘤疗效时，超声波不能用于测量肿瘤病灶，仅可用于测量表浅可扪及的淋巴结、皮下结节和甲状腺结节，亦可用于确认临床查体后浅表病灶的完全消失；⑤内镜和腹腔镜：作为客观肿瘤疗效评价至今尚未广泛充分应用，仅在有争议的病灶或有明确验证目的高水平的研究中心中应用。这种方法取得的活检标本可证实病理组织上的 CR；⑥肿瘤标志物：不能单独应用判断疗效。但治疗前肿瘤标志物高于正常水平，临床评价 CR 时，所有的标志物需恢复正常。疾病进展的要求是肿瘤标志物的增加必须伴有可见病灶进展；⑦细胞学和病理组织学：细胞学和病理组织学可用于鉴别 CR 和 PR 少数病例，区分治疗后的良性病变与残存的恶性病变。治疗中出现的任何渗

出，需细胞学区别肿瘤的缓解、稳定及进展。

2. 肿瘤病灶基线的评价　要确立基线的全部肿瘤负荷，对此在其后的测量中进行比较，可测量的目标病灶至少有一个，如有限的孤立的病灶需病理组织学证实。

（1）可测量的目标病灶：应代表所有累及的器官，每个脏器最多 5 个病灶，全部病灶总数最多 10 个作为目标病灶，并在基线测量时记录。目标病灶应根据病灶长径大小和可准确重复测量性来选择。所有目标病灶的长度总和，作为有效缓解记录的参考基线。

（2）非目标病灶：所有其他病灶应作为非目标病灶并在基线上记录，不需测量的病灶在随诊期间要注意其存在或消失。

3. 肿瘤病灶缓解的标准

（1）目标病灶的评价

CR：所有目标病灶消失，持续 4 周。

PR：基线病灶长径总和缩小≥30%，持续 4 周。

PD：基线病灶长径总和增加≥20% 或出现新病灶。

SD：基线病灶长径总和有缩小但未达 PR 或有增加但未达 PD。

（2）非目标病灶的评价

CR：所有非目标病灶消失和肿瘤标志物水平正常。

SD：一个或多个非目标病灶和（或）肿瘤标志物高于正常持续存在。

PD：出现一个或多个新病灶或（和）存在非目标病灶进展。

4. 总的疗效评价

（1）最佳缓解评估：最佳缓解评估是指治疗开始后最小的测量记录直到疾病进展或复发（最小测量记录作为进展的参考）；虽然没有 PD 证据，但因全身情况恶化而停止治疗者应为“症状恶化”，并在停止治疗后详细记录肿瘤客观进展情况。要明确早期进展、早期死亡及不能评价的患者。在某些情况下，很难辨别残存肿瘤病灶和正常组织，评价 CR 时，在 4 周后确认前，应使用细针穿刺或活检检查残存病灶。

（2）肿瘤重新评价的频率：肿瘤重新评价的频率决定于治疗方案，实际上治疗的获益时间是不清楚的，每 2 个周期（6~8 周）的重新评价是合理的，在特殊情况下应调整为更短或更长的时间。

（3）总评价标准（表 1-1）

表 1-1　总评价标准

目标病灶	非目标病灶	新病灶	总疗效
CR	CR	无	CR
CR	达 CR/SD	无	PR
PR	无 PD	无	PR

续表

目标病灶	非目标病灶	新病灶	总疗效
SD	无 PD	无	SD
PD	任何	有/无	PD
任何	PD	有/无	PD
任何	任何	有	PD

三、WHO 与 RECIST 疗效评价比较（表1-2）

表1-2　WHO 与 RECIST 疗效评价比较

疗效	WHO （两个最大垂直径乘积变化）	RECIST （最长径总和变化）
CR	全部病灶消失维持 4 周	全部病灶消失维持 4 周
PR	缩小 50% 维持 4 周	缩小 30% 维持 4 周
PD	增加 25% 病灶增加前非 CR/PR/SD	增加 20% 病灶增加前非 CR/PR/SD
SD	非 PR/PD	非 PR/PD

四、实体瘤疗效评价流程（图1-3）

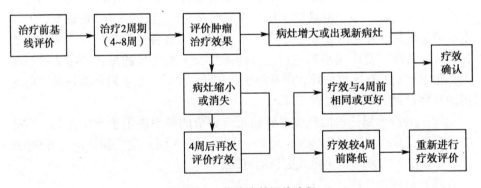

图1-3　实体瘤疗效评价流程

五、患者状况评价

1. Karnofsky 评分（表1-3）

表 1-3 Karnofsky 评分（KPS，百分法）

评分	体力状况
100 分	正常，无症状和体征
90 分	能进行正常活动，有轻微症状和体征
80 分	勉强进行正常活动，有一些症状或体征
70 分	生活能自理，但不能维持正常生活和工作
60 分	生活能大部分自理，但偶尔需要别人帮助
50 分	常需要人照料
40 分	生活不能自理，需要特别照顾和帮助
30 分	生活严重不能自理
20 分	病重，需要住院和积极的支持治疗
10 分	重危，临近死亡
0 分	死亡

2. Zubrod-ECOG-WHO 评分（表 1-4）

表 1-4 Zubrod-ECOG-WHO 评分（ZPS，5 分法）

级别	体力状态
0	正常活动
1	症状轻，生活自理，能从事轻体力活动
2	肿瘤症状严重，白天卧床时间超过 50%，但还能起床站立，部分生活自理
3	生活仅能部分自理，白天一半多以上时间卧床或坐轮椅
4	病重，卧床不起
5	死亡

第四节 恶性肿瘤患者的定期复查

经过手术治疗、放射治疗、化学治疗等治疗，尤其是已经获得长期生存的患者，肿瘤复发或转移的可能性越来越小。但由于某些部位可能潜藏着未被发现的微转移灶，以及某些致瘤因素仍然存在，导致肿瘤并不一定能被完全清除或不再出现。因此，只有定期复查才能及时发现这些状况，早做处理。

一、定期复查的时间

肿瘤治疗结束后第一年每三个月复查一次，第二年每半年复查一次，第三年以后可一年复查一次。这样可以较及时发现肿瘤复发、转移的迹象，及时治疗，会取得比较好的效果。

肿瘤患者如没有症状，可按上述方法进行复查。当发现可疑症状时，应立即进行相应检查，不应再仅限于常规的复查时间。

二、定期复查的内容

除一般常规体检、实验室检查外，肿瘤患者复查重点是观察肿瘤标志物变化及原发肿瘤相关部位超声及影像学检查，并根据检查结果决定进一步详细检查的方向，这样可助于及时发现肿瘤复发、转移迹象。

1. 体格检查　全面细致的体格检查通常能较早发现肿瘤复发和转移灶，应定期到医院检查，并培训患者的自检能力。

2. 血、尿、便常规检测　血常规可反映白细胞、红细胞和血小板的情况；对于泌尿系统肿瘤患者，必须进行尿常规检测；对于消化系统肿瘤患者，必须便常规检测。

3. 肝肾功能检测　进行肝、肾功能的检测，适用于治疗期间出现过肝肾功能损害、正在应用药物维持治疗及患有肝肾脏疾病的患者。

4. 肿瘤标记物检测　AFP、CEA、CA125、CA153、PSA 等肿瘤标记物对发现肿瘤具有直接或间接的提示作用。

5. 超声检查　超声检查有助于早期发现肝脏、胰腺等腹部脏器和腹膜后及盆腔转移灶，并能发现查体所不能触及的深部淋巴结。

6. CT 检查　CT 检查不仅能及时发现肿瘤的复发，对肿瘤根治治疗后的正常脏器恢复情况也有帮助，胸腹部肿瘤患者尤其需要进行此项检查，可以半年到一年检查一次。

7. MRI 检查　MRI 价格较高、患者的顺应性差，复查时应用较少，但 MRI 对脑肿瘤的发现有 CT 所不具备的优势。因此，对于怀疑脑肿瘤的患者，复查时应选择 MRI。

8. ECT 检查　ECT 有助于早期发现骨转移灶，肺癌、乳腺癌、前列腺癌等患者需每半年到一年进行一次检查。

9. 内镜检查　食管癌和胃癌患者，应该每半年到一年行胃镜检查一次；对于结肠癌和直肠癌患者，应该每半年到一年进行一次结肠镜检查。

10. 有条件的患者可以每年行全身 PET/CT 检查一次。

三、肿瘤患者定期复查基本流程（图1-4）

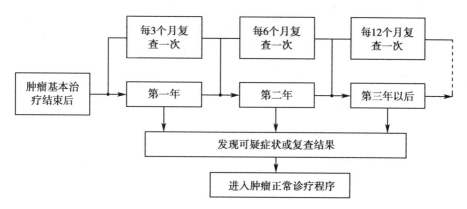

图1-4 肿瘤患者定期复查基本流程

2

第二章

恶性淋巴瘤

第一节 诊断治疗基础

一、诊断基础

恶性淋巴瘤根据病理分为霍奇金淋巴瘤（HL）和非霍奇金淋巴瘤（NHL），不同的类型其表现也有所不同。

1. 临床表现包括肿块和全身症状。肿块多为淋巴结，绝大多数首先发生在颈部、锁骨上淋巴结，也可发生在腋窝、腹股沟、纵隔、腹膜后、肠系膜等部位的淋巴结。部分 NHL 病例可较多侵犯、甚至是首先侵犯结外淋巴组织或器官，HL 则极少原发于结外淋巴组织或器官。

（1）局部表现

1）体表淋巴结肿大：HL 有 90% 的患者以体表淋巴结肿大为首发症状，其中 60%～70% 发生于锁骨上、颈部淋巴结，腋窝和腹股沟淋巴结占 30%～40%。50%～70% 的 NHL 患者以体表淋巴结肿大为首发症状，40%～50% 原发于结外淋巴组织或器官。

恶性淋巴瘤的淋巴结肿大特点多为无痛性，表面光滑，中等硬度，质地坚韧，均匀，饱满，并随病情进展逐渐增大、融合，甚至与皮肤粘连，固定或破溃。

2）咽淋巴环：口咽、舌根、扁桃体和鼻咽部组成咽淋巴环，又称韦氏环。韦氏环淋巴瘤约占结外 NHL 的 1/3。扁桃体淋巴瘤常伴有颈部淋巴结增大、扁桃体肿块阻塞口咽而影响进食和呼吸。

3）鼻腔病变：原发鼻腔淋巴瘤绝大多数为 NHL，患者常有相当长时间的流鼻涕、鼻塞或过敏性鼻炎病史，可有鼻出血，直至鼻腔出现肿块，影响呼吸；鼻咽部淋巴瘤患者耳鸣、听力减退症状明显。

4）胸部病变：HL 和 NHL 中的淋巴母细胞型淋巴瘤可侵犯纵隔淋巴结，常见前中纵隔淋巴结肿大，可压迫气管、肺、食管、上腔静脉出现干咳、气短、吞咽不顺、头面部、颈部、上胸部浅静脉怒张等症状。

5）腹部表现：脾是 HL 最常见的膈下受累部位。胃肠道则是 NHL 最常见的结外病变部位。肠系膜、腹膜后及髂窝淋巴结等亦是淋巴瘤常见侵犯部位。

胃淋巴瘤早期无症状，随病变进展可出现消化不良、上腹不适等非特异性症状，病变进展可出现呕血、黑便、上腹包块、贫血、消瘦等症状。肠道恶性淋巴瘤多表现为腹痛、腹泻、腹部肿块、消化不良、贫血、消瘦等。恶性淋巴瘤累及腹膜后、肠系膜及髂窝淋巴结，腹部可扪及肿块或伴疼痛。

6）皮肤表现：恶性淋巴瘤可原发或继发于皮肤，多见于 NHL。皮肤蕈样真菌病，晚期 NHL 侵犯皮肤可表现单发或多发皮肤结节，或与周围皮肤界限不清，表面皮肤呈淡红色或暗红色皮肤结节，可伴有疼痛，肿块可以破溃或糜烂。此外，皮肤也可表现为非特异性皮肤病变如糙皮病样丘疹，结节性红斑等。

7）骨髓：恶性淋巴瘤的骨髓侵犯表现为骨髓受侵或合并白血病，多属疾病晚期表现之一，绝大多数为 NHL。伴纵隔淋巴结肿大的淋巴母细胞型淋巴瘤合并急性淋巴细胞性白血病。弥散性小淋巴细胞型则多为慢性淋巴细胞白血病。淋巴瘤的骨髓受侵常呈弥散性分布，不同部位的骨髓活检加涂片细胞学检查有助于骨髓受侵诊断。

8）其他表现：恶性淋巴瘤可以原发或继发于脑、硬脊膜外、睾丸、卵巢、阴道、宫颈、乳腺、甲状腺、肾上腺、眼眶球后组织、喉、骨骼、肌肉软组织等。均有相应的临床表现。

（2）全身表现

1）全身症状：恶性淋巴瘤的全身症状常见的有发热、盗汗、体重减轻及皮肤瘙痒、乏力等。约 10% 的 HL 以全身症状为首发临床表现，发热可表现为午后低热或周期性发热。

2）全身非特异性病变：恶性淋巴瘤可伴有一系列的皮肤、神经系统非特异性表现。皮肤病变可表现为糙皮病样丘疹、色素沉着、鱼鳞癣、剥脱性皮炎、带状疱疹、荨麻疹、结节性红斑、皮肌炎等。神经系统病变可表现为运动性周围神经病变，多发性肌病，进行性多灶性脑白质病，亚急性坏死性脊髓病等。

3）免疫、血液系统表现：恶性淋巴瘤诊断时 10%～20% 的患者有贫血，部分患者的白细胞、血小板数量增多，血沉增快，个别患者有类白血病反应，中性粒细胞明显增多。乳酸脱氢酶的升高与肿瘤负荷有关。部分患者，尤其晚期患者表现为免疫功能异常，如自身免疫性溶血性贫血、Coomb 试验阳性、血清单克隆免疫球蛋白峰。细胞免疫功能受损包括淋巴细胞转化率、巨噬细胞吞噬率降低等。

2. 实验室检查　实验室检查除可判断患者的重要脏器功能外，对后期治疗有重要的指导作用，如血清乳酸脱氢酶的高低与原发病的预后有关，尿酸水平的升高应警惕化学治疗后肿瘤溶解综合征肾损害的风险。

3. 影像学检查

（1）CT：对确认有无病变、病变的范围以及病期诊断有意义，应尽可能做增强 CT 扫描，扫描范围从颈部开始，到腹股沟为止。

（2）核素扫描：为了确认全身的病变状况，可以追加该检查。

（3）MRI：对中枢神经、骨髓、软组织的病变具有诊断价值。

（4）PET/CT：对淋巴瘤进行病期诊断时可采用此检查。

（5）心脏超声检查：治疗前后采用此检查对心功能进行动态检测，可以早期发现药物的心脏毒性。

4. 恶性淋巴瘤病理上分为霍奇金淋巴瘤和非霍奇金淋巴瘤两大类。

（1）霍奇金淋巴瘤分类

经典型霍奇金淋巴瘤

富于淋巴细胞经典型霍奇金淋巴瘤

结节硬化型霍奇金淋巴瘤

混合细胞型霍奇金淋巴瘤

淋巴细胞消减型霍奇金淋巴瘤

（2）非霍奇金淋巴瘤分类

前躯淋巴肿瘤

B 淋巴母性白血病/淋巴瘤（B-ALL/LBL）

T 淋巴母性白血病/淋巴瘤（B-ALL/LBL）

成熟 B 细胞肿瘤

　　慢性淋巴细胞白血病/小淋巴细胞淋巴瘤（CLL/SLL）

　　B-幼淋巴细胞性白血病（B-PLL）

　　脾 B 细胞边缘区淋巴瘤

　　毛细胞白血病

　　脾 B 细胞淋巴瘤/白血病，不能分

　　脾弥散性红髓小 B 细胞淋巴瘤

　　毛细胞白血病-变型

　　淋巴浆细胞性淋巴瘤（LPL）

　　Waldenström 巨球蛋白血症

　　重链病

　　α 重链病

γ 重链病

μ 重链病

　　浆细胞骨髓瘤

　　孤立性浆细胞瘤

2

结外黏膜相关淋巴组织边缘区淋巴瘤（MALT 淋巴瘤）

淋巴结边缘区淋巴瘤

儿童淋巴结边缘区淋巴瘤

滤泡性淋巴瘤（FL）

儿童滤泡性淋巴瘤

原发性皮肤滤泡中心淋巴瘤

套细胞淋巴瘤（MCL）

弥散性大 B 细胞淋巴瘤（DLBCL），非特指性

富于 T 细胞/组织细胞的大 B 细胞淋巴瘤

原发性中枢神经系统（CNS）DLBCL

原发性皮肤 DLBCL，腿型

老年人 EBV 阳性 DLBCL

慢性炎症相关性 DLBCL

淋巴瘤样肉芽肿病

原发性纵隔（胸腺）大 B 细胞淋巴瘤

血管内大 B 细胞淋巴瘤（IVLBCL）

ALK 阳性大 B 细胞淋巴瘤

浆母细胞性淋巴瘤

起自 HHV8 相关多中心性 Castleman 病的大 B 细胞淋巴瘤

原发性渗出性淋巴瘤

Burkitt 淋巴瘤

B 细胞淋巴瘤，不能分类，具有 DLBCL 和 Burkitt 淋巴瘤中间特点

B 细胞淋巴瘤，不能分类，具有 DLBCL 和经典型霍奇金淋巴瘤中间特点

成熟 T 细胞和 NK 细胞肿瘤

T 细胞幼淋巴瘤性白血病

T 细胞大颗粒淋巴细胞性白血病

慢性 NK 细胞淋巴组织增生性疾病

侵袭性 NK 细胞白血病

儿童系统性 EBV 阳性 T 细胞淋巴组织增生性疾病

种痘水疱样淋巴瘤

成人 T 细胞白血病/淋巴瘤

结外 NK/T 细胞淋巴瘤，鼻型（NK/TCL）

肠病相关性 T 细胞淋巴瘤

肝脾 T 细胞淋巴瘤（HSTCL）

皮下脂膜炎样 T 细胞淋巴瘤（SPTCL）

蕈样肉芽肿

Sézary 综合征

原发性皮肤 CD$_{30}$ 阳性 T 细胞淋巴组织增生性疾病

淋巴瘤样丘疹病

原发性皮肤间变性大细胞淋巴瘤（C- ALCL）

原发性皮肤 γδT 细胞淋巴瘤

原发性皮肤 CD$_8$ 阳性侵袭性嗜表皮细胞毒性 T 细胞淋巴瘤

原发性皮肤 CD$_4$ 阳性小／中 T 细胞淋巴瘤

外周 T 细胞淋巴瘤，非特指型（PTCL，NOS）

血管免疫母细胞性 T 细胞淋巴瘤（AITL）

间变性大细胞淋巴瘤（ALCL），ALK 阳性

间变性大细胞淋巴瘤（ALCL），ALK 阴性

组织细胞和树突细胞肿瘤

组织细胞肉瘤

朗格汉斯组织细胞增生症

朗格汉斯细胞肉瘤

交指树突细胞肉瘤

滤泡树突细胞肉瘤

纤维母细胞性网状细胞肿瘤

未确定性树突细胞肿瘤

播散性幼年性黄色肉芽肿

移植后淋巴组织增生性疾病（PTLD）

早期病变

浆细胞增生

传染性单核细胞增多症样 PTLD

多形性 PTLD

单核性 PTLD

单形性 PTLD（B 和 T/NK 细胞型）

经典型霍奇金淋巴瘤型 PTLD

5. AJCC 恶性淋巴瘤分期

Ⅰ期：病变累及单个淋巴结区

Ⅰ$_E$ 期：病变局限侵犯单个淋巴结外器官或部位

Ⅱ期：病变累及横膈同侧两个或以上的淋巴结区

Ⅱ$_E$ 期：病变局限侵犯单个淋巴结外器官或部位和它的区域淋巴结，伴或不伴横膈同侧的其他淋巴结区受累

* 注明受累的淋巴结区数量（如 Ⅱ$_3$）

Ⅲ 期：病变累及横膈两侧淋巴结区

Ⅲ$_E$ 期：病变局限侵犯单个淋巴结外器官或部位，加横膈两侧淋巴结区受累

Ⅲ$_S$ 期：病变累及脾脏，加以横膈两侧淋巴结区受累

Ⅲ$_{E+S}$ 期：病变局限侵犯单个淋巴结外器官或部位和脾脏，加横膈两侧淋巴结区受累

Ⅳ 期：弥散性（多灶性）侵犯 1 个或 1 个以上淋巴结外器官，伴或不伴相关淋巴结受累；或侵犯单个结外器官伴远处（非区域）淋巴结受累，另外根据有无全身症状分为 A、B、E、X。

A：无全身症状

B：有以下 1 个以上症状：不明原因的发热 >38℃；盗汗；体重减轻 >10%

E：浸润到结外脏器

X：巨大纵隔肿块

6. 预后不良因素与预后预测模型

（1）HL

1）HL 预后不良因素

大肿块：纵胸比 >1/3 或肿块 >10cm

年龄 ≥50 岁

血沉升高

>3 个淋巴区域

B 症状

≥2 个结外病变

2）HL 预后预测模型（IPS）

IPS 是对进展期 HL 患者的预后预测模型

● IPS 预后不良因素

血清白蛋白 　　　<40g/L

血红蛋白 　　　<105g/L

性别 　　　男

临床病期 　　　Ⅳ 期

年龄 　　　>45 岁

血白细胞 　　　>15×10^9/L

血淋巴细胞 　　　<0.6×10^9/L 或 <白细胞的 8%。

● IPS 预测的 5 年无进展生存率

0 项：84%

>5 项：42%

3）局限期 HL 没有统一的预后预测模型，但与肿瘤的量（肿瘤大小、病变数的多少）以及患者因素（B 症状、年龄、血沉、性别）有某种相关性。

（2）NHL 国际预后指数

所有患者	国际预后指数、所有患者
年龄 >60 岁	低危 0 或 1
血浆 LDH >1 倍正常值	低/中危 2
体力状态评分 2～4	中高危 3
Ⅲ 或Ⅳ 期	高危 4 或 5
结外受累区 >1 个	
经年龄校正的患者	国际预后指数、患者≤60 岁的患者
患者≤60 岁	低危 0
Ⅲ 或Ⅳ 期	低/中危 1
血浆 LDH >1 倍正常值	中/高危 2
体力状态评分 2～4	高危 3

预测的 10 年生存率

　低危：71%

　中危：51%

　高危：36%

7. 疗效判定标准（表 2-1）

表 2-1　恶性淋巴瘤的 Cheson 疗效判定标准

疗效	体格检查	淋巴结	融合淋巴结	骨髓
CR	正常	正常	正常	正常
CRu	正常	正常	正常	未确定
	正常	正常	缩小 >75%	正常或未确定
PR	正常	正常	正常	受侵
	正常	缩小≥50%	缩小≥50%	无关
	肝/脾缩小	缩小≥50%	缩小≥50%	无关
复发/进展	肝/脾增大 新病灶	新病灶或 增大	新病灶或 增大	重新出现 受侵

二、治疗基础

1. 霍奇金淋巴瘤

（1）局限期的治疗

1）单独放射治疗：扩大野放射治疗可根治大部分的局限期霍奇金淋巴瘤，照射剂量为 30～40Gy。但是，要注意降低放射治疗的远期相关风险。

2）化学治疗 + 受累野放射治疗（RT）：已经成为标准的治疗方案，包括 2 ~ 3 周期的 ABVD 短期化学治疗和对受累野放射治疗的综合治疗，或 StanfordV × 2 周期 + RT（适合非大肿块）。

（2）中期、晚期的治疗：综合化学治疗可以治愈中期和晚期患者。伴有巨大肿块或者化学治疗后的残留病变部位，可进行受累野的放射治疗。ABVD 方案为目前标准化的化学治疗方案。

中期患者进行 ABVD 方案 4 个周期；达 CR、PR 者加 ABVD × 2 周期 + RT。或 Stanford V × 3 周期，对肿块 >5cm 或 PET/CT 有残留处 + RT。

晚期患者进行 ABVD 方案 6 ~ 8 个周期。4 疗程达 CR、PR 者加 ABVD × 2 个周期，有大肿块的局部 + RT。高危患者（IPI≥4）可选剂量递增的 BEACOPP × 8 个周期 + RT。

（3）复发、难治性

1）一线治疗后的难治性或复发患者，分为三种情况加以治疗：①对局部 HL 进行初次放射治疗后复发的患者和标准联合化学治疗疗效理想的患者，应进行标准联合化学治疗；②初次化学治疗有效、后又复发的患者，可通过减剂量挽救性化学治疗后进行高剂量伴自体造血干细胞支持等方法积极治疗；③预后很差的原发进展性 HL 患者，需要新的治疗策略，包括两次移植或序贯高剂量化学治疗。

2）治疗方针：联合化学疗法或自体造血干细胞移植并用化学疗法。联合化学疗法包括 ABVD、Stanford V 等方案。

（4）结节性淋巴细胞为主型霍奇金淋巴瘤，治疗方法包括以下几种：①ⅠA、ⅡA 累及野或区域淋巴结放射治疗；②ⅠB、ⅡB 化学治疗 + 累及野放射治疗；③ⅢA、ⅣA 化学治疗 ± 放射治疗或姑息性局部放射治疗；④ⅢB、ⅣB 化学治疗 ± 放射治疗。

（5）放射治疗原则

1）结节性淋巴细胞为主型霍奇金淋巴瘤：ⅠA ~ ⅡA 期累及野放射治疗 30 ~ 36Gy。

2）经典型霍奇金淋巴瘤

①Ⅰ ~ Ⅱ期无大肿块：化学治疗后 CR 者，累及野放射治疗 30Gy；化学治疗后 PR 者，累及野放射治疗 30Gy，残留病灶放射剂量加量至 36 ~ 40Gy。

②Ⅰ ~ Ⅱ期大肿块：化学治疗后 CR 者，累及野放射治疗 30Gy，原大肿块处加量至 36Gy；化学治疗后 PR 者，累及野放射治疗 36Gy，残留病灶加量至 36 ~ 40Gy。

③Ⅲ ~ Ⅳ期大肿块：化学治疗后大肿块病灶处放射治疗照射剂量为 36 ~ 40Gy。

2. B 细胞来源非霍奇金淋巴瘤

（1）惰性 B 细胞淋巴瘤

1）MALT 淋巴瘤：①局限期的治疗。放射治疗或手术治疗可以取得良好的生存预后。胃 MALT 淋巴瘤 Hp 阳性首选抗 Hp 感染治疗。②进展期的治疗。可以暂不治疗、密切观察临床经过；也可以进行单药化学治疗或联合化学治疗，两种治疗效果无明显差别。

2）滤泡性淋巴瘤：①局限期（Ⅰ、Ⅱ期）的治疗。对受累区或扩大范围进行 30~40Gy 的放射治疗，有可能治愈。如果肿瘤负荷较大，可在放射治疗前进行利妥昔单抗治疗，加或不加化学治疗。②进展期（Ⅲ~Ⅳ期）的治疗：a. 无治疗临床观察。在没有症状和（或）不良预后因素时，可严密观察临床经过，直至疾病进展时开始治疗；b. 化学疗法。如有以下情况可以进行化学疗法治疗：进入临床试验，有症状，出现脏器功能异常，续发于淋巴瘤的贫血或白细胞减少，初诊时有巨大肿块，超过六个月的持续进展，患者的治疗愿望，可用 CHOP/CVP、FCM/FC/FM、苯达莫司丁；c. 利妥昔单抗单独治疗。CD20 + 患者可以进行利妥昔单抗的治疗，一般与化学治疗联合，也可以单独治疗。d. 化学疗法联合利妥昔单抗治疗．对于 CD20 + 患者，利妥昔单抗与 CHOP、CVP 联合应用，R- CHOP 与 CHOP 单独化学治疗相比，可以获得更好的有效率及更长的生存期。③复发局限期的治疗。治疗方针与局限期初治时相同，放射治疗可以获得较长的生存期。④复发进展期的治疗。根据治疗方案中有无化学治疗，可分为化学疗法和非化学疗法两种。a. 化学疗法：嘌呤类似物如磷酸氟达拉滨单药或与其他药物联合，有很高的缓解率；也可以应用利妥昔单抗联合化学治疗方案治疗。b. 非化学疗法：放射免疫治疗对老年患者来说是一种有效的治疗方法；苯达莫司丁联合利妥昔单抗 ± 硼替佐米已经证明可取得较好疗效；进展期初治时应用过利妥昔单抗治疗的患者，再次应用利妥昔单抗治疗也可使生存期明显延长。关于自体造血干细胞移植（ASCT）的研究结果之一，非清髓性化学治疗或低强度方案在保证疗效的基础上大大减少了一线化学治疗的毒性。

（2）侵袭性 B 细胞淋巴瘤

1）弥散大 B 细胞淋巴瘤：①局限期（Ⅰ~Ⅱ期）的治疗：a. 无不良预后因素。R- CHOP 3 周期联合放射治疗，或采用 R- CHOP 6~8 周期；b. 具有不良预后因素。R- CHOP 6~8 周期联合受累野放射治疗。②进展期（Ⅲ~Ⅳ期）的治疗：R- CHOP 方案化学治疗 6~8 周期联合受累野放射治疗。EPOCH- R 也具有较好的临床疗效。③复发、初次治疗抵抗性患者的治疗：用于弥散大 B 细胞淋巴瘤的解救方案有 MINE、DHAP、ESHAP、DICE、ICE、EPOCH、mini-BEAM 等。紫杉类、吉西他滨、长春瑞滨、拓扑替康、奥沙利铂用于复发或难治性弥散大 B 细胞淋巴瘤也有一定的疗效。

对于化学治疗敏感的复发性侵袭性淋巴瘤，高剂量化学治疗联合自体造血干细胞移植已成为标准治疗，对自体造血干细胞移植后复发的患者，如果身体状况较好，可考虑行异基因造血干细胞移植。

2）Burkitt 淋巴瘤：①Burkitt 淋巴瘤的治疗以化学治疗为主，包括全身化学治疗和中枢神经系统治疗（预防）两方面。化学治疗应采用高强度、短疗程的治疗方案，常用方案有 CODOX-M、IVAC 和 Hyper-CVAD 方案。化学治疗结合治疗性或预防性鞘内注射可以提高患者的治愈率。②解救方案可以考虑采用大剂量化学治疗联合造血干细胞移植。

3）淋巴母细胞淋巴瘤（LBL）：①淋巴母细胞淋巴瘤无论分期早晚，治疗均应以化学治疗为主，包括诱导、巩固和维持化学治疗 3 个阶段。化学治疗方案可以选择 Hyper-CVAD、CALGB ALL、BFM 方案。除化学治疗外还应进行治疗性或预防性的鞘内注射。②对于诱导化学治疗后未达到 CR 或复发的淋巴母细胞淋巴瘤患者，可以选择异基因造血干细胞移植。

3. T 细胞来源非霍奇金淋巴瘤

（1）外周 T 细胞淋巴瘤

1）初始治疗：采用含蒽环类的联合化学治疗方案，如 CHOP、MBACOD、CVAD 等方案。

2）解救治疗：解救方案有：DHAP、ESHAP、ICE、MINE、mini-BEAM 等。吉西他滨、氟达拉滨、喷司他汀单药治疗用于外周 T 细胞淋巴瘤亦有一定疗效。

3）阿仑单抗是人源化的 CD52 单抗，用于经多疗程治疗的或难治的外周 T 细胞淋巴瘤。

（2）原发鼻腔 NK/T 细胞淋巴瘤：放射治疗是原发鼻腔 NK/T 细胞淋巴瘤的主要治疗手段，以放射治疗为主的治疗方案疗效优于单纯化学治疗或以化学治疗为主的治疗方案。

（3）皮肤 T 细胞淋巴瘤

1）局部治疗：早期患者的初始治疗可采用皮肤局部治疗，放射治疗是有效的治疗方法，其他局部治疗手段还包括光疗法、局部应用卡莫司汀和糖皮质激素。

2）全身治疗：干扰素 α 是有效的全身治疗手段，治疗此病的新型药物包括贝沙罗汀、地尼白介素-毒素连接物。

4. 造血干细胞移植　在常规治疗失败或缓解后复发的患者，应考虑行自体造血干细胞移植。目前，主张在一些高 IPI（≥2 分）的侵袭性 NHL 中，可一线巩固行自体造血干细胞移植，以期获得更好的无病生存和总生存时间。在小部分患者中，甚至可考虑行异基因造血干细胞移植。

5. 放射治疗　一般而言，放射治疗可作为化学治疗的补充手段，多用于大瘤块部位化学治疗后的辅助治疗以及一些残留病变的辅助治疗。

6. 手术　手术治疗可以切除病变以及帮助明确诊断，在 NHL 的治疗中很少采用手术治疗。

7. 淋巴瘤常用化学治疗方案

（1）霍奇金淋巴瘤常用化学治疗方案

1）一线方案

[ABVD]

多柔比星	25mg/m²	iv	d1，d15
博来霉素	10mg/m²	iv	d1，d15
长春碱	6mg/m²	iv	d1，d15
氮烯咪胺	375mg/m²	iv	d1，d15

每28天重复

[Stanford V]

多柔比星	25mg/m²	iv	w1，3，5，7，9，11
长春碱	6mg/m²*	iv	w1，3，5，7，9，11
氮芥	6mg/m²	iv	w1，5，9
长春新碱	1.4mg/m²（最多2mg）	iv	w2，4，6，8，10，12
博来霉素	10mg/m²	iv	w2，4，6，8，10，12
依托泊苷	60mg/m²	iv	w3，7，11
泼尼松	40mg/m²**	po	qd（12w）

* ≥50岁者自第10周起每周减量1mg/m²至4mg/m²；** 第10周起逐渐减量，隔天减量10mg；每12周重复一次

[BEACOPP]

博来霉素	10mg/m²	iv	d8
依托泊苷	100mg/m²	iv	d1~3
多柔比星	25mg/m²	iv	d1
环磷酰胺	650mg/m²	iv	d1
长春新碱	1.4mg/m²（最多2mg）	iv	d8
丙卡巴肼	100mg/m²	po qd	d1~7
泼尼松	40mg/m²	po qd	d1~14

每21天重复一次

[剂量递增的BEACOPP]

博来霉素	10mg/m²	iv	d8
依托泊苷	200mg/m²	iv	d1~3
多柔比星	35mg/m²	iv	d1
环磷酰胺	1200mg/m²	iv	d1
长春新碱	1.4mg/m²（最多2mg）	iv	d1

2

丙卡巴肼	$100mg/m^2$		po qd	d1 ~ 7
泼尼松	$40mg/m^2$		po qd	d1 ~ 14

每 21 天重复

[MOPP（有心脏病史）]

氮芥	$6mg/m^2$		iv	d1, d8
长春新碱	$1.4mg/m^2$（最多 2mg）		iv	d1, d8
丙卡巴肼	$100mg/m^2$		po qd	d1 ~ 14
泼尼松	$40mg/m^{2**}$		po qd	d1 ~ 14

每 28 天重复

2）二线方案

[MINE]

异环磷酰胺	$1333mg/m^2$	iv	d1 ~ 3（美司钠解救）
米托蒽醌	$8mg/m^2$	iv	d1
依托泊苷	$65mg/m^2$	iv	d1 ~ 3

每 21 天重复

[ICE]

异环磷酰胺	$5000mg/m^2$	iv gtt（24h）	d2（美司钠解救）
卡铂	AUC = 5（最大 800mg）	iv	d2
依托泊苷	$100mg/m^2$	iv	d1 ~ 3

每 14 天重复，G-CSF 支持

[DHAP]

地塞米松	40mg	iv	d1 ~ 4
阿糖胞苷	$2000mg/m^2$	iv bid	d2
顺铂	$25mg/m^2$	iv	d1 ~ 4

每 21 天重复

[ESHAP]

依托泊苷	$40mg/m^2$	iv	d1 ~ 4
甲泼尼龙	500mg	iv	d1 ~ 5
阿糖胞苷	$2000mg/m^2$	iv	d5
顺铂	$25mg/m^2$	iv	d1 ~ 4

每 21 天重复

[GVD]

吉西他滨	$1g/m^2$	iv	d1, d8
地塞米松	40mg	iv	d1 ~ 4
顺铂	$75mg/m^2$	iv	d1

2

每 21 天重复

（2）B 细胞及 T 细胞来源淋巴瘤常用化学治疗方案

1）一线方案

[CHOP]

环磷酰胺	750mg/m^2	iv	d1
多柔比星	50mg/m^2	iv	d1
长春新碱	1.4mg/m^2（最多 2mg）	iv	d1
泼尼松	100mg	po qd	d1~5

每 21 天重复

[BACOP]

环磷酰胺	750mg/m^2	iv	d1
多柔比星	50mg/m^2	iv	d1
长春新碱	1.4mg/m^2	iv	d1，d8
博来霉素	8mg/m^2	iv	d1，d8
泼尼松	100mg	po qd	d1~5

每 21 天重复

[ACVB]

多柔比星	75mg/m^2	iv	d1
环磷酰胺	1200mg/m^2	iv	d1
长春新碱	2mg/m^2	iv	d1，d5
博来霉素	10mg/m^2	iv	d1，d5
泼尼松	60mg	po qd	d1~5

每 14 天重复（共 4 个疗程）

[CHVmP-B]

环磷酰胺	600mg/m^2	iv	d1
多柔比星	50mg/m^2	iv	d1
替尼泊苷（卫萌）	60mg/m^2	iv	d1
泼尼松	40mg	po qd	d1~5
博来霉素	6mg/m^2	iv 或 im	d15
长春新碱	1.4mg/m^2（max 2mg）	iv	d15

每 21 至 28 天重复（共 8 个疗程）

2）二线和三线化学治疗方案

[m-BACOD]

博来霉素	4mg/m^2	iv	d1
多柔比星	45mg/m^2	iv	d1

环磷酰胺	600mg/m²	iv	d1
长春新碱	1mg/m²	iv	d1
地塞米松	6mg/m²	po	d1~5
氨甲蝶呤	200mg/m²	iv（40~60分钟）	d8，d15
亚叶酸	10mg/m²	po 或 iv	氨甲蝶呤开始24小时后，每6小时1次，共8次

[MACOP-B]

氨甲蝶呤	400mg/m²（100mg/m² 20分钟推注，w2，6，10 + 300mg/m² 两小时内滴注）		
多柔比星	45mg/m²	iv	w1，3，5，7，9，11
环磷酰胺	350mg/m²	iv	w1，3，5，7，9，11
长春新碱	1.4mg/m²	iv	w2，4，6，8，10，12
博来霉素	10mg/m²	iv	w4，8，12

同时用 100mg 氢化可的松

泼尼松	75mg/d	po	最后15天剂量逐渐减少
亚叶酸	15mg/m²	po	氨甲蝶呤用后4小时，每6小时1次，连用6次

三种交替方案（ATT）

[ASHAP]

多柔比星	10mg/m²	iv（连续滴注）	d1~4
顺铂	25mg/m²	iv（连续滴注）	d1~4
阿糖胞苷	1.5mg/m²	iv（2h 滴注）	d5
甲泼尼龙	500mg/m²	iv（15min 滴注）	d1~5

[m-BACOS]

氨甲蝶呤	1000mg/m²	iv（3h 滴注）	d10
亚叶酸钙	15mg/m²	po q6h×8	d11，d12
多柔比星	50mg/m²	iv（连续滴注）	d1
长春新碱	1.4mg/m²（最多2mg）	iv	d1
博来霉素	10mg/m²	iv（15min 滴注）	d1
环磷酰胺	750mg/m²	iv（15min 滴注）	d1
甲泼尼龙	500mg/m²	iv（15min 滴注）	d1~3

[MINE]

异环磷酰胺	1500mg/m²	iv（1h 滴注）	d1~3（美司钠解救）
米托蒽醌	10mg/m²	iv（15min 滴注）	d1
依托泊苷	80mg/m²	iv（30min 滴注）	d1~3

交替运用，共用 9 个疗程

3）解救治疗

[**MINE/ESHAP**]

MINE

异环磷酰胺	$1333mg/m^2$	iv（1h 滴注）	d1~3（美司钠解救）
米托蒽醌	$8mg/m^2$	iv（15min 滴注）	d1
依托泊苷	$65mg/m^2$	iv（30min 滴注）	d1~3

每 21 天重复

至多用 6 个疗程后再用

ESHAP

依托泊苷	$60mg/m^2$	iv（1h 滴注）	d1~4
甲泼尼龙	$500mg/m^2$	iv（15min 滴注）	d1~3
阿糖胞苷	$2000mg/m^2$	iv（2h 滴注）	d1~5
顺铂	$25mg/m^2$	iv（连续滴注）	d1~4

每 21 天重复

完全缓解后巩固 3 个疗程（部分缓解或 MINE 无效者）最大疗程为 6 个疗程。

[**DHAP**]

地塞米松	$40mg/m^2$	iv	d1~4
阿糖胞苷	$2000mg/m^2$	iv	bid d2
顺铂	$100mg/m^2$	iv	d1

每 21 至 28 天重复

[**DEXA-BEAM**]

地塞米松	$3\times8mg$	po	d1~10
卡莫司汀	$60mg/m^2$	iv（30min 滴注）	d2
依托泊苷	$75\sim150mg/m^2$	iv（30min 滴注）	d4~7
阿糖胞苷	$2\times100mg/m^2$	iv（30min 滴注，每 12 小时）	d4~7
美法仑	$20mg/m^2$	iv	d3

G-CSF 支持治疗

4）抗 CD20 单克隆抗体（Rituximab）（利妥昔单抗）

利妥昔单抗	$375mg/m^2$	iv	d1

每周重复（共 8 个疗程）

三、诊断治疗流程

MALT 淋巴瘤

（1）胃 MALT 淋巴瘤（图 2-1）

2

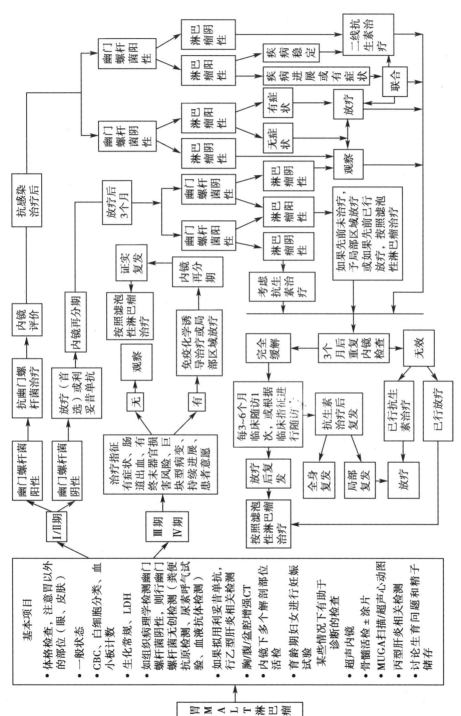

图 2-1 胃 MALT 淋巴瘤诊断治疗流程

2

(2) 非胃 MALT 淋巴瘤（图 2-2）

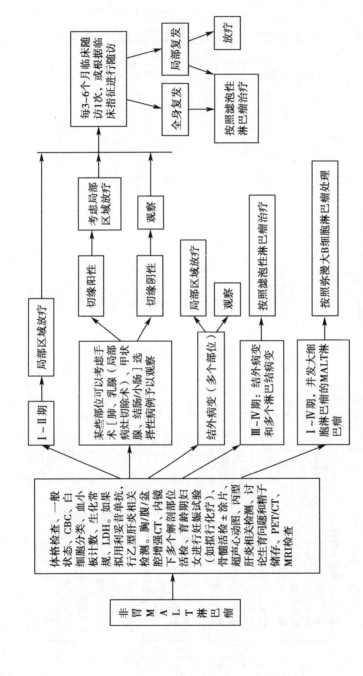

图 2-2　非胃 MALT 淋巴瘤诊断治疗流程

(3) 滤泡性淋巴瘤（图 2-3）

2

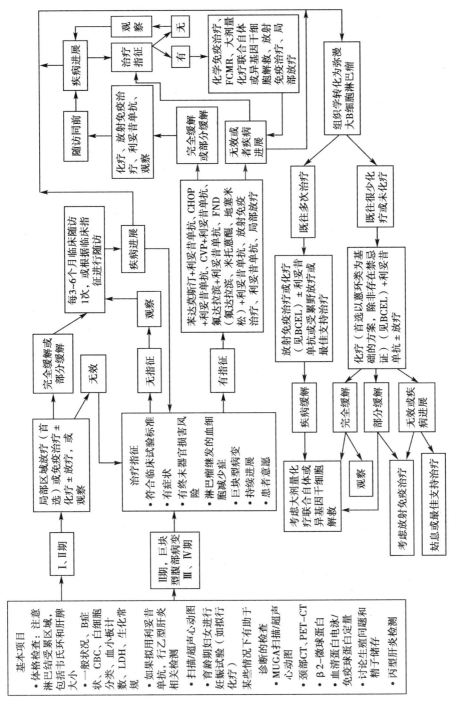

图 2-3 滤泡性淋巴瘤诊断治疗流程

2

（4）弥散大 B 细胞淋巴瘤（图 2-4）

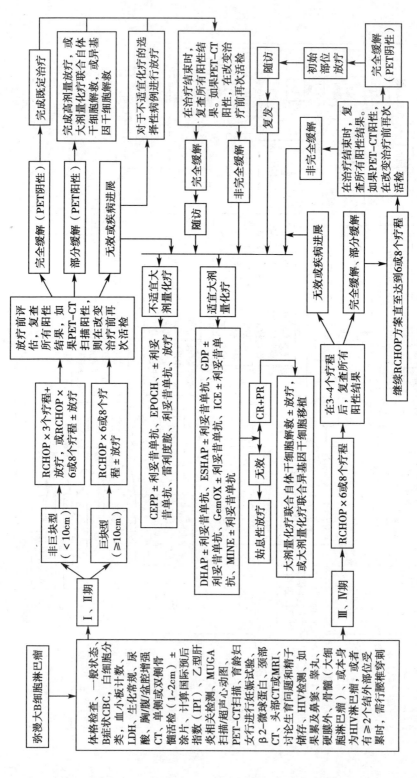

图 2-4　弥漫大 B 细胞淋巴瘤诊断治疗流程

(5) Burkitt 淋巴瘤（图 2-5）

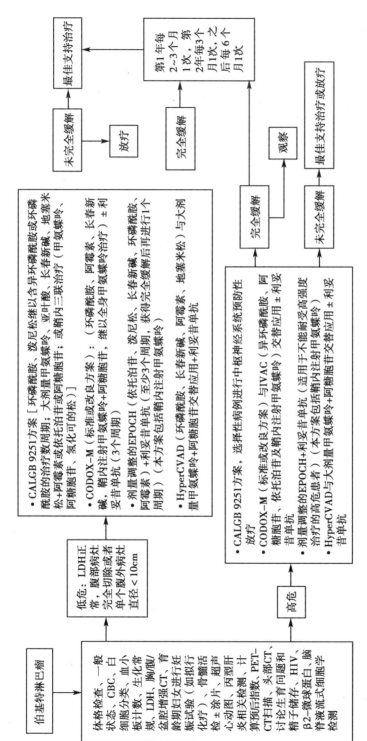

图 2-5 Burkitt 淋巴瘤诊断治疗流程

(6) 外周非皮肤性 T 细胞淋巴瘤（图 2-6）

2

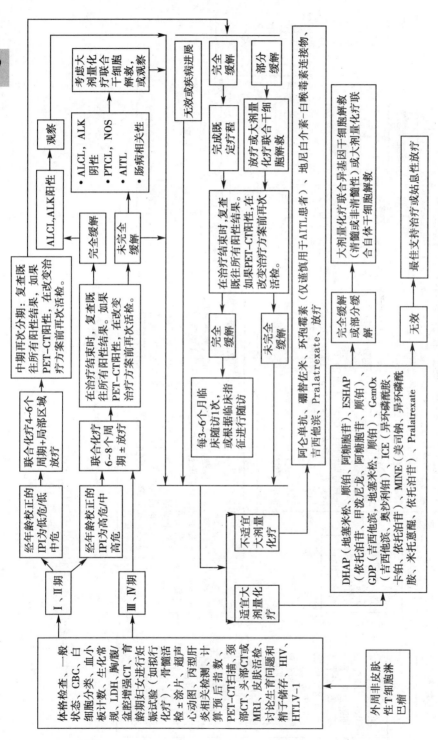

图 2-6　外周非皮肤性 T 细胞淋巴瘤诊断治疗流程

第二节　病例诊治演习

一、病例介绍

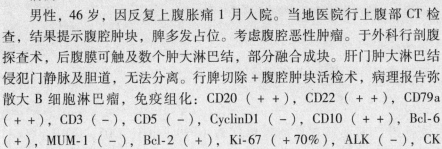

病例1

男性，46岁，因反复上腹胀痛1月入院。当地医院行上腹部CT检查，结果提示腹腔肿块，脾多发占位。考虑腹腔恶性肿瘤。于外科行剖腹探查术，后腹膜可触及数个肿大淋巴结，部分融合成块。肝门肿大淋巴结侵犯门静脉及胆道，无法分离。行脾切除+腹腔肿块活检术，病理报告弥散大B细胞淋巴瘤，免疫组化：CD20（++），CD22（++），CD79a（++），CD3（-），CD5（-），CyclinD1（-），CD10（++），Bcl-6（+），MUM-1（-），Bcl-2（+），Ki-67（+70%），ALK（-），CK（-），EMA（-）。诊断：弥散大B细胞淋巴瘤（GCB型）ⅣB期IPI评分4分。

病例2

男性，63岁，发现左侧扁桃体肿大后于当地医院行左侧扁桃体摘除术，术后病理示：滤泡性非霍奇金淋巴瘤。患者彩超提示：浅表淋巴结无肿大，胸部CT和上腹部CT未见淋巴结肿大，腹部B超正常。

病例3

男性，30岁，于2011年2月无意中发现右颈部肿大，遂就诊于某部队医院，经检查示右侧颈部及纵隔多发淋巴结肿大，行淋巴结活检，病理诊断为霍奇金淋巴瘤，遂行ABVD方案化学治疗5周期，颈部及纵隔多发肿大淋巴结完全消失，疗效判定为完全缓解（CR）。其后多次复查肺部CT及腹部CT，未发现明确肿大淋巴结，2014年6月23日CR疗效确认。

病例4

患者男性，32岁，2014年1月中旬出现鼻腔肿痛，2月初就诊于某医院，查副鼻窦冠状位CT提示为右鼻腔肿物，进一步取病理，并送沈阳某医院诊断为（右鼻腔）结外NK/T细胞淋巴瘤，免疫组化检查CK（-），CD3（+），CD20（-），Pax-5（-），CD56（+），ki67约80%（+），CD3散在（+），EBV杂交少数（+）。3月初开始用COHP方案化学治疗，共3个周期，5月中旬化学治疗结束后放射治疗27次，共54Gy，6月末结束。7月24日复查完全缓解。

二、相关问题讨论

病例 1 为弥散大 B 细胞淋巴瘤，病例 2 为滤泡性非霍奇金淋巴瘤。

问题 1：恶性淋巴瘤的诊断依据是什么？

推荐答案：
1. 恶性淋巴瘤依靠活检组织病理学和免疫组化分析明确诊断。

解说：
恶性淋巴瘤的病理诊断需要针对 CD20、CD3、CD5、CD10、BCL-2、BCL-6、GCET1、FOXP1、IRF4/MUM1、Ki-67 及 CD21 进行检测。如在特殊条件下，无法对可疑淋巴结进行切除活检时，细针或粗针穿刺活检联合其他辅助技术如免疫组化，流式细胞术，PCR 技术检测等，可以对淋巴瘤进行诊断（参照 2013 版 NCCN 指南的建议）。就恶性淋巴瘤的诊断，还需要病理学上的进一步分级，进一步明确按照惰性淋巴瘤或者是按照侵袭性淋巴瘤来治疗。

病例 1 的临床诊断为弥散大 B 细胞淋巴瘤（GCB 型）ⅣB 期，IPI 评分 4 分。

问题 2：在病理诊断为恶性淋巴瘤之后，还应该进行哪些治疗前评估？

推荐答案：
2. 在病理诊断为恶性淋巴瘤之后，还需进行临床分期诊断以确定相应的治疗方案。

解说：
在恶性淋巴瘤治疗前必须进行以下检查项目。
1. 病史包括 B 症状。
2. 体格检查：包括一般状况、全身皮肤、浅表淋巴结（特别是韦氏环）、肝脾和腹部肿块。

3. 体能状态。

4. 实验室检查：血、尿、便常规，肝肾功能，心电图（EKG），LDH，β2-微球蛋白（β2-MG）。

5. 除常规检查外，DLBCL 患者治疗前都应该接受骨髓穿刺和活检，以明确是否存在骨髓受侵犯。骨髓活检样本至少应在 1.0cm 以上。

6. 检测 HBV 表面抗原/抗体和核心抗原/抗体、HBV DNA 拷贝数以及 HIV，对丙型肝炎指标的检测只要求在高危个体中进行。

7. 影像学检查：①所有患者应行颈部、胸部、腹部、盆腔 CT 检查；②PET-CT已经在国际上广泛地应用于淋巴瘤患者的精确诊断和疗效评价，建议进行；③心脏超声检查；④胃肠道受侵时行胃肠内镜检查；⑤中枢神经系统（CNS）受侵时行腰椎穿刺以及磁共振成像（MRI）检查。

病例 1 为弥散大 B 细胞淋巴瘤（GCB 型）ⅣB 期的患者，IPI 评分为 4 分。

问题 3：如何判断弥散大 B 细胞淋巴瘤患者的预后？

推荐答案：

3. 国际预后指数（IPI）是目前公认的弥散大 B 细胞淋巴瘤（DLBCL）预后判断指标。

解说：

在国际预后指数（IPI）推出之前，对非霍奇金淋巴瘤（NHL）的预后评估主要依靠 Ann Arbor 分期，但其对生存疗效的预测并不理想。

国际 NHL 预后因子项目组于 1993 年在 NEJM 杂志提出 IPI 有五个风险因子：年龄、血清乳酸脱氢酶（LDH）升高、体能状态、疾病分期以及结外侵犯位点的数量。

IPI 是目前公认的弥散大 B 细胞淋巴瘤（DLBCL）预后判断指标，预后不良因素包括：年龄 >60 岁、病变为Ⅲ/Ⅳ期、LDH > 正常值上限、ECOG 体能状态评分≥2 及结外侵犯部位≥两处。低危组（0~1 分）、低中危组（2 分）、中高危组（3 分）、高危组（4~5 分），患者 5 年总体生存率分别为 70% ~ 80%、50% ~60%、40% ~50% 和 20% ~30%。

按照年龄调整的 IPI（aaIPI）：以 IPI 评分为基础，根据年龄进行简化，人群以 60 岁为区分，风险因子减少至 3 个，包括：疾病分期（Ⅲ/Ⅳ），血清

LDH（＞正常上限值），体能状况 ECOG 评分（2～4）。适用于年龄≤60 岁的患者。

2

　　病例 1 为弥散大 B 细胞淋巴瘤，外科剖腹探查发现后腹膜可触及数个肿大淋巴结，部分融合成块。肝门肿大淋巴结侵犯门静脉及胆道，无法分离。

问题 4：弥散大 B 细胞淋巴瘤患者一线治疗方案如何选择？
问题 5：复发、难治性弥散大 B 细胞淋巴瘤的治疗选择有哪些？
问题 6：弥散大 B 细胞淋巴瘤患者可出现哪些并发症和如何治疗？

推荐答案：
4. 传统的以蒽环类为基础的 CHOP 方案仍然是 DLBCL 的一线治疗方案，CD20＋的患者可以联合应用利妥昔单抗，组成 R- CHOP 方案。对中高危患者需行 CNS 预防治疗。

解说：
在利妥昔单抗问世之前，传统的以蒽环类为基础的 CHOP（环磷酰胺、多柔比星、长春新碱、泼尼松）方案是 DLBCL 的一线治疗，随着利妥昔单抗的应用，DLBCL 患者的长期生存率得到明显改善，这使得 DLBCL 成为有可能实现长期无病生存的一种恶性肿瘤。对中高危患者需行 CNS 预防治疗。

在选择治疗弥散大 B 细胞淋巴瘤的一线治疗时，应考虑年龄和 aaIPI 等因素。

1. 年轻（年龄≤60 岁）低危（aaIPI 0～1 分）患者标准治疗为 6～8 个疗程的 R- CHOP21。MInT 研究亚组分析结果提示，aaIPI 为 1 分的患者对标准治疗的应答水平总体上低于 aaIPI 为 0 分的患者，因此有必要进一步进行治疗分层。aaIPI 为 0 分的患者可考虑 6 个疗程 R- CHOP21 方案；而 aaIPI 为 1 分的患者则考虑 8 个疗程 R- CHOP21 方案，若患者同时伴有巨大肿块（≥7.5cm）可在 8 个疗程 R- CHOP21 方案的基础上加入受累野放射治疗（RT），或直接采用高强度 R- ACVBP 方案。

2. 年轻高危（aaIPI≥2 分）患者目前尚无标准方案，推荐在 R- CHOP 的基础上增加药物或给药密度以提高疗效。对于经治疗后达到完全缓解（CR）的高危患者，也推荐进行自体造血干细胞移植（AHSCT）作为巩固治疗。

3. 老年（年龄 >60 岁）患者考虑 8R-6CHOP21 治疗。对于其中的超高龄（年龄 >80 岁）患者，若无心功能不全，则推荐 6 个疗程的 R- miniCHOP21 方案；若存在心功能不全，则应慎用多柔比星。如为睾丸 DLBCL，在接受化学治疗之后建议行对侧睾丸放射治疗。

另外，中高危和高危患者，特别是对于结外累及 1 个以上部位或 LDH 升高的患者，有 CNS 复发的风险。这些患者必须进行 CNS 预防治疗。睾丸和乳腺淋巴瘤患者应接受 CNS 预防治疗。

推荐答案：

5. 复发、难治恶性淋巴瘤可选用二线化学治疗方案或行造血干细胞移植。

解说：

可选择其他与 CHOP 无交叉耐药的药物即二线方案化学治疗 ± 利妥昔单抗或个体化方案。

如患者具备移植条件且治疗之后完全缓解（CR）或部分缓解（PR），则于化学治疗后行造血干细胞移植（HSCT）±局部放射治疗 RT（$30 \sim 40Gy$），或进入临床试验。

如患者不具备移植条件或治疗之后疾病状态仍为稳定或进展，则进入临床试验或行最佳支持治疗。

推荐答案：

6. 弥散大 B 细胞淋巴瘤的并发症包括 CNS 侵犯、心脏不良反应、HBV 再激活。CNS 侵犯可考虑鞘内注射氨甲蝶呤（MTX）±阿糖胞苷（Ara-C）。心脏不良反应的防治主要是控制蒽环类药物累积总量。HBV 再激活可选用拉米夫定或替比夫定进行抗病毒治疗。

解说：

（1）CNS 侵犯的防治：存在鼻旁窦、睾丸和骨髓受累，或是 LDH 升高且有两个或以上结外位点受累的患者可能存在较高的淋巴瘤 CNS 侵犯风险，可考虑 $4 \sim 8$ 次鞘内注射氨甲蝶呤（MTX）±阿糖胞苷（Ara- C）或 $3.0 \sim 3.5g/m^2$ MTX 静脉滴注作为预防；若患者同时存在 CNS 实质受累则应考虑将全身性 MTX 加入治疗方案；若患者同时存在软脑膜受累则考虑 $4 \sim 8$ 次鞘内注射 MTX ± Ara-C ± $3.0 \sim 3.5g/m^2$ MTX 静脉滴注。

（2）心脏不良反应的防治：主要是控制蒽环类药物累积总量，对于老年患者尤为重要。多柔比星在 $450 \sim 550mg/m^2$，表柔比星低于 $900mg/m^2$，吡柔比星低于 $900mg/m^2$，米托蒽醌低于 $140mg/m^2$。

2

（3）HBV 再激活：我国 DLBCL 患者的 HBV 携带率较高，使用化学治疗药物或利妥昔单抗均可能引起 HBV 的再激活，导致暴发性肝炎等严重后果。根据美国肝病学会（AASLD）、欧洲肝脏研究学会（EASL）以及亚太肝脏研究学会（APASL）关于 HBV 再激活的管理建议，所有计划接受化学治疗或利妥昔单抗治疗的患者应先检查乙型肝炎病毒表面抗原（HB-sAg），若为阳性则必须在肿瘤开始治疗之前检测病毒载量并启动合适的抗病毒治疗。如果 HBV DNA ≤2000IU/ml 或化学治疗疗程 1 年以下的患者可选用拉米夫定或替比夫定进行抗病毒治疗。反之，则首选恩替卡韦或替诺福韦进行抗病毒治疗。在化学治疗和（或）利妥昔单抗治疗期间，应密切监测 HBV 各项指标的变化。

在完成肿瘤治疗后至少半年内仍有必要保持抗病毒治疗，有条件的患者应持续抗病毒治疗到肝病治疗终点［乙型肝炎病毒 e 抗原（HBeAg）阳性患者出现 HBeAg 血清转换，HBV DNA 持续处于不可检测水平，以及 HBeAg 阴性患者的 HBsAg 消失］。

病例 2 为左侧扁桃体滤泡性非霍奇金淋巴瘤。患者彩超提示：浅表淋巴结无肿大，胸部 CT 和上腹部 CT 未见淋巴结肿大，腹部 B 超正常。

问题 7：滤泡性淋巴瘤患者的治疗应如何选择？
问题 8：复发滤泡性淋巴瘤患者的治疗原则是什么？
问题 9：复发滤泡性淋巴瘤患者如何进行维持治疗？

推荐答案：
7. 不同分期治疗方案不同，Ⅰ～Ⅱ期应尽早给予放射治疗或放射治疗联合全身免疫化学治疗。Ⅲ～Ⅳ期应考虑化学治疗联合利妥昔单抗治疗。

解说：
滤泡性淋巴瘤（FL）是 B 细胞淋巴瘤中的一种常见亚型，对于Ⅰ～Ⅱ期的 FL 患者，目前认为主要采用局部放射治疗可使大部分患者获得长期无病生存，因此应尽早给予放射治疗或放射治疗联合全身免疫化学治疗。

对于Ⅱ期伴有腹部包块和Ⅲ～Ⅳ期的患者，目前普遍认为尚不可治愈，且大部分患者病变进展缓慢，相当长时间不接受治疗亦可保持良好的生活质量，滤泡型淋巴瘤（FL）是西方国家最常见的惰性 B 细胞淋巴瘤。

对于晚期有症状的患者，与单纯化学治疗相比，化学治疗联合利妥昔单抗治疗可改善患者的无病生存期和（或）总生存期。故一般认为应该具备以下治疗指征中的任意一项时，才建议给予治疗（表2-2）。

表2-2　对于Ⅱ期伴有腹部包块和Ⅲ～Ⅳ期滤泡性淋巴瘤患者的治疗指征

治疗指征	临床表现
B症状	38℃以上不明原因发热、夜间盗汗、6个月内体重不明原因下降>10%
异常体征	出现脾脏肿大、胸腔积液、腹水等
重要器官损害	重要器官受累，导致器官功能损害
血液指标	血细胞减少［WBC<1.0×10⁹/L和（或）PLT<100×10⁹/L］、白血病表现（恶性细胞>5.0×10⁹/L）、LDH高于正常值、HGB<120g/L、β_2微球蛋白≥3mg/L
巨大肿块	3个肿块直径均≥5cm或者1个肿块直径≥7cm（Ann Arbor分期Ⅲ～Ⅳ期患者）
持续肿瘤进展	2～3个月内肿瘤增大20%～30%，6个月内肿块增大约50%
符合临床试验入组标准	根据临床试验具体要求确定

推荐答案：

8. 复发、难治性FL患者的标准治疗目前尚未完全统一，挽救治疗方案的选择取决于既往方案的疗效、缓解时间、患者年龄、身体状态、复发时的病理类型以及治疗目标。

解说：

无论采用何种诱导免疫化学治疗，患者经过一段缓解期后均可能出现复发，迄今，复发、难治性FL患者的标准治疗目前尚未完全统一，挽救治疗方案的选择取决于既往方案的疗效、缓解时间、患者年龄、身体状态、复发时的病理类型以及治疗目标。

对于一线治疗后长期缓解且无转化的复发患者，挽救方案可重新选择原方案或选用其他一线方案。

对于早期（<12个月）复发的患者，可选用非交叉耐药的方案治疗（如CHOP样方案治疗后复发可选用含氟达拉滨的方案为挽救方案）。

利妥昔单抗治疗复发FL患者有效率仍可达45%左右，完全缓解率（CR）6%，利妥昔单抗还可能提高挽救化学治疗的效果。

挽救化学治疗可选的方案包括CHOP方案、氟达拉滨为基础的方案、CVP

2

方案、放射免疫治疗等，也可以考虑新药、新联合方案，年轻复发患者应建议采用 ASCT。

推荐答案：

9. 复发滤泡性淋巴瘤患者的维持治疗：FL 患者病史长，进展缓慢，对各种治疗比较敏感，故诱导缓解后适合维持治疗。

解说：

迄今，无论一线治疗后或复发再次诱导缓解后的 FL 患者，大量临床研究和 Meta 分析结果已证明利妥昔单抗单药维持治疗可改善其远期生存。因此，无论初治或复发患者在诱导化学治疗结束，获得完全缓解（CR）或部分缓解（PR）后，建议每 2~3 个月采用利妥昔单抗单药维持治疗 1 次，共计两年时间。应注意维持治疗后可能会增加感染机会，尤其是乙型肝炎患者应密切随访观察。

病例 1 为弥散大 B 细胞淋巴瘤，疾病进展迅速；病例 2 为滤泡性非霍奇金淋巴瘤，一般属于惰性淋巴瘤，发病缓慢。但是，两者可以转化，成为转化型淋巴瘤。

问题 10：什么是转化型淋巴瘤？
问题 11：转化型淋巴瘤如何治疗？

推荐答案：

10. 从一个组织学惰性淋巴瘤发展成为侵袭性更强的淋巴瘤称为转化型淋巴瘤。

解说：

转化型淋巴瘤（transformed lymphomas，TL）的诊断和治疗，是病理医师和临床医师面临的重要挑战。实际上，各种低级别淋巴瘤转化为侵袭性更强的高级别淋巴瘤是一种较为常见的病理变化，且常伴随着一个侵袭性的临床过程，并导致预后较差。

TL 最早由 Gall 等于 1942 年首先提出。随后 Rappaport 等于 1956 年详细描述了淋巴瘤的转化。尽管目前尚无 TL 准确的定义，但下述概念已达成广泛共识，即：从一个组织学惰性淋巴瘤发展成为侵袭性更强的淋巴瘤称为 TL。

在各种低级别惰性非霍奇金淋巴瘤中常发生这种转化，惰性淋巴瘤每年发生转化的风险大约为 3%。最常见的是滤泡性淋巴瘤（FL）转化为弥散性大 B 细胞型淋巴瘤（DLBCL）或伯基特样淋巴瘤。

广泛认为恶性转化的标准定义应基于组织学证据，如病理学证明同细胞来源的 1，2 或 3a 级 FL 向 DLBCL、BL 及淋巴母细胞淋巴瘤进展，即可定义为转化。但 1，2FL 向 3a 级 FL 进展不被认为是组织学转化，只是疾病进展。即使如此，病理诊断有时比较困难，AL- Tourah 等人提出基于以下临床特征诊断 TL，LDH 的突然升高，与疾病不协调的进行性淋巴结肿大，新的淋巴结累及，新出现的 B 症状及新出现的高钙血症。当患者无法获得病理证实，符合以上情况，可以临床诊断为 TL。

推荐答案：

11. TL 的治疗方法主要有大剂量化学治疗联合自体干细胞移植（HDCT. ASCT）以及放射免疫疗法。

解说：

TL 的常规化学治疗效果差，预后不佳。

据文献报道 20%～70% 的 FL 患者在整个临床过程中可以转化为其他更具侵袭性的淋巴瘤，其中以 DLBCL 最为常见，年发生率为 2%～3%，持续至少 15 年，以后转化风险逐渐下降，且转化不受 FL 患者是否曾经接受过治疗的影响。转化后的患者大部分预后差，中位生存时间为 10～18 个月。

目前治疗方法主要有大剂量化学治疗联合自体干细胞移植（HDCT. ASCT）以及放射免疫疗法。

病例 3 在 2011 年 2 月被诊断为霍奇金淋巴瘤，用 ABVD 方案化学治疗 5 个周期，疗效判定为完全缓解（CR）。2014 年 6 月 23 日确认 CR 疗效持续中。

病例 4 在 2014 年 2 月初经病理诊断为（右鼻腔）结外 NK/T 细胞淋巴瘤，免疫组化检查 CK（－），CD3（＋），CD20（－），Pax-5（－），CD56（＋），ki67 约 80%（＋），CD3 散在（＋），EBV 杂交少数（＋）。经化学、放射治疗后，CR。

问题 12：霍奇金病应该如何治疗？

问题 13：有的 T 细胞淋巴瘤为什么又叫 NK/T 细胞淋巴瘤？

推荐答案：

12. HL 是一种化学治疗敏感性肿瘤，多数患者经过系统的化放射治疗联合治疗，能获得很好的疾病控制及预后。

解说：

霍奇金病是一种慢性进行性、无痛的淋巴组织肿瘤，其原发瘤多呈离心性分布，起源于一个或一组淋巴结，以原发于颈部淋巴结者较多见，逐渐蔓延至邻近的淋巴结，然后侵犯脾、肝、骨髓和肺等组织。

HL 是较为少见的恶性肿瘤之一。美国每年大约有新发病例 7500 例，不足全部肿瘤发病率的 1%，每年死亡约 1400 例。我国发病率远低于欧美各国，占全部恶性肿瘤的 0.2%，占恶性淋巴瘤的 8% 左右，多见于青年人。

同时 HL 也是一种化学治疗敏感性肿瘤，多数患者经过系统的化放射治疗联合治疗，能获得很好的疾病控制及较长的生存预后，但仍有少数难治性或短暂缓解即复发的患者，预后不佳。

推荐答案：

13. T 细胞淋巴瘤鼻型虽然大多数患者似乎是 NK 细胞肿瘤（EBV +，CD56 +），但少数患者具有 EBV +，CD56 – 的细胞毒性 T 细胞表型。

解说：

T 细胞淋巴瘤鼻型主要发生在结外，以形态多样为其特征。肿瘤常有嗜血管性，多伴有血管破坏和坏死。该瘤之所以称为 NK/T 而不是 NK 细胞淋巴瘤，是因为虽然大多数患者似乎是 NK 细胞肿瘤（EBV +，CD56 +），但少数患者具有 EBV +，CD56 – 的细胞毒性 T 细胞表型。

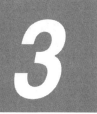

第三章
乳 腺 癌

第一节　诊断治疗基础

一、诊 断 基 础

乳腺癌的诊断包括症状、实验室检查、影像学检查和病理学诊断四个方面。

1. 症状诊断

（1）局部症状：可出现乳房肿块，皮肤凹陷（酒窝征），皮肤呈"橘皮样"改变，乳头扁平、回缩、凹陷，血性乳头溢液。

（2）区域淋巴结肿大：常为患侧腋窝淋巴结肿大、质硬、无痛、可被推动；以后数量增多，并融合成团，甚至与皮肤或深部组织粘连。

（3）全身症状：早期一般无全身症状，晚期可有转移表现，如：肺转移时出现胸痛、咳嗽、咯血、气急；骨转移时出现腰背痛、病理性骨折；肝转移时出现肝肿大、黄疸等。

（4）特殊乳腺癌表现

1）炎性乳癌：少见，一般发生于年轻女性，尤其在妊娠及哺乳期。表现为乳房增大、发展迅速，皮肤红肿热痛，似急性炎症表现；触诊整个乳房肿大发硬。转移早，预后极差。

2）乳头湿疹样癌（又称 Paget 病）：少见，恶性程度低，发展慢。表现为：乳头刺痒、灼痛，湿疹样变，以后出现乳头、乳晕粗糙糜烂、脱屑，如湿疹样，进而形成溃疡。病变发展则乳头内陷、破损。淋巴转移出现晚。

2. 实验室诊断：血 CEA、CA153 可升高。

3. 影像学诊断

（1）X 线钼靶摄影检查：是诊断乳腺癌的重要手段，检出率为 30% ~ 50%。特征表现为局限性致密浸润、毛刺及恶性钙化等。但是，年轻患者可出现假阴性；接近胸壁的小癌灶易于漏诊。

（2）超声显像检查：乳腺癌的超声影像可显示。①肿块形态及大小；②内部回声；③钙化灶；④局部血流显像；⑤腋淋巴结肿大时可探及。

（3）CT检查：可清楚地显示乳腺组织内的肿块及钙化影；对腋窝淋巴结肿大及胸壁肌肉受侵情况的显示亦较好。

（4）MRI检查：可用于分期评估以确定同侧乳腺肿瘤范围、是否存在多灶或多中心性肿瘤或在初诊时筛查对侧乳腺肿瘤。

（5）全身筛查检查：除了对原发肿瘤的检查外，还应在治疗前（尤其是准备手术的患者）对全身进行筛查，判断是否存在转移及转移的程度。筛查方法有超声、CT、MRI、ECT及PET/CT等方法。

4. 病理学诊断：针吸穿刺或活组织检查是诊断乳腺癌最准确的依据。乳腺癌的病理学诊断包括组织学类型、病理分级和在此基础上进行的激素受体及HER-2等检测。

（1）组织学类型

1）原位癌：非特殊型、小叶原位癌、导管原位癌、伴导管原位癌的Paget病。

2）浸润性癌：非特殊型、导管癌、炎性癌、髓样癌（非特殊型）、髓样癌伴淋巴细胞、粘液腺癌、乳头状癌（微乳头状癌为主型）、小管癌、小叶癌、伴浸润性癌的Paget病、未分化癌、鳞状细胞癌、腺样囊性癌、分泌性癌、筛状癌。

（2）组织病理学分级：所有浸润性乳腺癌（髓样癌除外）都应分级（G）。肿瘤的分级由形态学特点决定（包括腺管形成的程度、细胞核的多形性以及核分裂计数）。每项评分从1分（良好）至3分（差），然后将3类分数相加，评出3个等级：3~5分为1级，6~7分为2级，8~9分为3级。

GX：不能判断分化程度

G1：综合评分为低分数（预后好）

G2：综合评分为中度分数（预后中等）

G3：综合评分为高分数（预后差）

（3）激素受体及HER-2检测：乳腺癌相关激素受体包括雌激素受体（ER）、孕激素受体（PR），以及人类表皮生长因子受体2（HER-2）。

5. 危险程度分级：St. Gallen提出，根据肿瘤对内分泌治疗的反应性及其他指标，可将手术后乳腺癌分为低度危险、中度危险和高度危险。

（1）低度危险：腋淋巴结阴性，并同时具备以下所有特征：pT≤2cm、病理分级1级、未侵犯肿瘤周边血管、ER或PR阳性、HER-2阴性、年龄≥35岁。

（2）中度危险

1）腋淋巴结阴性，并至少具备以下特征中的一项：pT>2cm、病理分级为 2~3 级、有肿瘤周边血管侵犯、HER-2 阳性、年龄<35 岁。

2）淋巴结转移 1~3 个和 HER-2 阴性。

（3）高度危险：①腋淋巴结 1~3 个和 HER-2 阳性；②腋淋巴结>3 个。

6. 绝经判断标准　绝经通常是生理性的月经永久性终止。

绝经的定义可参考以下几条标准：双侧卵巢切除术后；年龄≥60 岁；年龄<60 岁，且在没有化学治疗和服用他莫昔芬、托瑞米芬和卵巢功能抑制治疗的情况下停经 1 年以上，同时血促卵泡生成激素（FSH）、雌二醇（E_2）水平符合绝经后的范围；而正在服用他莫昔芬、托瑞米芬，年龄<60 岁的停经患者，必须连续检测血 FSH 及 E_2 水平符合绝经后的范围。

7. 临床分期

原发肿瘤（T）：临床（cT）与病理（pT）采用的 T 分类标准相同。如果肿瘤的大小由体检得到的，可用 T1、T2 或 T3 来表示。如果是由其他测量方法，如乳腺 X 线摄片或病理学测量得到的，那么可用到 T1 的亚分类。测量应精确至毫米。对于略微超过 T 分类临界值者，如 1.1mm 或 2.01cm 可记录为 1mm 或 2.0cm。

T- 原发肿瘤

TX	原发肿瘤无法评估
T0	没有原发肿瘤证据
Tis	原位癌
Tis（DCIS）	导管原位癌
Tis（LCIS）	小叶原位癌
Tis（Paget's）	乳头 Paget's 病，乳腺实质内无浸润性癌和（或）原位癌（导管原位癌和（或）小叶原位癌）；与 Paget's 病相关的乳腺实质内的癌应根据实质内肿瘤的大小和特征进行分类，Paget's 病仍需要记录
T1	肿瘤最大直径≤20mm
T1mi	微小浸润性癌，最大直径≤1mm
T1a	肿瘤最大直径>1mm，但≤5mm
T1b	肿瘤最大直径>5mm，但≤10mm
T1c	肿瘤最大直径>10mm，但≤20mm
T2	肿瘤最大直径>20mm，但≤50mm
T3	肿瘤最大直径>50mm
T4	不论肿瘤大小，直接侵犯胸壁（a）和/或皮肤（b）（溃疡或皮肤结节）

3

T4a	侵犯胸壁（包括肋骨、肋间肌和前锯肌，不包括胸肌）
T4b	乳房皮肤水肿（包括橘皮样变）、溃疡或同侧乳房皮肤卫星结节，但不满足炎性乳腺癌诊断标准
T4c	T4a + T4b
T4d	炎性乳腺癌

N-区域淋巴结

临床

NX	区域淋巴结无法评估（例如此前已被切除）
N0	无区域淋巴结转移
N1	同侧Ⅰ、Ⅱ级腋窝淋巴结转移，可活动
N2	同侧Ⅰ、Ⅱ级腋窝淋巴结转移，固定或融合；或无Ⅰ、Ⅱ级同侧腋窝淋巴结转移的临床证据，但临床上发现*同侧内乳淋巴结转移
N2a	同侧Ⅰ、Ⅱ级腋窝淋巴结转移，相互融合或固定到其他结构
N2b	仅临床上发现*同侧腋窝淋巴结转移，而无同侧Ⅰ、Ⅱ级腋窝淋巴结转移的临床证据
N3	同侧锁骨下淋巴结（Ⅲ级腋窝淋巴结）转移，伴或不伴Ⅰ、Ⅱ级腋窝淋巴结转移；或临床上发现*同侧内乳淋巴结转移，并伴有Ⅰ、Ⅱ级腋窝淋巴结转移；或同侧锁骨上淋巴结转移，伴或不伴腋窝或内乳淋巴结转移
N3a	同侧锁骨下淋巴结转移
N3b	同侧内乳淋巴结及腋窝淋巴结转移
N3c	同侧锁骨上淋巴结转移

注：*临床上发现（clinically detected）是指通过影像学检查（不包括淋巴闪烁造影术）或临床检查而发现的高度疑似恶性肿瘤的特征，或者在针吸活检（fna）细胞学检查基础上推测有病理学宏转移。若通过针吸活检而非切除活检证实临床上发现的转移病灶，则需要添加后缀（f），如cN3a（f）；在缺乏"pT"时，淋巴结切除活检或前哨淋巴结活检的结果归入临床N，如cN1；确认淋巴结状态的方法需要加以注明，如临床检查、针吸活检、空芯针穿刺活检或前哨淋巴结活检；只有具有pT信息时，淋巴结切除活检或前哨淋巴结活检才可用于病理学分类（pN）。

病理（pN）*

pNX	区域淋巴结无法评估（淋巴结未被切除或此前已切除）
pN0	组织学检查无区域淋巴结转移

注：*区域淋巴结仅有孤立肿瘤细胞（ITC）转移的肿瘤分类为pN0；ITC足指最大直径≤0.2mm的微小肿瘤细胞团，或单个肿瘤细胞团，或淋巴结单张切片中分散肿瘤细胞总数

<200 个。ITCs 可被常规组织学或免疫组织化学法检测到，仅含有 ITCs 的淋巴结不计入用于 N 分类的阳性淋巴结总数中，但应包括在被检测的淋巴结总数中。

pN0（i－）	组织学检查无区域淋巴结转移，IHC 阴性
pN0（i＋）	区域淋巴结内的恶性细胞≤0.2mm（通过 HE 或 IHC 检测到，包括 ITC）
pN0（mol－）	组织学检查无区域淋巴结转移，分子生物学检查（RT-PCR）阴性
pN0（mol＋）	分子生物学检测阳性（RT-PCR）＊＊，但组织学或 ICH 检查无区域淋巴结转移
pN1	微小转移；或 1-3 个腋窝淋巴结转移；和（或）前哨淋巴结活检发现内乳淋巴结转移，但临床上未发现＊＊＊。
pN1mi	微小转移（>0.2mm 和（或）>200 个细胞，但≤2.0mm）
pN1a	有 1~3 个腋窝淋巴结转移，至少一处转移灶 >2.0mm
pN1b	前哨淋巴结活检发现内乳淋巴结微小转移或宏转移，但临床上未发现＊＊＊
pN1c	1~3 个腋窝淋巴结转移，并且前哨淋巴结活检发现内乳淋巴结微小转移或宏转移，但临床上未发现＊＊＊。
pN2	有 4~9 个腋窝淋巴结转移，或临床上发现＊＊＊＊内乳淋巴结转移，但无腋窝淋巴结转移
pN2a	有 4~9 个腋窝淋巴结转移（至少一个转移病灶 >2.0mm）
pN2b	临床上发现＊＊＊＊内乳淋巴结转移，但无腋窝淋巴结转移
pN3	≥10 个腋窝淋巴结转移，或锁骨下淋巴结（Ⅲ级腋窝淋巴结）转移；或临床上发现＊＊＊＊同侧内乳淋巴结转移，同时有 1 个或更多的Ⅰ、Ⅱ级腋窝淋巴结转移；或 >3 个腋窝淋巴结转移，同时前哨淋巴结活检发现内乳淋巴结微小转移或宏转移，但临床上未发现＊＊＊；或同侧锁骨上淋巴结转移
pN3a	≥10 个腋窝淋巴结转移（至少一处转移灶 >2.0mm），或锁骨下淋巴结（Ⅲ级腋窝淋巴结）转移
pN3b	临床上发现＊＊＊＊同侧内乳淋巴结转移，同时有 1 个或更多的Ⅰ、Ⅱ级腋窝淋巴结转移；或 >3 个腋窝淋巴结转移，同时前哨淋巴结活检发现内乳淋巴结微小转移或宏转移，但临床上未发现＊＊＊

pN3c　　　　　　　　同侧锁骨上淋巴结转移

注:*病理分类（pN）是基于腋窝淋巴结切除伴或不伴有前哨淋巴结活检的检查结果，若分类仅依据前哨淋巴结活检，而无进一步腋窝淋巴结切除的检查结果，应添加（sn）指代前哨淋巴结，如 pN0（sn）。

**RT-PCR：逆转录酶-聚合酶链反应。

***临床上未发现是指通过影像学检查（不包括淋巴闪烁造影术）或临床检查未发现肿瘤。

****临床上发现是指通过影像学检查（不包括淋巴闪烁造影术）或临床检查而发现的高度疑似恶性肿瘤的特征，或者在针吸活检细胞学检查基础上推测有病理学宏转移。

M- 远处转移

M0　　　　　　　　无远处转移的临床或影像学证据

cM0（i+）　　　　无远处转移的临床或影像学证据，但通过分子方法或镜检在循环血液、骨髓或其他非区域淋巴结组织中发现≤0.2mm 的肿瘤细胞，患者无转移的症状和体征。

M1　　　　　　　　通过传统的临床和影像学方法发现的远处转移，和（或）组织学证实 >0.2mm 的远处转移

解剖分期/预后组别

0 期	T_{is}	N0	M0*
ⅠA 期	T1**	N0	M0
ⅠB 期	T0	$N1_{mi}$	M0
	T1**	$N1_{mi}$	M0
ⅡA 期	T0	N1***	M0
	T1**	N1***	M0
	T2	N0	M0
ⅡB 期	T2	N1	M0
	T3	N0	M0
ⅢA 期	T0	N2	M0
	T1**	N2	M0
	T2	N2	M0
	T3	N1	M0

	T3	N2	M0
ⅢB 期	T4	N0	M0
	T4	N1	M0
	T4	N2	M0
ⅢC 期	任何 T	N3	M0
Ⅳ期	任何 T	任何 N	M1

3

注:* M0 包括 M0 (i+),不存在 pM0 的命名;M0 应该是临床的概念,如果手术后的影像学检查显示存在远处转移,分期可以改变,前提是检查在诊断后 4 个月内进行,患者无疾病进展且未接受新辅助治疗;

** T1 包括 T1mi;

*** 有淋巴结微小转移(N1mi)的 T0 和 T1 肿瘤不归入ⅡA 期,而归入ⅠB 期

8. 诊断流程 乳腺癌的诊断流程根据病理的不同分为原位癌(0 期)和浸润性癌(Ⅰ~Ⅳ期)两部分,原位癌及浸润性癌中的Ⅰ、Ⅱ期预后较好;Ⅲ期中,除 T3、N1、M0 的ⅢA 期以及ⅢB 期、ⅢC 期外均可称为局部晚期,预后相对较差;Ⅳ期为晚期,预后不良。

每部分有其特有的诊断方法和流程。

(1)原位癌(图 3-1)

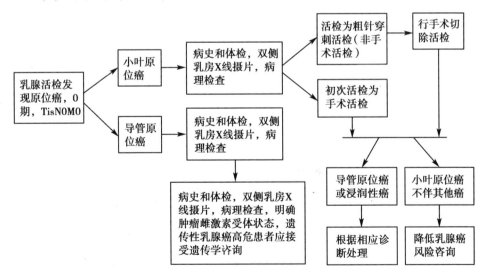

图 3-1 乳腺癌原位癌诊断流程

(2)浸润性癌(图 3-2)

3

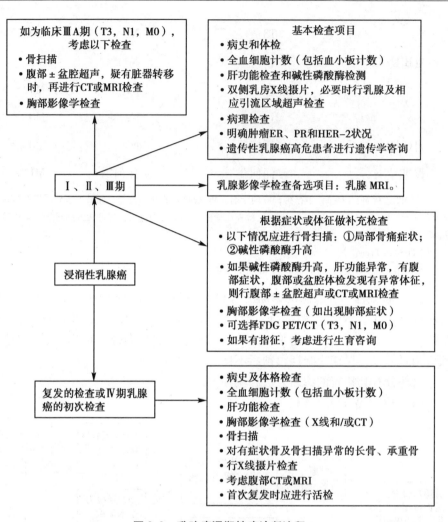

图 3-2   乳腺癌浸润性癌诊断流程

二、治 疗 基 础

1. 手术治疗   手术是乳腺癌的主要治疗手段之一，乳腺癌的手术治疗方式有多种，包括根治术、扩大根治术、改良根治术、小于全乳切除的术式（保乳手术）等，尤其是保乳手术，必须严格掌握其应用的原则。

2. 放射治疗

（1）术后放射治疗：部分乳腺癌手术后进行放射治疗，能够降低局部、区域性复发率。

1）保乳手术后原则上应进行。

2）肿瘤 >5cm 及 4 个以上腋淋巴结转移的根治术后患者。

3）1~3 个腋淋巴结转移者也可以进行术后放射治疗。

（2）术前放射治疗

1）原发灶较大，直接手术有困难者。

2）肿瘤生长迅速，短期内明显增长者。

3）原发灶有明显皮肤水肿或胸肌粘连者。

4）腋淋巴结较大或与皮肤及周围组织有明显粘连者。但是，术前放射治疗的不足有：增加手术并发症；影响术后正确分期及激素受体测定等。

（3）复发、转移灶的放射治疗：术后局部复发时，适当的局部放射治疗可以提高生存质量、延长生存期，照射应当尽量采用大野照射。乳腺癌发生远处转移时可以配合放射治疗以缓解症状，如骨转移患者可使疼痛减轻或消失，也可防止或延迟由胸、腰椎转移引起的截瘫的发生。

3. 化学疗法

（1）新辅助化学治疗：新辅助化学治疗是局部晚期（Ⅲ期）乳腺癌患者的常规疗法，能缩小瘤体、减少手术的范围及创伤，能使部分无法根治的肿瘤降期达到可以手术根治、减少手术中的微小转移。对乳腺癌所有有效的化学治疗药物和方案都可作为新辅助化学治疗方案用。新辅助化学治疗以 3~4 个周期为宜。

（2）辅助化学治疗：乳腺癌手术后除早期患者（PT1mi、PT1a 且激素受体阳性、HER-2 阴性）外，均应考虑应用辅助化学治疗，化学治疗方案可根据危险度进行选择。

1）淋巴结阴性的激素依赖性患者可以选择：AC/CE［多柔比星（表柔比星）/环磷酰胺］或 TC（多西他赛/环磷酰胺）。

2）淋巴结阴性的三阴性患者可以选择 FAC（FEC）或 AC→T。

3）HER-2 阳性患者可以选择 AC-TH（曲妥珠单抗）或 TCH。

4）HER-2 阴性、腋淋巴结阳性（St. Gallen 中高危）患者可以选择 AC→T（多西他赛 3 个周期）、FEC×3→T×3、TAC（多西他赛/多柔比星/环磷酰胺），或者剂量密集化学治疗密集 AC（多柔比星/环磷酰胺）→密集紫杉醇两个周期。

（3）复发转移乳腺癌化学治疗原则

1）辅助治疗仅用内分泌治疗而未用化学治疗的患者可以选择 CMF（CTX/MTX/5-FU）或 CAF（CTX/ADM/5-FU）或 AC（ADM/CTX）方案，临床上不常见。

2）辅助治疗未用过蒽环类和紫杉类化学治疗的患者，如 CMF 辅助治疗失败的患者，首选 AT 方案（蒽环类联合紫杉类）；部分辅助治疗用过蒽环类和（或）紫杉类化学治疗，但临床未判定耐药和治疗失败的患者也可使用 AT 方案。

3）蒽环类辅助治疗失败的患者，推荐的联合化学治疗方案为：XT（卡培他滨联合多西他赛）和 GT（吉西他滨联合紫杉醇）方案。

4）紫杉类治疗失败的患者，目前尚无标准方案推荐，可以考虑的药物有卡培他滨、长春瑞滨、吉西他滨和铂类，采取单药或联合化学治疗。

（4）乳腺癌常用化学治疗方案

1）常用的术后辅助化学治疗方案

[CMF]

环磷酰胺	500mg/m^2	iv	d1，8
氨甲蝶呤	50mg/m^2	iv	d1，8
5-FU	500mg/m^2	iv	d1，8

每 28 天重复，共 6 个周期

[AC]

多柔比星	60mg/m^2	iv	d1
环磷酰胺	600mg/m^2	iv	d1

每 21 天重复，共 4 个周期

[EC]

表柔比星	75mg/m^2	iv	d1
环磷酰胺	600mg/m^2	iv	d1

每 21 天重复，共 4~6 个周期

[CAF]

环磷酰胺	100mg/m^2	po	d1~14
5-FU	500mg/m^2	iv	d1，8
多柔比星	30mg/m^2	iv	d1，8

每 28 天重复，共 6 个周期

[FAC]

5-FU	500mg/m^2	iv	d1，8 或 d1，4
多柔比星	50mg/m^2	iv	d1
环磷酰胺	500mg/m^2	iv	d1

每 21 天重复，共 6 个周期

[FEC-1]

环磷酰胺	400mg/m^2	iv	d1，8
表柔比星	50mg/m^2	iv	d1，8
5-FU	500mg/m^2	iv	d1，8

每 28 天重复，共 6 个周期

[FEC-2]

环磷酰胺	$500mg/m^2$	iv	d1
表柔比星	$100mg/m^2$	iv	d1
5-FU	$500mg/m^2$	iv	d1

每 28 天重复，共 6 个周期

[AC→T]

多柔比星	$60mg/m^2$	iv	d1
环磷酰胺	$600mg/m^2$	iv	d1

每 21 天重复，连用 4 个周期
序贯

紫杉醇	$175mg/m^2$	iv	d1

每 21 天重复，连用 4 个周期

[FEC→T]

5-FU	$500mg/m^2$	iv	d1
表柔比星	$100mg/m^2$	iv	d1
环磷酰胺	$500mg/m^2$	iv	d1

每 21 天重复，连用 3 个周期
序贯

多西他赛	$75\sim100mg/m^2$	iv	d1

每 21 天重复，连用 3 个周期

[TAC]

多西他赛	$75mg/m^2$	iv	d1
多柔比星	$50mg/m^2$	iv	d1
环磷酰胺	$500mg/m^2$	iv	d1

每 21 天重复，共 6 个周期

[密集 AC→T]

多柔比星	$60mg/m^2$	iv	d1
环磷酰胺	$600mg/m^2$	iv	d1

每 14 天重复，连用 4 个周期
序贯

紫杉醇	$175mg/m^2$	iv3 小时	d1

每 14 天重复，连用 4 个周期

[密集 A→T→C 方案]

多柔比星	$60mg/m^2$	iv	d1

每 14 天重复，连用 4 个周期

3

序贯

紫杉醇	175mg/m²	iv3 小时	d1

每 14 天重复，连用 4 个周期

序贯

环磷酰胺	600mg/m²	iv	d1

每 14 天重复，连用 4 个周期

（所有周期均用 G-CSF 支持）

2）复发或转移性乳腺癌首选化学治疗方案

首选单药

①多柔比星	60~75mg/m²	iv	d1

每 21 天重复

②多柔比星	20mg/m²	iv	d1

每 7 天重复

③表柔比星	60~90mg/m²	iv	d1

每 21 天重复

④脂质体多柔比星	50mg/m²	iv	d1

每 28 天重复

⑤紫杉醇	175mg/m²	iv3 小时	d1

每 21 天重复

⑥紫杉醇	80mg/m²	iv1 小时	d1

每 7 天重复

⑦多西他赛	60~100mg/m²	iv	d1

每 21 天重复

⑧多西他赛	40mg/m²	iv	d1

每周 1 次，共 6 周，休息两周，再重复

⑨长春瑞滨	25mg/m²	iv	d1

每 7 天重复

⑩卡培他滨	1000~1250mg/m²	po，bid	d1~14

每 21 天重复

⑪吉西他滨	800~1200mg/m²	iv	d1，8，15

每 28 天重复

首选联合用药方案

[CAF]

环磷酰胺	100mg/m²	po	d1~14
5-FU	500mg/m²	iv	d1，8

多柔比星	$30mg/m^2$	iv	d1，8

每 28 天重复

[**FAC**]

5-FU	$500mg/m^2$	iv	d1，8 或 d1，4
多柔比星	$50mg/m^2$	iv	d1
环磷酰胺	$500mg/m^2$	iv	d1

每 21 天重复

[**AC**]

多柔比星	$60mg/m^2$	iv	d1
环磷酰胺	$600mg/m^2$	iv	d1

每 21 天重复

[**EC**]

表柔比星	$75mg/m^2$	iv	d1
环磷酰胺	$600mg/m^2$	iv	d1

每 21 天重复

[**CMF**]

环磷酰胺	$100mg/m^2$	po	d1～14
氨甲蝶呤	$40mg/m^2$	iv	d1，8
5-FU	$600mg/m^2$	iv	d1，8

每 28 天重复

[**FEC**]

环磷酰胺	$400mg/m^2$	iv	d1，8
表柔比星	$50mg/m^2$	iv	d1，8
5-FU	$500mg/m^2$	iv	d1，8

每 28 天重复

[**AT**]

多柔比星	$50mg/m^2$	iv	d1
或表柔比星	$75mg/m^2$	iv	d1
紫杉醇	$175mg/m^2$	iv	d1
或多西他赛	$75mg/m^2$	iv	d1

每 21 天重复

[**XT**]

多西他赛	$75mg/m^2$	iv	d1
卡培他滨	$950mg/m^2$	po bid	d1～14

每 21 天重复

[GT]

| 紫杉醇 | 175mg/m² | iv 3 小时 | d1 |
| 吉西他滨 | 1250mg/m² | iv | d1，8 |

每21天重复

4. 内分泌治疗　激素受体［ER和（或）PR］阳性的乳腺癌患者，可选择内分泌治疗以阻断雌激素对肿瘤细胞生长的促进作用，从而达到抗肿瘤的目的。目前常用的内分泌治疗包括去势治疗（手术、放射治疗或药物）、抗雌激素治疗、芳香化酶抑制剂、孕激素等。

（1）内分泌治疗常用药物

1）抗雌激素药物

| 他莫昔芬 | 10mg/20mg | po，bid/qd |
| 托瑞米芬 | 60mg | po，qd |

2）芳香化酶抑制剂

来曲唑	2.5mg	po，qd
阿那曲唑	1mg	po，qd
依西美坦	25mg	po，qd

3）孕激素

甲羟孕酮	500mg	po，bid
	1000mg	po，qd
甲地孕酮	160mg	po，qd

4）LH-RHa

| 戈舍瑞林（诺雷德） | 3.6mg | sc，每月 |
| 醋酸亮丙瑞林（抑那通） | 3.75mg | sc，每月 |

（2）辅助内分泌治疗的应用流程（图3-3）

（3）复发转移内分泌治疗的选择原则

1）尽量不重复使用辅助治疗或一线治疗用过的药物。

2）他莫昔芬辅助治疗失败的绝经后患者首选芳香化酶抑制剂；绝经前患者可采取卵巢手术切除或其他有效的卵巢功能抑制治疗，联合芳香化酶抑制剂。

3）芳香化酶抑制剂治疗失败可选孕激素（醋酸甲地孕酮/甲羟孕酮）或氟维司群。

4）非甾体类芳香化酶抑制剂（阿那曲唑或来曲唑）治疗失败可选甾体类芳香化酶灭活剂（依西美坦）、孕激素（醋酸甲地孕酮/甲羟孕酮）或氟维司群。

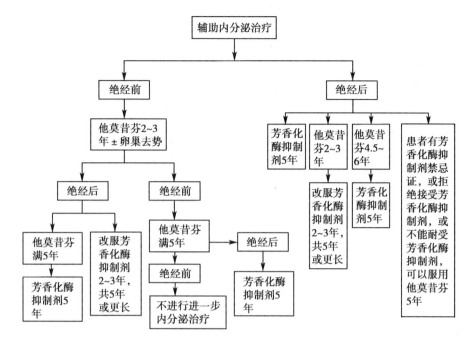

图 3-3 辅助内分泌治疗的应用流程

5）既往未用抗雌激素治疗者，仍可试用他莫昔芬或托瑞米芬。

5. 分子靶向治疗

（1）曲妥珠单抗：曲妥珠单抗（Trastuzumab）是针对 HER-2 的单克隆抗体，是乳腺癌治疗领域的第一个分子靶向药物。曲妥珠单抗单药治疗复发转移乳癌的有效率为 15%～30%，与化学治疗联合可以提高疗效。HER-2 阳性的复发转移乳癌原则上一线治疗选择曲妥珠单抗联合化学治疗，如 HT（曲妥珠单抗联合紫杉类）、HX（曲妥珠单抗联合卡培他滨）、HN（曲妥珠单抗联合长春瑞滨），治疗失败后可以选择拉帕替尼联合化学治疗。

曲妥珠单抗在早期乳腺癌术后辅助治疗领域也取得了很好疗效，在常规化学治疗基础上，曲妥珠单抗能使早期乳癌复发风险进一步下降 39%～52%，因此美国 NCCN 和中国 cNCCN 指南都将曲妥珠单抗列入 HER-2 阳性乳腺癌辅助治疗的推荐，治疗选择可以是化学治疗后使用曲妥珠单抗 1 年，AC-TH 或 TCH。

（2）帕妥珠单抗：帕妥珠单抗（Perjeta）是第一个被称作 HER 二聚化抑制剂的人源化单克隆抗体，通过结合 HER2，阻滞 HER2 与其他 HER 受体（包括 EGFR、HER3 和 HER4）的杂二聚，从而减缓了肿瘤的生长。与曲妥珠单抗一样，帕妥珠单抗也是种靶向 HER2 受体的个性化药物，但由于二者的靶点不同，可补充曲妥珠单抗的 HER2 抑制作用。用于治疗

HER2 阳性的晚期（转移性）乳腺癌。帕妥珠单抗与曲妥珠单抗和化学治疗药联合应用。

帕妥珠单抗旨在用于既往未接受过抗 HER2 疗法或化学治疗的转移性乳腺癌患者。对于曲妥珠单抗治疗后病情恶化的 HER2 阳性的乳腺癌患者来说，帕妥珠单抗和曲妥珠单抗及化学治疗的联合疗法使患者的无进展生存期（PFS）比曲妥珠单抗结合化学治疗的单独疗法延长 6 个月。

（3）拉帕替尼：拉帕替尼是一种口服的小分子表皮生长因子酪氨酸激酶抑制剂，能有效抑制人类表皮生长因子受体-1（ErbB1）和人类表皮生长因子受体-2（ErbB2）酪氨酸激酶活性。美国 NCCN 指南主要用于联合卡培他滨治疗 HER2 过度表达的，既往接受过包括蒽环类、紫杉醇、曲妥珠单抗治疗的晚期或转移性乳腺癌。

（4）与化学治疗药联合应用

1）含曲妥珠单抗的术后辅助化学治疗方案

[AC→TH]

| 多柔比星 | $60mg/m^2$ | iv | d1 |
| 环磷酰胺 | $600mg/m^2$ | iv | d1 |

每 21 天重复，连用 4 个周期

序贯

| 紫杉醇 | $175mg/m^2$ | iv 3 小时 | d1 |

每 21 天重复，连用 4 个周期

[曲妥珠单抗用法]

每周方案：4mg/kg，iv，d1，于第一次使用紫杉醇时用，随后 2mg/kg，iv，每周 1 次。共 1 年。

三周方案：6mg/kg，iv，d1，每 3 周 1 次，在完成紫杉醇之后应用。共一年。

基线时、3 个月、6 个月和 9 个月时监测心功能。

2）复发或转移乳腺癌的含曲妥珠单抗的化学治疗方案

[PCH]

| 卡铂 | $300mg/m^2$ | iv | d1 |
| 紫杉醇 | $175mg/m^2$ | iv 3 小时 | d1 |

每 21 天重复

[TCH]

| 紫杉醇 | $80mg/m^2$ | iv 1 小时 | d1, 8, 15 |
| 卡铂 | $100mg/m^2$ | iv | d1, 8, 15 |

每 28 天重复

[曲妥珠单抗用法]

每周方案：4mg/kg，iv 90 分钟，d1，随后 2mg/kg，iv30 分钟，每周 1 次。

三周方案：8mg/kg，iv 90 分钟，d1，随后 6mg/kg，iv 90 分钟，每 3 周 1 次。

基线时 3 个月、6 个月和 9 个月时监测心功能。

3）帕妥珠单抗的术后辅助化学治疗方案

[TCH + 帕妥珠单抗]

曲妥珠单抗	8mg/kg	iv	d1
随后	6mg/kg	iv	
帕妥珠单抗	840mg	iv	d1
随后	420mg	iv	
多西他赛	75mg/m^2	iv	d1
卡铂	AUC = 6	iv	d1

每 21 天重复，连用 6 个周期

随后

曲妥珠单抗	6mg/kg	iv

每 21 天 1 次，共 1 年；基线时 3 个月、6 个月和 9 个月时监测心功能。

4）使用过曲妥珠单抗的 HER-2 阳性的化学治疗方案

[卡培他滨 + 拉帕替尼]

卡培他滨	1000mg/m^2	po，bid	d1 ~ 14
拉帕替尼	1250mg	po，qd	d1 ~ 21

每 21 天为 1 个周期

[曲妥珠单抗 + 拉帕替尼]

拉帕替尼	1000mg	po，qd		
曲妥珠单抗	4mg/kg	iv	90 分钟	d1
随后	2mg/kg	iv	30 分钟，每周 1 次	
或				
曲妥珠单抗	8mg/kg	iv	90 分钟	d1
随后	6mg/kg	iv	90 分钟，每 3 周 1 次	

6. 治疗流程 从治疗角度看，乳腺癌可分为非浸润性癌和浸润性癌两大部分。非浸润性癌，包括小叶原位癌（LCIS）和导管原位癌（DCIS）（0 期）。浸润性癌，包括可手术的局部浸润性癌，伴或不伴相应的非浸润性癌（临床Ⅰ期、Ⅱ期和 T3、N1、M0 的ⅢA 期肿瘤）；无法手术的局部浸润性癌，伴或不伴相应的非浸润性癌（临床ⅢB 期、ⅢC 期和除 T3、N1、M0 以外的ⅢA 期肿瘤）；转移或复发性乳腺癌（Ⅳ期）。以下是各部分的治疗流程。

（1）原位癌临床治疗流程（图 3-4）

3

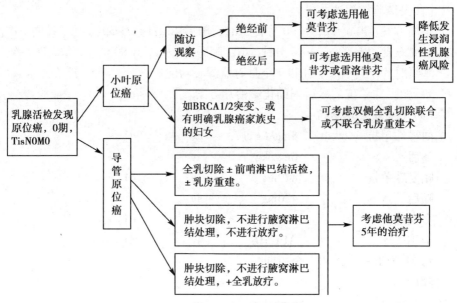

图 3-4   乳腺癌原位癌临床治疗流程

（2）浸润性乳腺癌临床治疗流程

1）Ⅰ、Ⅱ或ⅢA（仅 T3、N1、M0）期的治疗流程（图 3-5）

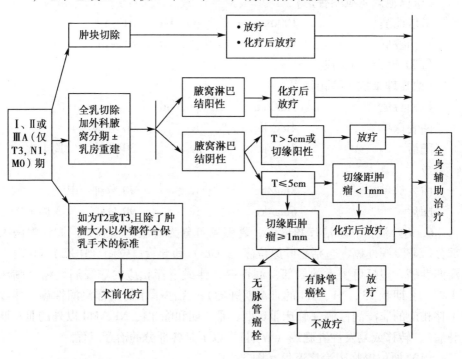

图 3-5   浸润性乳腺癌［Ⅰ、Ⅱ或ⅢA（仅 T3 N1 M0）期］临床治疗流程

2) Ⅰ、Ⅱ或ⅢA（仅 T3、N1、M0）期的全身辅助治疗流程（图3-6）

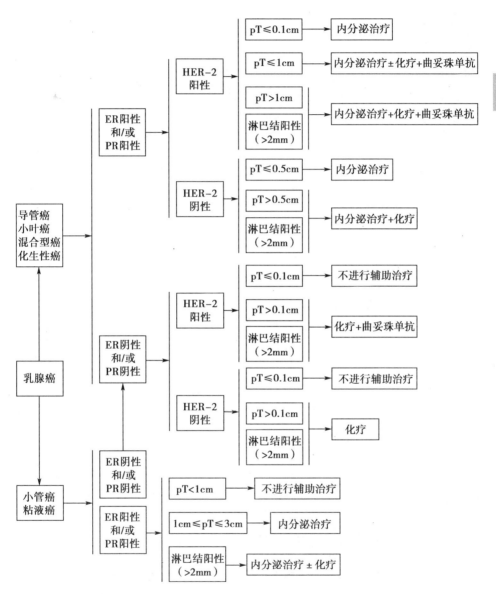

3

图3-6 浸润性乳腺癌 [Ⅰ、Ⅱ或ⅢA（仅 T3、N1、M0）期] 全身辅助治疗流程

3) Ⅱ或ⅢA（仅 T3、N1、M0）期术前化学治疗流程（图3-7）

3

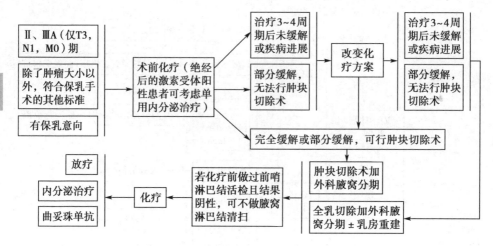

图 3-7　浸润性乳腺癌 Ⅱ 或 ⅢA（仅 T3N1M0）期术前化疗流程

4）Ⅲ期（除 T3、N1、M0）的治疗流程（图 3-8）

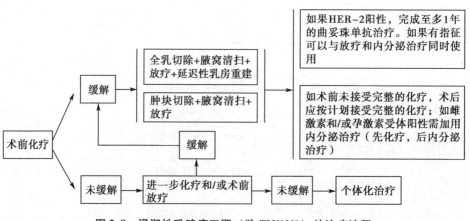

图 3-8　浸润性乳腺癌 Ⅲ 期（除 T3N1M0）的治疗流程

5）复发或 Ⅳ 期乳腺癌的治疗流程（图 3-9）

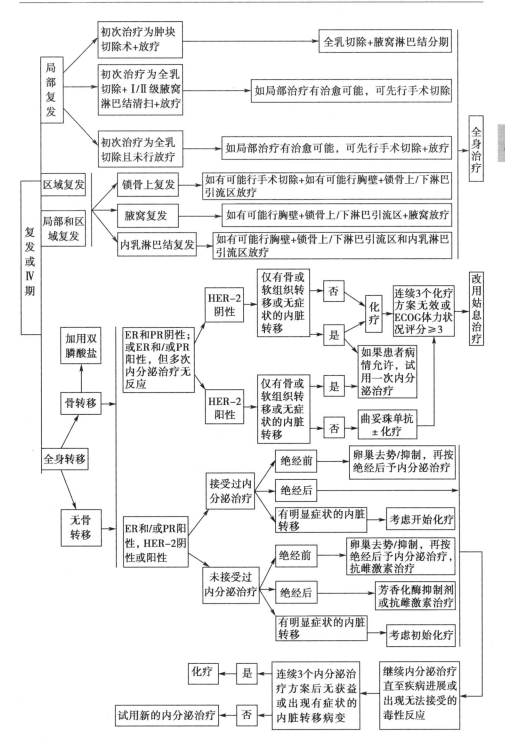

3

图 3-9 浸润性乳腺癌复发或Ⅳ期的治疗流程

第二节　病例诊治演习

一、病例介绍

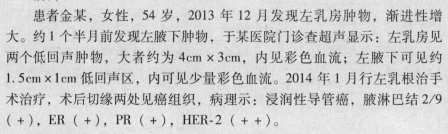

病例1

患者金某，女性，54岁，2013年12月发现左乳房肿物，渐进性增大。约1个半月前发现左腋下肿物，于某医院门诊查超声显示：左乳房见两个低回声肿物，大者约为4cm×3cm，内见彩色血流；左腋下可见约1.5cm×1cm低回声区，内可见少量彩色血流。2014年1月行左乳根治手术治疗，术后切缘两处见癌组织，病理示：浸润性导管癌，腋淋巴结2/9（+），ER（+），PR（+），HER-2（++）。

病例2

患者李某，女性，59岁，2008年8月发现左乳腺肿物，渐进性增大，局部皮肤破溃，后行细针穿刺肿块查病理示：浸润性导管癌，ER（+）。

病例3

患者王某，女性，74岁，2012年5月发现左乳房肿物，约5cm×4cm，未治疗，拒绝放化疗治疗，后住院行穿刺病理免疫组织化学技术提示：ER（+），PR（+）。

二、相关问题讨论

病例1、2、3患者发现乳腺肿物一段时间后，才到医院进行系统诊查，到医院时已经属于晚期。

问题1： 如何能做到早期发现乳腺癌？

问题2： 乳腺癌筛查方法有哪些？

推荐答案：

1. 通过病史与查体，参照《NCCN乳腺癌筛查指南》，通过相关的筛查进行。

解说：

《NCCN 乳腺癌筛查指南》强调家族史、病史和临床查体的方法，要求分别进行立位和仰卧位的视诊与触诊，以发现乳房细微的形状或轮廓改变，触诊应包括整个乳房和区域淋巴结。《NCCN 乳腺癌筛查指南》依然坚持推荐乳房自检，指出对 266064 名妇女进行的随机临床研究证实乳房自检不会降低乳腺癌病死率，但可能有助于发现常规筛查的乳腺癌。中国人口众多，尚不具备每年对适龄妇女进行钼靶或超声检查的条件，临床工作中乳腺癌患者就诊原因仍为自己触及肿块。

推荐答案：

2. 乳腺癌筛查方法包括：乳腺 X 线检查、彩色超声检查、MRI 检查、穿刺与活检。

解说：

1. 乳腺 X 线检查　乳腺 X 线检查有钼靶摄片和干板摄片两种，均适用于观察软组织的结构。恶性肿瘤的图像呈形态不规则、分叶和毛刺状的阴影，其密度较一般腺体的密度为高，肿块周围常有透明晕，肿块的大小常较临床触及的为小。30% 的恶性病灶表现为成堆的细砂粒样的小钙化点。此外，位于乳晕下的肿块引起乳头内陷在 X 线片上可表现为漏斗征。X 线片的表现有导管阴影增粗增多，血管影增粗、皮肤增厚等。X 线检查也可用作乳腺癌高发人群的普查，能发现早期病灶。

《NCCN 乳腺癌筛查与诊断临床实践指南》推荐年龄≥40 岁的妇女每年进行乳腺 X 线摄像，其乳腺癌诊断总灵敏度为 75%。妇女接受乳腺癌筛查的年龄上限依然没有确定。对于 20～40 岁的妇女，如无危险因素、无症状且体格检查为阴性，建议 1～3 年进行 1 次体格检查和强调乳房知晓，不建议进行乳腺 X 线检查。

《NCCN 乳腺癌筛查与诊断临床实践指南》建议：对于 40～49 岁妇女进行乳腺 X 线检查时医师应权衡利弊，并向其讲明 X 线检查可能给乳腺带来的影响；建议 50 岁以上妇女每 2 年进行 1 次乳房 X 线检查；对于 30～39 岁女性，至少需要 1000 例女性接受周期性乳腺 X 线筛查才能避免 1 例乳腺癌死亡。

对于临床及 B 超检查阴性、乳腺 X 线呈现的细小钙化的患者，可采取乳腺钼靶摄片立体穿刺钢丝标记定位活检术，提高乳腺癌的检出率。

2. 彩色超声检查　对临床触诊明显的 1.0cm 以上肿块，超声检查可以清楚的显示肿块的轮廓、形态、大小及位置、单发或多发，通过超声图像分析，大多数可见到肿块内的钙化斑点和斑块，约 90% 以上可以分析出肿瘤的良、恶性。

对临床触诊不清楚的小肿块，选用高频探头扫查可发现 0.3 ~ 0.5cm 的微小肿块，有利于早期乳腺癌的筛选和发现；对乳头溢液、溢血而触不到明显肿块的患者，超声扫查可发现扩张的乳管以及乳管内隐藏的小病灶。此外，还可协助临床行肿瘤定位手术切除。对 X 线钼靶照相技术有困难或照不到的部位，如乳腺边缘、内乳区、位置深在靠近胸壁的小肿瘤、发育不良的小乳腺，以及怀疑有腋下转移灶的患者，超声可不受这些因素干扰，清楚显示肿块的大小和形状。

多项研究证据显示，对于高危女性或乳腺组织较致密者可采用超声显像检查作为钼靶检查的辅助手段，但《NCCN 乳腺癌筛查与诊断临床实践指南》仍未将超声列为乳腺癌筛查方法，即使是对模型评估的高危人群或有家族史或有非典型增生或小叶原位癌的妇女，推荐或考虑进行乳腺 MRI 扫描，也没有考虑进行超声检查（表 3-1）。

表 3-1　《NCCN 乳腺癌筛查与诊断临床实践指南》
中关于超声应用的建议

推荐应用	考虑应用	随访应用
年龄 < 30 岁，乳腺肿块、腺体非对称性增厚或结节感，超声可作为首选	出现与乳腺严重疾病相关的皮肤改变（年龄不限）	初始超声检查发现乳腺实性肿块，直径 < 2cm，临床查体低度可疑
年龄 ≥ 30 岁，乳腺肿块且 X 线检查 BI-RADS 1 ~ 3 级	不伴肿块的乳头自发溢液	肿块经空心针穿刺病理诊断为良性，影像诊断病理诊断结论一致
年龄 ≥ 30 岁，腺体非对称性增厚或结节感，超声可以作为 X 线检查的辅助方法	乳房 X 线检查 BI-RADS 0 级的女性	每 6 ~ 12 个月进行超声检查 1 次，持续 1 ~ 2 年

* BI-RADS：乳腺影像报告数据系统（附录1）

3. MRI 检查目前研究结果尚不支持将乳腺 MRI 作为乳腺癌普通风险妇女的筛查方法。与乳房 X 线摄片相比，MRI 对乳腺癌诊断的灵敏度高、特异度低，导致部分假阳性结果，并且不易发现微小钙化灶。在随机临床实验中也未发现利用 MRI 进行筛查能够延长患者的生存期，因此《NCCN 乳腺癌筛查与诊断临床实践指南》不考虑在普通人群中利用 MRI 进行筛查，将 MRI 作为钼靶筛查的补充，其应用标准见表 3-2。

表 3-2　《NCCN 乳腺癌筛查与诊断临床实践指南》
中关于 MRI 应用的建议

应用范围	人员或设备要求
发生 BRCA1/2 突变	乳腺专用线圈
本人未接受基因检查，但一级亲属中存在 BRCA1/2 突变；Gail 模型评分终生乳腺癌风险在 20%～25.5% 或以上者	经验丰富的 MRI 放射治疗专家
10～30 岁期间接受过胸部放射治疗，如 Hodgkin 病；本人或一级亲属 TP53 或 PTEN 基因突变	能够在 MRI 引导下对 MRI 发现的病灶进行针吸活检或放置定位导丝

　　* Gail 模型是通过乳腺癌病史、年龄、初潮年龄、初次生育年龄、乳腺癌家族史、乳腺活检史、种族等因素判断女性 5 年内和终生发生乳腺癌的概率。Gail 模型针对年龄、活检次数和家族史权重较大，人群发病率预测准确。

　　由于 Gail 模型评分针对年龄、活检次数和家族史权重较大，而中国进行乳腺活检的人数较少，且中国人在乳腺结构、性激素水平、饮食和生活环境等诸多方面与其存在着差异。因此，Gail 模型并不完全适合中国乳腺癌高危人群的筛选。针对此种情况，我国自行设计了影像学检查诊断报告系统，目前已经更新至 2009 版，用于对我国乳腺癌的筛查和监测。

　　4. 穿刺与活检细针穿刺活检因创伤较小和价格低廉仍继续推荐应用，但其诊断需要有经验的病理学专家、考虑非典型增生或恶性病变时仍需进行粗针穿刺等缺点仍未能解决。粗针穿刺活检有取得足够组织量、在 X 线或超声引导下可将标志导丝放置在病灶区域等优点。除少数情况外，多数乳腺开放手术前均建议进行粗针穿刺活检。对临床不能触及的肿物进行活检前，放射科医师会在可疑病灶区域放置标记物或导丝。

　　在进行粗针穿刺后，以下情况推荐进行开放活检：经粗针穿刺仍未明确诊断的病灶；非典型增生和小叶原位癌；穿刺组织病理诊断为良性，但影像学诊断不支持；分泌黏液的病灶、潜在分叶状肿瘤、乳头状病变、放射状瘢痕以及其他病理学专家认为需要进一步取材的病理类型病变。

　　病例 1 根据乳腺癌 TNM 分期属于ⅢA 期。回顾本患者治疗经过，术前如果进行新辅助治疗，可能结果更好。

问题3：如何选择新辅助治疗？

推荐答案：

3. 乳腺癌新辅助治疗包括化学治疗和内分泌治疗两种，根据患者的体力状态、分期及受体情况进行选择。

3

解说：

1. 新辅助化学治疗亦称术前辅助化学治疗，是对局限性肿瘤在根治性手术或放射治疗前，先作联合化学治疗，以期肿瘤缩小，减少局部治疗带来的损伤，并对可能已转移的其他微小癌灶予以肃清或控制，改善预后。特别是对化学治疗敏感的肿瘤，可使肿块缩小，为放射治疗或手术治疗提供可行的条件，解除肿块对周围重要脏器的压迫，提高疗效。

对于肿瘤较大的临床ⅡA、ⅡB和ⅢA期（仅T3N1M0）肿瘤患者，如果除了肿瘤大小外，其他条件均符合保乳手术标准，且患者希望进行保乳手术，应考虑给予术前化学治疗。现有的术前化学治疗临床试验中，化学治疗前活检仅限于空芯针活检或FNA（细针抽吸）细胞学检查。因此，对于计划接受术前化学治疗的患者，应当对肿瘤进行空芯针活检并对后续外科治疗的瘤床位置进行定位。对腋淋巴结临床阴性的患者，可考虑行前哨淋巴结活检。对临床发现的可疑腋淋巴结，专家组推荐对其进行空芯针活检或FNA检查，如果FNA或空芯针活检结果阴性可考虑行前哨淋巴结活检。除非证实为浸润性乳腺癌，否则不应进行术前化学治疗。

如果术前完成了全疗程的标准化学治疗，术后辅助化学治疗没有价值。如果在数周期的术前化学治疗后肿瘤没有缓解、缓解程度很低或病情在任何时间发生进展，应考虑更换化学治疗方案，再进行局部治疗，一般为全乳切除术加腋淋巴结清扫，联合或不联合乳房重建。

2. 新辅助内分泌治疗（neoadjuvant endocrine therapy，NAET）指对乳腺癌患者在应用局部治疗前进行的全身性内分泌治疗。NAET和新辅助化学治疗相似，能够使对内分泌治疗敏感的乳腺癌达到原发病灶和区域淋巴结降期的目的，从而提高乳腺癌的局部控制率，为可能需要行乳房切除术的患者提供保留乳房的机会并能使一些不能手术治疗的局部晚期乳腺癌转化为可行手术治疗的肿瘤。

一些随机临床试验评价了新辅助内分泌治疗用于ER阳性的绝经后乳腺癌患者的临床价值。这些研究基本上都比较了他莫昔芬、阿那曲唑、阿那曲唑加他莫昔芬、或来曲唑这几种治疗的客观缓解率及保乳手术率。这些结果均证实，同他莫昔芬相比，单用阿那曲唑或来曲唑可取得更高的保乳手术率，客观缓解率通常也更高。

根据这些临床试验，如果需要对激素受体阳性的绝经后乳腺癌患者进行术前新辅助内分泌治疗，那么芳香化酶抑制剂是首选的治疗药物。

病例 1 分期较晚，属高度危险因素。

3

问题 4：如何判断乳腺癌术后危险因素？

推荐答案：

4. 最有力的预后因素是患者的年龄、合并疾病、肿瘤大小、肿瘤分级、腋淋巴结受累数量，还包括激素受体状态和 HER-2 状态。提示预后不良的因素包括：乳房内脉管癌栓、细胞核分级高、组织学分级高、HER-2 阳性或 ER 阴性。

解说：

回顾性研究证明，对于 HER-2 阳性的乳腺癌患者，含蒽环类辅助治疗的疗效优于非蒽环类辅助化学治疗方案，并且在 HER-2 阳性乳腺癌的治疗中，多柔比星的剂量可能很重要。数项回顾性研究评估了化学治疗受益与雌激素受体状态之间的相互关系。这些研究评估了化学治疗对接受内分泌辅助治疗的 ER 阳性患者相对于未接受内分泌辅助治疗的 ER 阴性患者在乳腺癌复发风险方面的作用。这些分析表明，ER 阴性患者可从化学治疗中获益更多。

本例患者虽然 ER、PR 受体阳性，但存在淋巴结转移、HER-2 阳性且手术切缘阳性，属高度危险因素，因此远期预后较差。

病例 1 由于属于术后高危患者，化学治疗方案选择 3 个 CEF 序贯多西他赛化学治疗 2 个周期。

问题 5：关于辅助化学治疗，还有哪些方案可以选择？
问题 6：辅助化学治疗周期数为几个？
问题 7：蒽环类药物的累及应用最大剂量是多少？

推荐答案：

5. 除患者选择的方案外，还有其他紫杉类、蒽环类药物和环磷酰胺等其他化学治疗药物的不同组合。

6. 辅助化学治疗一般为 6 个周期。

7. 多柔比星 550mg/m^2，表柔比星 1100mg/m^2。

解说：

乳腺癌首选的化学治疗方案包括：多西他赛、多柔比星和环磷酰胺方案（TAC）、多柔比星和环磷酰胺方案（AC）、剂量密集的 AC 序贯紫杉醇方案、AC 序贯每周紫杉醇方案以及多西他赛联合环磷酰胺方案（TC）。指南列出的其他方案包括：氟尿嘧啶、多柔比星和环磷酰胺方案（FAC/CAF）或环磷酰胺、表柔比星和氟尿嘧啶方案（FEC/CEF），表柔比星和环磷酰胺方案（EC），环磷酰胺、氨甲蝶呤和氟尿嘧啶方案（CMF），AC 序贯每 3 周的多西他赛方案，多柔比星、紫杉醇、环磷酰胺单药序贯治疗各 4 个周期，均为每两周给药 1 次（剂量密集的 A→T→C）；FEC 序贯多西他赛方案以及 FEC 序贯每周紫杉醇方案。

术后辅助化学治疗常为 6 个周期，蒽环类药物的累及应用最大剂量为：多柔比星 550mg/m^2，表柔比星 1100mg/m^2。

本例患者虽然 ER、PR 受体阳性，但存在淋巴结转移、HER-2 阳性且手术切缘阳性，因此远期预后较差，故需要行积极化学治疗治疗。本患者入院后在我科行 3 个周期的 CEF，2 个周期多西他赛化学治疗治疗（由于不良反应较大未完成第 3 周期多西他赛化学治疗），后建议患者行放射治疗。

病例 2、3 TNM 分期为 ⅢB 期，皮肤已有浸润，属局部晚期乳腺癌，因此未选择手术治疗。

问题 8：对于因局部晚期失去手术机会或复发转移性乳腺癌，化学治疗方案如何选择？

推荐答案：

8. 对已经应用过辅助化学治疗的患者，应根据患者已经应用的化学治疗药物情况进行选择；对未应用过化学治疗的患者，可根据不同化学治疗药物的特点选择单药或联合用药方案。

解说：

药物选用原则：辅助治疗仅用于内分泌治疗而未行化学治疗的患者，可以选择 CMF 或 CAF 方案；辅助治疗未用过蒽环类和紫杉类化学治疗的患者首选

AT 方案（蒽环类联合紫杉类），如 CMF 辅助治疗失败的患者；部分辅助治疗用过蒽环类和（或）紫杉类化学治疗，但临床未判定耐药和治疗失败的患者也可使用 AT 方案；蒽环类辅助治疗失败的患者，推荐的联合化学治疗方案为：XT（卡培他滨联合多西他赛）和 GT（吉西他滨联合紫杉醇）方案；紫杉类治疗失败的患者，目前尚无标准方案推荐。可以考虑的药物有卡培他滨、长春瑞滨、吉西他滨和铂类，采取单药或联合化学治疗。

首选单药：蒽环类：多柔比星、表柔比星、脂质体多柔比星；紫杉类：紫杉醇、多西他赛、白蛋白结合紫杉醇；抗代谢类：卡培他滨、吉西他滨；其他微管抑制药：长春瑞滨；其他药物：环磷酰胺、米托蒽醌、顺铂、依托泊苷、长春碱、氟尿嘧啶持续静滴。

首选联合用药方案：CMF、CAF/FAC、CEF/FEC、AC、EC、AT、GT、XT。

病例 2 患者 CEF 应用 3 周期后 1 年，患者再次选择化学治疗，由于患者初次 CEF 化学治疗有效后已经超过 6 个月，故再次选择应用原方案化学治疗。CEF 应用进展后，先后应用多西他赛单药 2 个周期、长春瑞滨 3 个周期。长春瑞滨后可再选择吉西他滨，但患者此时已经无法耐受化学治疗。

病例 1 在我科化学治疗后，至其他医院行放射治疗。

问题 9：放射治疗在乳腺癌治疗中的适应证有哪些？

推荐答案：

9. 乳腺癌的放射治疗，根据肿瘤大小、淋巴结转移数量及手术情况进行选择，放射治疗的部位包括病灶及淋巴结。

解说：

1. 对于淋巴结阳性患者，目前的指南建议对 4 个及 4 个以上淋巴结阳性的患者进行全乳切除术后放射治疗，对 1~3 个淋巴结阳性患者也建议积极考虑全乳切除术后放射治疗。

有 4 个或 4 个以上淋巴结受累的乳腺癌患者局部复发风险会明显升高。在这种情况下，预防性胸壁放射治疗可显著降低局部复发的风险。推荐在全乳切除术后和化学治疗后进行胸壁和区域淋巴结放射治疗。对于 1~3 个腋淋巴结受累且肿瘤大于 5cm 或全乳切除后病理切缘阳性的乳腺癌妇女，应当接受胸壁和锁骨上区域放射治疗。专家组还推荐考虑对腋淋巴结阳性患者进行同侧内乳淋巴结区域放射治疗。

全乳切除术后的放射治疗计划应以 CT 为基础以确保减少心、肺的照射剂量。推荐的照射方案为对同侧胸壁、全乳切除瘢痕处及引流部位进行总量 50Gy、每次 1.8 ~ 2.0Gy 的照射。可对全乳切除瘢痕处增加推量照射（如每次 2Gy，照射 5 次，通常用电子束照射）。局部淋巴结的放射剂量是 50Gy，每次 1.8 ~ 2.0Gy。

2. 淋巴结阴性肿瘤中与局部复发率增高有关的预测因素包括：原发肿瘤 >5cm、切缘距病灶很近（<1mm）或切缘病理阳性。对这些患者推荐胸壁放射治疗。应当考虑对同侧锁骨上区和同侧内乳区进行放射治疗，特别是对未接受腋窝充分评估或有广泛淋巴血管侵犯的患者。对切缘阴性、肿瘤≤5cm 以及腋淋巴结阴性的患者，在乳房全切术后不推荐放射治疗。专家组推荐应根据术前化学治疗前的肿瘤特征为接受过术前化学治疗的患者制订放射治疗计划，无论新辅助化学治疗的疗效如何。

　　病例 1、2、3 激素受体均为阳性，均选择了内分泌治疗。病例 3 应用他莫昔芬口服后，乳腺病灶破溃已经好转，肿瘤明显缩小，评价疗效属于 PR（部分缓解）。

问题 10：在乳腺癌治疗中如何根据受体情况应用内分泌治疗？
问题 11：在疾病发展过程中激素受体是否会发生变化？

推荐答案：
10. 一般情况下，受体阳性患者，都需要应用内分泌治疗；但在极少数特殊情况下，可以不选择内分泌治疗。

解说：
乳腺癌激素受体有 ER、PR，NCCN 指南要求对所有原发性浸润性乳腺癌确定 ER 和 PR 状态。ER 或 PR 阳性的浸润性乳腺癌患者，不论其年龄、淋巴结状况或是否应用辅助化学治疗，都应考虑辅助内分泌治疗。肿瘤很小（最大直径≤0.5cm）且无淋巴结转移的患者预后很好，全身辅助化学疗法对其的预后只有很小的益处，因此不推荐将其用于该类浸润性乳腺癌患者，可考虑使用内分泌治疗降低对侧第二乳腺癌的风险，特别是对于 ER 阳性的患者。

考虑到内分泌治疗的毒性反应较轻，专家组建议大部分激素受体阳性乳腺癌患者不论绝经状况、年龄或肿瘤的 HER-2 状态如何，都应接受辅助内分泌治疗。可能的例外情形包括淋巴结阴性、直径≤0.5cm，或直径为 0.6 ~ 1.0cm

但具有较好预后因素的患者，因为这些患者预后很好，从内分泌治疗中的获益非常有限。

推荐答案：

11. 在乳腺癌发展过程中，激素受体情况会发生变化，阳性可能变成阴性，阴性也能变成阳性。因此，在疾病过程中，应定期评价受体状态。

解说：

乳腺癌患者在疾病过程中，激素受体表达情况可能发生变化。因此，对于 ER 阴性的患者，在疾病进展过程中，如果可能，应再次评价受体表达情况。

病例 1、2、3 患者已经绝经，病例 1 和 2 应用了来曲唑治疗，病例 3 应用了他莫昔芬。

问题 12：绝经的判断标准是什么？
问题 13：内分泌治疗如何选择？

推荐答案：

12. 绝经标准根据年龄、促卵泡生成激素（FSH）及雌二醇（E_2）水平进行判断。

解说：

不同的乳腺癌临床试验采用的绝经定义不尽相同。绝经通常是生理性的月经永久性终止，也可以是乳腺癌治疗引起的卵巢合成雌激素的功能永久丧失。

绝经的定义可参考以下几条标准：双侧卵巢切除术后；年龄 ≥60 岁；年龄 <60 岁，且在没有化学治疗和服用他莫昔芬、托瑞米芬和卵巢功能抑制治疗的情况下停经 1 年以上，同时 FSH 及 E_2 水平符合绝经后的范围；而正在服用他莫昔芬、托瑞米芬，年龄 <60 岁的停经患者，连续检测 FSH 及 E_2 水平符合绝经后的范围。

此外，正在接受 LH-RH 激动剂或拮抗剂治疗的患者无法判定是否绝经。辅助化学治疗前没有绝经的患者，停经不能作为判断绝经的依据，因为患者在化学治疗后虽然会停止排卵或无月经，但卵巢功能仍可能正常或有恢复可能。

对于化学治疗引起停经的患者，如果考虑采用芳香化酶抑制剂作为内分泌治疗，则需要考虑有效的卵巢抑制（双侧卵巢完整切除或药物抑制），或者连续多次监测 FSH 和（或）E_2 水平以确定患者处于绝经后状态。

推荐答案：

13. 内分泌治疗选择包括药物和卵巢去势治疗，药物选择根据绝经状态的不同选择不同的药物。他莫昔芬绝经前后均可应用，芳香化酶抑制剂应用于绝经后的患者，两者治疗失败还可选择孕激素类药物。

解说：

内分泌治疗药物选择原则如下。

1. 激素受体阳性的乳腺癌患者手术后辅助内分泌治疗有他莫昔芬和芳香化酶抑制剂，他莫昔芬在绝经前后均可应用，芳香化酶抑制剂应用于绝经后的患者。

2. 他莫昔芬辅助内分泌治疗失败的患者首选芳香化酶抑制剂（绝经前患者应在卵巢功能抑制治疗后使用），芳香化酶抑制剂治疗失败可选醋酸甲地孕酮或甲羟孕酮等孕激素（绝经前患者也可在他莫昔芬治疗失败后使用）或氟维司群。

3. 既往未用他莫昔芬治疗或他莫昔芬辅助治疗停药超过 1 年以上失败者，仍可试用他莫昔芬。

4. ER 阳性的绝经前患者可采取卵巢功能抑制治疗，随后遵循绝经后妇女内分泌治疗。根据现有文献资料，芳香化酶抑制剂仅限于绝经后患者使用，绝经前患者在采取卵巢功能抑制治疗后可参考绝经后内分泌治疗。

5. 尽量不重复使用辅助治疗或一线治疗用过的药物。他莫昔芬辅助治疗失败的绝经后患者首选芳香化酶抑制剂。芳香化酶抑制剂治疗失败可选孕激素或氟维司群。阿那曲唑或来曲唑治疗失败可选依西美坦、孕激素或氟维司群。既往未用抗雌激素治疗者，仍可试用他莫昔芬或托瑞米芬。

指南建议绝经后早期乳腺癌患者在需要应用内分泌治疗的情况下，可以将芳香化酶抑制剂作为初始治疗、他莫昔芬后的序贯治疗或后续强化治疗。

ASCO 指南，绝经前/围绝经期的激素受体阳性乳腺癌患者应接受 5 年他莫昔芬辅助激素治疗，之后根据绝经情况接受额外治疗。如果仍未绝经，应该继续接受他莫昔芬，直至治疗总持续时间为 10 年。如果患者绝经，则应继续接受总持续时间为 10 年的他莫昔芬治疗或芳香化酶抑制剂（AI）治疗（辅助激素治疗总持续时间为 10 年）。

内分泌治疗在乳腺癌治疗中应用非常广泛，但不良反应也较多。

问题 14：如何正确判断和处理内分泌治疗的副作用？

推荐答案：

14. 内分泌治疗的副作用最常见的包括子宫内膜增厚、类更年期反应、骨质疏松等，可通过换药、停药及对症治疗进行改善。

解说：

他莫昔芬本身为类似雌激素的结构，具有弱雌激素样的作用，其副作用主要有潮热、外阴瘙痒、阴道出血等类似更年期样的症状，部分患者会出现闭经；其次为脂肪代谢紊乱，长期服用后部分患者可能出现脂肪肝，肥胖等；另外，还可引起子宫内膜增厚（需要定期监测）、个别患者视网膜损害、白细胞数量减少，食欲缺乏等副作用。

监测子宫内膜的常用方法为阴道超声检查及诊断性刮宫。Cohen 等提出阴道超声下子宫内膜厚度≥8mm 为诊断子宫内膜增厚的标准，子宫内膜增厚需做活检；子宫内膜厚度 <5mm，不需活检；内膜厚度为 5~8mm 则需要结合其他危险因素综合分析。服用他莫昔芬后，子宫内膜超过 10mm 即为增厚，应停止服用他莫昔芬，必要时要刮宫检查。

芳香化酶抑制剂，如来曲唑（如弗隆、芙瑞）、阿那曲唑（如瑞宁得、瑞婷）、依西美坦（如阿诺新、可怡）等对绝经后的患者更为合适。这类药没有脂肪肝、子宫内膜增厚的副作用，但是会引起骨质疏松，一般建议同时补充钙剂和维生素 D。

乳腺癌患者骨转移发生率比较高，因此，出现骨转移时应及时诊断、治疗。

问题 15：如何诊断和治疗乳腺癌骨转移？

推荐答案：

15. 肿瘤骨转移后造成一系列并发症（即骨相关事件），包括病理性骨折、

脊髓压迫、因骨痛所需要的放射治疗、高钙血症、手术等。治疗的目的主要有3
个方面：缓解疼痛、预防骨相关事件、控制肿瘤生长。骨转移的诊断主要通过
ECT筛查，以及X线、CT、MRI等影像学检查确定，骨转移用双膦酸盐治疗。

3

解说：

影像学检查（X光、CT、MRI）有骨破坏而没有症状者、有肿瘤骨转移
者、有骨转移所致疼痛者和有高钙血症的患者，可以应用双膦酸盐。英国临床
规范化医疗研究所建议：当乳腺癌骨转移患者预期生存期≥3个月，血清肌酐
<3.0mg/dl，在化学治疗和内分泌治疗等抗癌治疗的同时，应及时给予双膦酸
盐治疗。对于没有影像学改变的患者不推荐双膦酸盐治疗。

第一代双膦酸盐为依替膦酸钠，用于治疗Paget骨病，通常按5~20mg/kg
口服给药6个月，因疗效差，毒副作用大，已减少使用。第二代双膦酸盐包括
氯膦酸钠、帕米膦酸钠、替鲁膦酸钠，其抑制骨吸收的作用强于第一代药物，
用法为帕米膦酸盐60~90mg，两小时以上静脉滴注，每3~4周1次。第三代
双膦酸盐包括唑来膦酸和伊班膦酸，用法为唑来膦酸4mg，15分钟以上静脉
滴注，每3~4周1次；伊班膦酸6mg，15分钟以上静脉滴注，每3~4周1
次。目前尚没有充分的证据表明一种双膦酸盐的疗效好于另外一种，可能在安
全性方面有所不同。在选用药物时要根据患者的具体情况。

双膦酸盐可与放射治疗、化学治疗、内分泌治疗、镇痛药联用。在临床实
践中推荐双膦酸盐用药时间至少持续6个月，并主张根据患者的获益情况长期
用药，有时该药可能成为晚期骨转移患者唯一的全身用药。

双膦酸盐长期应用的不良反应有肾毒性和低钙血症，相应的处理有补钙和
注意静脉给药的剂量和速度。下颌骨坏死更多见于长期使用唑来膦酸的患者。
停药指征：患者出现双膦酸盐相关的严重不良反应；病情恶化，有重要脏器转
移并危及生命。将生化检验指标作为停药指征，目前证据尚不充足，不建议做
常规推荐。

病例1、2、3应进行靶向治疗，但是，由于经济原因没有应用靶向
治疗。

问题16：乳腺癌患者应该如何选择分子靶向治疗？

推荐答案：

16. 乳腺癌靶向治疗根据HER-2/neu受体的状态选择，药物包括曲妥珠

单抗、帕妥珠单抗、拉帕替尼、依维莫司等。

解说：

根据分子标志物对乳腺癌进行分型，并根据不同分子表型进行靶向治疗是目前乳腺癌治疗的重要方向。在针对 HER-2 阳性晚期乳腺癌的曲妥珠单抗治疗已经得到较多循证医学证据的支持，更多新型分子靶向药物的研发和使用有望提高治疗有效率，并部分改善曲妥珠单抗耐药情况。以贝伐珠单抗为代表的抗血管生成靶向治疗已受到重视，但与针对 HER-2 阳性的靶向治疗相比，数据仍不完善，有待于大型临床研究验证。

关于 HER-2/neu 阳性患者的靶向治疗，曲妥珠单抗是目前临床上针对人表皮生长因子受体 2 的重要靶向药物，可与多种化学治疗药物联合应用于乳腺癌治疗的各个阶段，但曲妥珠单抗（HER-2）耐药引起了研究者的重视。

帕妥珠单抗也是靶向 HER-2 分子的单克隆抗体。临床前研究显示，曲妥珠单抗联合帕妥珠单抗可显著抑制乳腺癌细胞生长，且二者有协同效应。对于曲妥珠单抗或帕妥珠单抗治疗失败者，曲妥珠单抗 + 帕妥珠单抗仍可使部分患者达临床缓解。

拉帕替尼是同时针对 HER-1、HER-2 的酪氨酸激酶抑制剂（TKI），已获准用于曲妥珠单抗耐药的晚期乳腺癌治疗。来那替尼（neratinib）是一种靶向 HER-1、HER-2 和 HER-4 的新型小分子 TKI，在早期临床研究中显示出了令人鼓舞的疗效。

关于抗血管生成靶向治疗，贝伐珠单抗是针对血管内皮生长因子（VEGF）的单克隆抗体，其与紫杉类药物联合一线治疗晚期乳腺癌患者，取得了令人振奋的结果，其中最具代表意义的是 E2100 和 AVADO 临床试验。而 RIBBON-1 和 RIBBON-2 试验证明，贝伐珠单抗联合一线或二线化学治疗可显著提高患者疗效。

依维莫司（EVE）是哺乳动物雷帕霉素作用靶点（mTOR）的抑制剂，能够用于治疗激素受体阳性、人表皮生长因子受体 2（HER-2）阴性的绝经后晚期乳腺癌患者，这一类患者在接受过非甾体类芳香化酶抑制剂（NSAI）治疗后疾病复发或继续恶化。对于已发生内脏转移的患者来说，依维莫司治疗尤为重要。BOLERO-2 的试验表明，依维莫司联合依西美坦对比安慰剂 + 依西美坦能够显著延长激素受体阳性、人表皮生长因子受体 2（HER-2）阴性的绝经后晚期乳腺癌患者的无进展生存期。

3

病例 2 患者左胸壁皮肤破溃逐渐增大，局部渗出增多，疼痛剧烈，渗出物臭秽，虽然每日局部应用 0.9% 氯化钠注射液冲洗，但臭秽气味仍越来越大，间断局部渗血。

问题 17：局部皮肤浸润出现化脓、出血等，这种情况如何治疗？

推荐答案：

17. 乳腺癌皮肤浸润出现化脓、出血时，可应用静脉抗感染并配合外用药物治疗。

解说：

应每日局部应用 0.9% 氯化钠注射液冲洗，以减少局部感染机会；对局部分泌物进行细菌培养并做药物敏感试验，根据药物敏感试验结果静脉应用抗生素以抗感染；对于局部气味臭秽严重者考虑可能合并厌氧菌感染，可合并应用甲硝唑或替硝唑，抗厌氧菌药物可以局部应用。

对于渗出多、局部出血、有异味的患者，可将药物氯化锌、蒸馏水、锌粉、甘油按一定比例混合后外用，文献报道临床效果较好。

第四章

原发性支气管肺癌

第一节　诊断治疗基础

一、诊断基础

原发性支气管肺癌（简称肺癌）的诊断包括症状、实验室检查、影像学检查和病理学诊断几个方面。在肺癌确定诊断后，应对肺癌进行准确分期，为治疗提供依据。

1. 症状诊断

（1）由原发肿瘤引起的症状：咳嗽、咯血、喘鸣、体重下降、发热。

（2）肿瘤局部扩展引起的症状：胸痛、呼吸困难、吞咽困难、声音嘶哑、上腔静脉压迫综合征、Horner 综合征。

（3）肺外转移：神经系统转移、骨骼转移、肝转移、淋巴结转移。

（4）癌作用于其他系统的肺外表现：肥大性肺性骨关节病、分泌促性腺激素、分泌促肾上腺皮质激素、神经肌肉综合征、高钙血症。

2. 实验室检查　常见的肺癌实验室检查主要包括：血液肿瘤标志物检查、痰液脱落细胞学检查、胸腔积液脱落细胞学检查、胸腔积液常规检查、胸腔积液肿瘤标志物检查等。

（1）肿瘤标志物：适用于肺癌的肿瘤标志物主要包括 CEA、NSE、CY-FRA21-1 等，CEA、CA125 增高常见于腺癌，NSE 增高常见于小细胞肺癌，SCC（鳞状细胞相关抗原）、CYFRA21-1 增高常见于鳞癌。肿瘤标志物检查有助于肺癌的诊断，但不能作为确诊手段，肿瘤标志物不高并不可以排除肺癌。

（2）胸腔积液检查：胸腔积液检查包括胸腔积液常规检查、胸腔积液脱落细胞学检查和胸腔积液肿瘤标记物检查。胸腔积液常规检查可以提示胸腔积液的性质（漏出液或渗出液），血性和渗出性胸腔积液、胸腔积液肿瘤标记物高于血液时提示胸腔积液恶性可能性大，通过胸腔积液脱落细胞学检查可以获得病理学诊断。

（3）痰液脱落细胞学检查：采集痰液的质量和方法直接影响痰液检查阳性率。采集痰液的基本要求是：痰液必须新鲜，痰液必须是肺部咳出。

3. 影像学检查　肺癌常用的影像学检查方法包括 X 线、CT、MRI、PET/CT等，不同的检查方法有其自身的特点，应用时应结合患者的具体情况进行选择。

（1）X 线检查：胸部 X 线检查是发现肺癌的重要方法。但研究表明，胸部 X 线检查用于肺癌的筛查并不能降低肺癌的死亡率，因此建议如果出现症状，应行 CT 检查以明确诊断。

（2）CT 检查：CT 是诊断肺癌和鉴别良恶性结节的重要手段，可以发现普通 X 线检查难以发现的病变，如心脏后、脊柱旁沟、肺尖、肺底近膈面的病变，CT 能更好地观察肺内结节影的密度、是否钙化、有无空洞、边缘和毛刺等特征。同时，对病灶进行高分辨 CT（HRCT）检查可获得更多的信息。对于孤立结节影进行增强 CT 检查，可通过动态观察结节影的增强情况和程度，有助于肺癌的诊断。低剂量螺旋 CT 推荐用于部分高危吸烟者和曾吸烟者肺癌筛查。

（3）MRI 检查：MRI 和 CT 相比较，不易显示肺内病灶的细致改变；由于心跳及呼吸运动影响胸部影像的伪影较多；不能反映病变内的钙化。因此，MRI 对胸部疾病的诊断有局限性，限制了其对肺癌早期及鉴别诊断的应用。

MRI 对肺癌诊断优势包括：可进行高质量的多平面成像，从不同角度显示病变与肺脏结构的解剖关系（多层螺旋 CT 也可进行各向同性成像，但目前尚未普及）；对软组织有较高的对比度，可准确判断肿瘤对胸壁结构的侵犯；不用造影剂即可区别肿大淋巴结与血管；避免 X 射线辐射及碘造影剂的毒副作用。

（4）PET/CT：肺癌患者做 PET/CT 可以对肺癌进行分期，有助于对肺部占位病变良恶性的诊断与鉴别诊断以及监测病情经过和评估疗效；对于临床发现肿瘤转移或存在类癌综合征的患者，可以用 PET/CT 检查寻找肿瘤原发灶。但 PET/CT 也存在一定的假阳性率，应结合临床进行判断。

4. 病理学诊断　肺癌病理分类为小细胞肺癌（SCLC）和非小细胞肺癌（NSCLC）两种。

（1）小细胞肺癌：SCLC 或燕麦细胞癌，近 20% 的肺癌患者属于这种类型；SCLC 肿瘤细胞倍增时间短，进展快，常伴内分泌异常或类癌综合征。

（2）非小细胞肺癌：NSCLC，约 80% 的肺癌患者属于这种类型。临床上常见的非小细胞肺癌有以下四种。

1）鳞癌：患病年龄大多在 50 岁以上，男性占多数，与吸烟关系密切，大多起源于较大的支气管，常为中央型肺癌，一般生长、发展速度比较缓慢，病程较长。

2）腺癌：女性相对多见，多数腺癌起源于较小的支气管，为周围型肺癌，早期一般没有明显的临床症状，但有时早期即发生血行转移。

3）细支气管肺泡癌：起源于支气管黏膜上皮，在各型肺癌中恶性程度最小，发病率最低，女性比较多见，一般分化程度较高，生长较慢，淋巴和血行转移发生较晚，但可播散到其他肺叶或侵犯胸膜。

4）大细胞癌：一般起源于较大支气管，属中央型肺癌。

5. 肺癌临床分期

（1）小细胞肺癌分期 NCCN 指南将 SCLC 临床分期分为局限期（LD）和广泛期（ED），并将 TNM 分期的概念直接加入分期定义里。

局限期：Ⅰ～Ⅲ期（任何 T，放射野任何 N，M0）病灶可以有效地在 1 个放射野中得到治疗，除外 T3～T4 由于肺内多发结节；或瘤体/结节体积过大而不能够纳入到 1 个放射野计划中完成。

广泛期：Ⅳ期（任何 T，任何 N，M1a/b）或 T3～T4 肺内多发结节；或瘤体/结节体积过大而不能够纳入到 1 个放射野计划中完成。

（2）非小细胞肺癌 TNM 分期

1）TNM 分期

T 原发肿瘤

TX 原发肿瘤不能评估，或痰液、支气管冲洗液找到癌细胞但影像学或支气管镜检查没有可见的肿瘤。

T0 没有原发肿瘤的证据。

Tis 原位癌。

T1 肿瘤最大径≤3cm，周围被肺或脏层胸膜所包绕，支气管镜下肿瘤侵犯没有超出叶支气管近端（即没有累及主支气管）a。

T1a 肿瘤最大径≤2cm

T1b 肿瘤最大径>2cm 但≤3cm

T2 肿瘤>3cm 但≤7cm 或者肿瘤具有以下任一特征 b：

累及主支气管，但距隆嵴≥2cm

侵犯脏层胸膜

伴有扩展到肺门的肺不张或阻塞性肺炎，但未累及全肺

T2a 肿瘤最大径>3cm 但≤5cm

T2b 肿瘤最大径>5cm 但≤7cm

T3 肿瘤>7cm 或肿瘤已直接侵犯下述结构之一者：胸壁（包括肺上沟瘤）、膈肌、膈神经、纵隔胸膜、心包壁层；或肿瘤位于距隆嵴 2cm 以内的主支气管 a，但尚未累及隆嵴；或伴有累及全肺的肺不张或阻塞性肺炎或原发肿瘤同一叶内出现分散的单个或多个瘤结节。

T4 任何大小的肿瘤已直接侵犯下述结构之一者：纵隔、心脏、大血管、气管、喉返神经、食管、脊椎、隆嵴；同侧非原发肿瘤所在叶的其他肺叶出现

分散的单个或多个瘤结节。

N 区域淋巴结

NX 区域淋巴结不能评估。

N0 无区域淋巴结转移。

N1 转移至同侧支气管旁淋巴结、肺内淋巴结和（或）同侧肺门淋巴结，包括直接侵犯。

N2 转移至同侧纵隔和（或）隆嵴下淋巴结。

N3 转移至对侧纵隔淋巴结、对侧肺门淋巴结、同侧或对侧斜角肌或锁骨上淋巴结。

M 远处转移

MX 远处转移不能评估

M0 无远处转移

M1 有远处转移

M1a 对侧肺叶出现分散的单个或多个瘤结节；胸膜结节或恶性胸腔（或心包）积液 c

M1b 远处转移

注：a. 任何大小的非常见的表浅播散的肿瘤，只要其浸润成分局限于支气管壁，即使邻近主支气管，也定义为 T1；b. 肿瘤大小≤5cm 或者大小无法确定的 T2 肿瘤定义为 T2a，肿瘤 >5cm 但≤7cm 的 T2 肿瘤定义为 T2b；c. 大多数肺癌患者的胸腔积液以及心包积液由肿瘤引起。但是有极少数患者的胸腔积液（心包积液）多次细胞学病理检查肿瘤细胞均呈阴性，且积液为非血性液，亦非渗出液。如综合考虑这些因素并结合临床确定积液与肿瘤无关时，积液将不作为分期依据，患者仍按 T1、T2、T3 和 T4 分期。

2）解剖分期

0 期	Tis	N0	M0
Ⅰ A 期	T1	N0	M0
Ⅰ B 期	T2a	N0	M0
Ⅱ A 期	T2b	N0	M0
	T1	N1	M0
	T2a	N1	M0
Ⅱ B 期	T2b	N1	M0
	T3	N0	M0
Ⅲ A 期	T1 ~ 2	N2	M0
	T3	N1 ~ 2	M0
	T4	N0 ~ 1	M0
Ⅲ B 期	T1 ~ 2	N3	M0
	T3	N3	M0

| | T4 | N2 ~ 3 | M0 |
| IV期 | 任何 T | 任何 N | M1 |

6. 诊断流程（图 4-1）

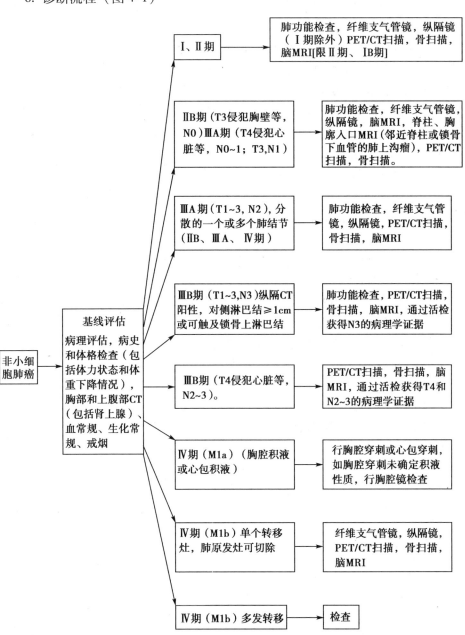

图 4-1 非小细胞肺癌诊断流程

二、治疗基础

肺癌的治疗包括手术、放射治疗、化学治疗、靶向治疗或应用以上方法联合治疗。小细胞肺癌与非小细胞肺癌由于病理学特点不同，治疗方法也不相同。

1. 小细胞肺癌的治疗　小细胞肺癌（SCLC）的治疗以多学科综合治疗为原则，合理应用化学治疗、放射治疗、手术、免疫等治疗。联合化学治疗是各期 SCLC 的首选治疗方法。国外学者对Ⅰ、Ⅱ期 SCLC 主张先手术后化学治疗；国内学者多主张以化学治疗为主的综合治疗，即先化学治疗，然后放射治疗或手术，最后再化学治疗。国内外学者对Ⅲ、Ⅳ期 SCLC，均主张应用化学治疗或加姑息性放射治疗。

（1）手术：通常认为，所有经组织学、细胞学或临床诊断肺癌的患者，只要病期在Ⅱ期以前，且无绝对禁忌证，都可列为手术适应对象，采用根治性外科治疗。小细胞肺癌的手术范围仅限于临床分期Ⅰ期（T1～2，N0）患者。

（2）放射治疗：由于单纯用化学治疗治疗小细胞肺癌的复发率高，所以主张在化学治疗过程中，辅以放射治疗，以提高肿瘤的控制率。放射治疗范围：原发灶及已有的淋巴转移灶，并包括较广泛的邻近淋巴引流区。超过50% 小细胞肺癌患者可出现颅脑转移，PCI（预防性颅脑照射）可以降低颅脑转移的发生率。在初始治疗不良反应缓解后方可施行预防性头颅放射，对于PS 评分差或神经认知功能受损的患者不建议预防性头颅放射。

（3）化学治疗：化学治疗作为主要治疗或辅助治疗方法。

1）一线用药：

局限期：EP 方案化学治疗联合胸部同步放射治疗是局限期小细胞肺癌患者的标准治疗方案。

[EP 方案]

顺铂	$60mg/m^2$	iv	d1
依托泊苷	$120mg/m^2$	iv	d1，2，3

共 4 个周期

[CE 方案]

卡铂	AUC = 5～6	iv	d1
依托泊苷	$100mg/m^2$	iv	d1，2，3

共 4 个周期。放射治疗可以和第一周期化学治疗同时进行，或与第二周期化学治疗同步进行，化学治疗开始时间与放射治疗结束时间不能超过 30 天。应注意同步化放射治疗引起的食管炎等并发症。

广泛期：

[**EP 方案**]

顺铂	$75mg/m^2$	iv	d1
依托泊苷	$100mg/m^2$	iv	d1，2，3

共 4 ~ 6 个周期

[**EP 方案**]

顺铂	$80mg/m^2$	iv	d1
依托泊苷	$80mg/m^2$	iv	d1，2，3

共 4 ~ 6 个周期

[**EP 方案**]

顺铂	$25mg/m^2$	iv	d1，2，3
依托泊苷	$100mg/m^2$	iv	d1，2，3

共 4 ~ 6 个周期

[**CE 方案**]

卡铂	$AUC = 5 \sim 6$	iv	d1
依托泊苷	$100mg/m^2$	iv	d1，2，3

共 4 ~ 6 个周期

[**IP 方案**]

伊立替康	$60mg/m^2$	iv	d1，8，15
顺铂	$60mg/m^2$	iv	d1
或伊立替康	$65mg/m^2$	iv	d1，8
顺铂	$30mg/m^2$	iv	d1

共 4 ~ 6 个周期

[**CAV 方案**]

环磷酰胺	$1000mg/m^2$	iv	d1
多柔比星	$45mg/m^2$	iv	d1
长春新碱	$1.4mg/m^2$	iv	d1

共 4 ~ 6 个周期

[**CAE 方案**]

环磷酰胺	$1000mg/m^2$	iv	d1
多柔比星	$45mg/m^2$	iv	d1
依托泊苷	$100mg/m^2$	iv	d1，2，3

共 4 ~ 6 个周期

[**拓扑替康**]

	$1.25mg/m^2$	iv 或 po	d1 ~ 5

共 4~6 个周期

循证医学证据表明，当前小细胞肺癌患者接受 4~6 个周期初始化学治疗后，增加化学治疗周期并未延长生存时间，且毒副作用增加。有证据表明：增加化学治疗剂量强度或剂量密集化学治疗可以提高疗效、延长总生存时间。

2）二线用药：多数小细胞肺癌患者接受初始化学治疗后，会出现复发和进展。其中位生存期仅 4~5 个月。二线治疗目的是姑息治疗，减轻症状。依据末次化学治疗至复发时间将 SCLC 分为 3 种类型：①难治性 SCLC：末次化学治疗至复发时间不足 3 个月。可采用异环磷酰胺、紫杉类、吉西他滨等；②敏感复发性 SCLC：末次化学治疗至复发时间大于 3 个月、不足 6 个月。可采用拓扑替康（$1.25~1.5mg/m^2$ 口服 1 到 5 天；每周期 21 天）、伊立替康、紫杉类、异环磷酰胺、吉西他滨、口服依托泊苷、长春瑞滨等。方案有 CAE、CAV、PC、VIP、ET、IP；③复发性 SCLC：末次化学治疗至复发时间大于 6 个月。可采用初始原方案化学治疗。

2. 非小细胞肺癌的治疗

（1）治疗原则

1）Ⅰ期：首选治疗为肺叶切除加肺门纵隔淋巴结清扫术。不适合或不愿意手术治疗的患者，推荐单独放射治疗。完全性切除的ⅠA 期无需辅助化学治疗或辅助治疗，ⅠB 期推荐辅助化学治疗。一般切缘阳性的不完全性切除Ⅰ期 NSCLC，推荐再次手术，如不能或不愿手术，术后放射治疗 + 化学治疗有助于提高患者生存率。

2）Ⅱ期：①N1 Ⅱ期 NSCLC 的治疗首选肺叶切除加肺门纵隔淋巴结清扫术，术后无需辅助放射治疗，建议辅助化学治疗。②T3 Ⅱ期 NSCLC 的治疗仍以手术切除为主要手段。术后建议辅助化学治疗，无需辅助放射治疗。先行化放射治疗的患者，治疗期间应随时评价手术切除的可能性。

3）Ⅲ期：①可切除的 N2 局部晚期 NSCLC。建议新辅助化学治疗 + 手术切除或手术切除 + 辅助化学治疗，标准术式为肺叶切除加系统性纵隔淋巴结清扫术。术后推荐第 3 代含铂方案的辅助化学治疗，以进行 4 个周期为宜。②不可切除的局部晚期 NSCLC。目前标准的治疗模式为含铂方案化学治疗和放射治疗联合的模式。如采用诱导化学治疗 2~3 个周期出现分期下调，病变转化为技术上可切除的 NSCLC，建议手术治疗。③T4N0~1 的 NSCLC。可酌情首选新辅助化学治疗，也可选择手术切除，术后辅助化学治疗。

4）Ⅳ期：①单一转移灶的Ⅳ期。伴有单一脑转移灶而肺部病变为可切除的 NSCLC，脑部病变可手术切除或采用立体定向放射治疗，胸部原发病变则按分期治疗原则进行。伴有单一肾上腺转移灶而肺部病变为可切除的 NSCLC，肾上腺病变可考虑手术切除，胸部原发病变则按分期治疗原则进行，如果肾上腺转移瘤不拟切除，则按Ⅳ期肺癌进行化学治疗。对侧肺或同侧肺其他肺叶的孤立结合，可分别按两个原发瘤各自的分期进行治疗。②多转移灶的Ⅳ期。应尽早开始全身化学治疗。每化学治疗两个周期应评价肿瘤反应，如肿瘤缓解或稳定继续化学治疗，总疗程以 4~6 个周期为宜。

化学治疗期间疗效评价如为进展，但 PS 仍为 0~2 者，可考虑多西他赛或培美曲塞单药二线治疗，化学治疗或放射治疗失败的 NSCLC，可考虑二线或三线治疗。

（2）常用化学治疗方案

［NP 方案］

| 长春瑞滨 | $25mg/m^2$ | iv | d1，8 |
| 顺铂 | $75mg/m^2$ | iv | d1 |

每 3 周重复

［NC 方案］

| 长春瑞滨 | $25mg/m^2$ | iv | d1，8 |
| 卡铂 | $300mg/m^2$ | iv | d1 |

（或 AUC = 5~6）

每 3 周重复

［EP 方案］

| 依托泊苷 | $100mg/m^2$ | iv | d1~3 |
| 顺铂 | $75mg/m^2$ | iv | d1 |

每 3 周重复

［TC 方案］

| 紫杉醇 | $135~175mg/m^2$ | iv | d1 |
| 卡铂 | $300mg/m^2$ | iv | d1 |

（或 AUC = 5~6）

每 3 周重复

［TP 方案］

| 紫杉醇 | $135~175mg/m^2$ | iv | d1 |
| 顺铂 | $75mg/m^2$ | iv | d1 |

每 3 周重复

［GP 方案］

| 吉西他滨 | $1250mg/m^2$ | iv | d1，d8 |

顺铂	$75mg/m^2$	iv	d1

每 3 周重复

[GC 方案]

吉西他滨	$1000mg/m^2$	iv	d1
卡铂	$300mg/m^2$	iv	d1

（或 AUC = 5 ~ 6）

每 3 周重复

[DP 方案]

多西他赛	$75mg/m^2$	iv	d1
顺铂	$75mg/m^2$	iv	d1

每 3 周重复

[DC 方案]

多西他赛	$75mg/m^2$	iv	d1
卡铂	$300mg/m^2$	iv	d1

（或 AUC = 5 ~ 6）

每 3 周重复

[IP 方案]

伊立替康	$60mg/m^2$	iv	d1, d8, d15
顺铂	$60mg/m^2$	iv	d1

每 3 周重复

[MIC 方案]

丝裂霉素	$6mg/m^2$	iv	d1
异环磷酰胺	$3000mg/m^2$	iv	d1
顺铂	$50mg/m^2$	iv	d2

每 3 周重复

[GV 方案]

吉西他滨	$1000mg/m^2$	iv	d1, d8
长春瑞滨	$20 ~ 25mg/m^2$	iv	d1, d8

每 3 周重复

[GEM/TXT 方案]

吉西他滨	$800 ~ 1000mg/m^2$	iv	d1, d8
多西他赛	$35 ~ 40mg/m^2$	iv	d1, d8

每 3 周重复

[Docetaxel]

多西他赛	$75mg/m^2$	iv	d1

每 3 周重复

[Pemetrexed]

培美曲塞	500mg/m^2	iv	d1

（3）靶向治疗

1）单克隆抗体：目前，用于非小细胞肺癌治疗的单克隆抗体主要包括两大类：抗表皮生长因子受体的单抗（EGFR-Ab）以及抗血管内皮生长因子受体的单抗（VEGFR-Ab），代表性的药物分别为西妥昔单抗（cetuximab，C225）和贝伐珠单抗（bevacizab，Avastin）。

西妥昔单抗是一种特异性阻断 EGFR 的人鼠嵌合型单克隆抗体。NCCN 指南推荐 NP 方案联合西妥昔单抗用于 NSCLC 一线和二线治疗。并且将西妥昔单抗作为一线 NP 联合西妥昔单抗有效的维持治疗予以推荐。

贝伐珠单抗是人鼠嵌合型抗 VEGFR 单克隆抗体，其与内源性 VEGF 竞争性结合 VEGF 受体，抑制内皮细胞的有丝分裂，减少新生血管的形成，从而阻断肿瘤生长的营养来源，达到治疗肿瘤的目的。研究表明，对于非鳞癌患者，卡铂 + 紫杉醇方案或吉西他滨 + 顺铂方案联合贝伐珠单抗均较单纯化学治疗有优势。

2）酪氨酸激酶抑制剂：酪氨酸激酶抑制剂（TKI）多为小分子，主要通过抑制酪氨酸激酶阻断细胞内的信号传导通路，从而诱导肿瘤细胞凋亡。非小细胞肺癌治疗中常用的 TKI 药物主要包括 EGFR-TKI（吉非替尼和厄洛替尼）以及其他多靶点 TKI 药物，如凡德他尼、拉帕替尼、索拉非尼、克唑替尼、阿西替尼，埃克替尼以及阿法替尼等。

吉非替尼和厄洛替尼已经被批准作为 EGFR 突变肺癌患者一线治疗的选择，也可以作为晚期 NSCLC 二线治疗的选择。吉非替尼在选择性人群（腺癌、非吸烟、东方女性）中具有优势，EGFR 突变是独立的疗效预测因素，对于这部分人群强烈推荐一线接受 TKI 治疗。阿法替尼被 FDA 批准用于存在表皮生长因子受体（EGFR）外显子 19 缺失或外显子 21 取代突变的转移性非小细胞肺癌（NSCLC）患者的一线治疗。克唑替尼是 ALK/c-MET 小分子抑制剂。对于 ALK 阳性的 NSCLC 患者，克唑替尼显示出了显著的治疗活性，并可延长患者的生存期。

EGFR-TKI 可以根据与含铂类的第 3 代化学治疗方案交替使用的时期，构成 NSCLC 治疗的 1、2、3 线方案，如在 1、2 线化学治疗方案后使用，则称为 3 线治疗方案；如在化学治疗的 1 线治疗方案后使用，则称为 2 线治疗方案，而在 EGFR-TKI 失败后使用的 2 线化学治疗方案则称为 3 线治疗方案；EGFR 突变患者 1 线使用 EGFR-TKI 治疗，则称为 1 线治疗方案，失败后使用的 1、2 线化学治疗方案，则称为 2、3 线治疗方案。

3. 非小细胞肺癌治疗流程（图4-2，见文末折页）

第二节　病例诊治演习

一、病例介绍

病例1

患者张某，男性，47岁，2011年7月出现头痛，查脑部 MRI 示颅内占位，后查肺部 CT 示右肺下叶占位性病变，行右锁骨上淋巴结活检病理示：小细胞癌。后行 EP 方案化学治疗，两个周期后复查肺内、颅内病灶明显缩小，头痛减轻。继续化学治疗至4周期后，行颅内及胸部放射治疗，放射治疗后定期复查，病情平稳。

现患者再次出现头痛，于我院查脑部 MRI 示颅内占位增大，肺 CT 示右肺占位较前无明显变化。行 IP（伊立替康+顺铂）化学治疗4个周期后患者症状明显减轻，查脑部 MRI 示颅内病灶缩小。化学治疗后约6个月，患者出现气短，渐进性加重，后期出现意识障碍、呼吸困难，查脑部 MRI 示颅内病灶明显增大，CT 示双肺内广泛转移，血气分析示 II 型呼吸衰竭，最终经治疗无效，于2013年6月临床死亡。

病例2

患者王某，女性，56岁，2011年8月出现咳嗽，间断咯血，于某医院门诊查 CT 示：左肺上叶见肿物，约为 4cm×3cm；行支气管镜取细胞活检，病理示：腺癌。9月行左肺癌手术治疗，术后病理示：腺癌，中分化，肿瘤大小 4cm×3cm，淋巴结 2/12（+）。术后行 NP 方案化学治疗4周期，化学治疗后一年内定期复查未见复发。

2013年9月患者出现气短，时有咳嗽，复查 CT 示左肺内出现多发肿物。再次予培美曲塞+顺铂化学治疗4周期，肿瘤未继续增大。后对术后病理行 EGFR 突变检测，结果示阳性，予吉非替尼治疗。两个月后复查 CT 较两个月前肿瘤明显减小，患者症状减轻，继续口服吉非替尼。

二、相关问题讨论

病例 1　初诊时出现颅内占位、右肺下叶肿物，右锁骨上淋巴结活检病理示小细胞癌淋巴结转移瘤。

病例 2　初诊时左肺上叶见约 4cm×3cm 大小肿物，行支气管镜取细胞活检，病理示：腺癌。

4

问题 1： 小细胞肺癌和非小细胞肺癌的病期分类有何不同？

问题 2： 哪些肺癌能够接受根治性手术治疗？

问题 3： 肺癌患者初诊时如何判断其生存预后？

推荐答案：

1. 非小细胞肺癌根据 T（原发肿瘤）、N（区域淋巴结）及 M（远处转移）情况，分为 Ⅰ 、Ⅱ 、Ⅲ 、Ⅳ 期；既往小细胞肺癌根据肿瘤是否局限在一侧胸廓内，分为局限期和广泛期，但现在也有主张使用 T、N、M 病期分类。

解说：

非小细胞肺癌根据 T（原发肿瘤）、N（区域淋巴结）及 M（远处转移）情况，分为 Ⅰ 、Ⅱ 、Ⅲ 、Ⅳ 期。

在更新后的《NCCN 小细胞肺癌临床实践指南》中，TNM 分期系统被更新为第 7 版分期系统（2011. V1）。2009 年国际肺癌研究学会（IASLC）制订了第 7 版国际抗癌联盟（UICC）肺癌 TNM 分期标准，并推荐小细胞肺癌应加用 TNM 分期。

基于小细胞肺癌治疗的历史，放射治疗在局限期小细胞肺癌的治疗中占有重要的地位，临床上更常用美国退伍军人管理局肺癌研究组（VALG）分期系统。而 TNM 分期一方面更适用于手术治疗患者的分期，另外由于放射治疗技术的改进，也适用于对局限期患者依据精准 N 分期来确定放射野。

根据两种分期的定义，局限期小细胞肺癌等同于任何 T、任何 N、M0 期，除去多发肺结节的 T3 ~ 4 期；广泛期小细胞肺癌等同于任何 T、任何 N、M1a/b 期，包括多发肺结节的 T3 ~4 期。

考虑到 TNM 分期对小细胞肺癌预后判定的关联性，IASLC 的小细胞肺癌分期委员会建议将 TNM 分期应用于小细胞肺癌，尤其是进行小细胞肺癌临床试验的患者，并将进一步在分期研究中验证 N 分期与治疗及预后的关系。将既往"纵隔镜/手术/外科/超声内镜纵隔分期"更改为"病理纵隔分期",纵隔分期可通过常规纵隔镜检查、纵隔切开术或侵入性技术来进行,纵隔镜在肺癌治疗前病理分期中,其敏感性和特异性可分别达到90%以上和100%,假阴性为5%~30%,手术并发症通常不超过2.5%,包括气胸、喉返神经损伤、大出血、气管食管损伤等。但纵隔镜检查不能到达后纵隔和下纵隔,如发现这些部位的肿大淋巴结可考虑进行胸腔镜检查或经食管超声内镜淋巴结穿刺活检。

推荐答案:

2. 分期为0~Ⅱ期,部分ⅢA期的非小细胞肺癌可以手术切除肿瘤;T1~2,N0,M0的小细胞肺癌应考虑能否手术切除肿瘤。

解说:

手术切除肿瘤是NSCLC的主要根治手段。分期为0~Ⅱ期的NSCLC应进行手术切除肿瘤;部分N2的ⅢA期NSCLC,可行新辅助化学治疗,T4、N0~1的ⅢA期NSCLC应首选化学治疗,化学治疗后再评价能否手术。

临床分期为(T1~2,N0)的SCLC应考虑能否手术切除。如果淋巴结或局部组织未受侵犯,还应进行纵隔镜或术后外科分期。外科手术(肺叶切除和纵隔淋巴结切除)成功者,推荐术后常规化学治疗。术后辅助化学治疗可使5年生存率达到35%~40%,而单纯手术者不足5%。无淋巴结转移者优于淋巴结阳性者,后者可单独应用化学治疗。纵隔侵犯者预后一般较差,对这些患者,应推荐术后化学治疗加胸部放射治疗。

分期超过(T1~2,N0)者不能从手术中获益。美国肺癌研究组织进行的一项前瞻性随机研究,评估外科手术在SCLC治疗中的地位。该研究不包括Ⅰ期(T1,N0或T2,N0)患者。所有局限期患者均接受5个周期的CAV化学治疗,如果有效,患者被随机分为单纯手术组或手术加放射治疗组。两组的生存曲线没有分开:中位生存期16个月,2年生存率为20%。

一种少见情况是在术中冰冻切片确诊为SCLC,可做肺叶切除和淋巴结清扫,但不能因肿瘤过大而做一侧全肺切除,以免术后肺功能差而影响术后治疗。

推荐答案:

3. 肺癌的预后因素包括PS评分、分期、体重、性别等因子。

解说:

小细胞肺癌的不良预后因素包括:较差的PS评分(3~4分)、广泛期、体重下降、LDH 值升高等。女性、年龄小于 70 岁、正常 LDH 和 I 期是局限期小细胞肺癌预后良好的因子，年龄更小、好的 PS 评分、正常的肌酐和 LDH 值以及单一转移灶是广泛期小细胞肺癌预后良好的因子。

非小细胞肺癌预后好的因素包括早期诊断、体力状态（PS）好（ECOG 评分 0、1 或 2），无明显体重下降（不超过 5%）和女性。年龄和组织学类型对预后意义不大。包括抑癌基因（p53）突变、原癌基因 Kirsten-Rous 肉瘤病毒（K-ras）活化和其他生物学标记物在内的生物学预后因素对不良预后的预测有重要价值。I 期肺腺癌患者如有类似 K-ras 癌基因活化之类的特殊基因异常，则预后差，无病生存期短。

病例 1 为小细胞肺癌，先后选择 EP 和 IP 方案进行了化学治疗。

问题 4：小细胞肺癌一线治疗可选择哪些化学治疗方案？
问题 5：小细胞肺癌二线治疗可选择哪些化学治疗方案？
问题 6：小细胞肺癌化学治疗药物单药治疗如何应用？
问题 7：老年小细胞肺癌应如何选择治疗方案？

推荐答案：
4. 小细胞肺癌一线治疗可选择 EP 方案（或 CE 方案），广泛期也可选择 IP 方案。

解说：
美国 NCCN 指南对于 SCLC 的一线化学治疗方案包括：①局限期 EP 方案（DDP/VP-16）、CE 方案（CBP/VP-16），同时联合放射治疗。国内常采用上述方案且取得较好的疗效。②广泛期除 EP、CE 方案外，DDP/CPT-11 方案亦可采纳。

EP 方案为标准一线化学治疗方案，对于 ED-SCLC 来说有效率可达 80%，但远期结果并不理想。目前的研究数据表明托泊替康/顺铂方案一线治疗 ED-SCLC 并不劣于 EP 方案，且可明显改善生活质量，有望成为 EP 方案的一种替代方案。

推荐答案：
5. 小细胞肺癌二线化学治疗方案的选择因临床治愈后复发的时间而不同。肿瘤复发超过 6 个月以上者，仍可维持一线治疗方案；6 个月以内者可选择没用过的或新药组成的化学治疗方案。

解说：

在选择二线化学治疗方案时，有条件的医疗单位应首选临床新药试验。

肿瘤复发超过 6 个月以上者，仍可维持一线治疗方案。

如肿瘤复发超过 3 个月，但在 6 个月以内，则可考虑应用拓扑替康、伊立替康、CAV 方案（CTX/ADM/VCR）、吉西他滨、紫杉醇、口服 VP-16 或长春瑞滨等；如肿瘤在 3 个月内复发且体质较好者，可考虑应用紫杉醇、多西他赛、健择（吉西他滨）及异环磷酰胺等。

绝大多数 SCLC 患者在初始治疗后都会复发或进展，复发患者的中位生存期为 4~5 个月。二线化学治疗在多数患者起到明显的姑息疗效，但疗效的好坏主要取决于最后一次治疗到复发之间的时间，如果间隔时间小于 2~3 个月，那么会对多数药物或方案不敏感，提示为难治性 SCLC；如果间隔时间较长，有效率为 20%~50%。例如，如果 CAV（环磷酰胺、多柔比星、长春新碱）作为一线治疗，复发间隔期为 6 个月或更长，则 EP（VP-16/DDP）作为二线治疗的有效率可达 45%~50%。伊立替康、拓扑替康的有效率和生存率与 CAV 方案相似，因其毒性小而被推荐为二线药物。对复发性 SCLC，二线化学治疗应最少坚持 4 个周期，直至患者受益已最大化、对治疗耐药或发生严重毒性反应。

对于复发的敏感型 SCLC 患者接受 CAV/CAE + DDP 治疗后的预期有效率为 40%~50%。另一方面，CAV 化学治疗方案对于初期应用 EP（VP-16 + DDP）方案化学治疗过的 SCLC 患者其疗效较低（<20%）。一线化学治疗方案为 EP 或 CE（VP-16 + CBP），在二线化学治疗则不推荐应用 CAV 方案。目前研究支持拓扑替康三周标准方案用于一线治疗失败后敏感型复发转移 SCLC。

在 2010 年 ASCO 会议报道，治疗 SCLC 的新型化学治疗药物以氨柔比星最为突出。来自欧洲的多中心 II 期临床试验评价了氨柔比星、氨柔比星 + 顺铂及顺铂 + 依托泊苷（EP）一线治疗广泛期 SCLC 的疗效，结果显示，对于非亚裔患者，氨柔比星 + 顺铂的缓解率最高，但远期疗效尚待随访。Picoplatin 是一种新型铂类药物，可做为二线治疗新药。Bcl-2 小分子抑制剂 ABT-263 二线治疗复发性 SCLC 安全性可接受，疗效尚在观察中。

对伴有症状的局部病灶，如疼痛性骨转移、支气管阻塞或脑转移等，放射治疗可发挥较好的减症作用。

推荐答案：

6. 单药一般多在小细胞肺癌二线治疗或复发转移的补救治疗中应用。

解说：

由于 SCLC 被认为是化学治疗敏感性肿瘤，联合化学治疗广泛用于初治和复发的患者。联合化学治疗优于单药化学治疗在一线方案时已形成共识，而二线方案是否如此，仍有争议。

目前二线化学治疗方案的制订仍广泛采用单药治疗，联合化学治疗亦有报告。文献报告，对于复发性 SCLC 应用拓扑替康 $1.25 \sim 1.5\text{mg/m}^2$，连用 5 天，3 周为 1 周期。结果该方案与 CAV 方案有效率相似（有效率分别为 24.3% 和 18.3%，中位生存期为 25 周和 24.7 周），同时临床症状明显改善。针对化学治疗敏感的复发性 SCLC 患者口服与静脉使用拓扑替康的对比研究，Ⅱ期临床研究显示：二者的有效率相同而口服药物则更少出现Ⅳ度中性粒细胞数量减少且应用方便。对已接受 CTX、ADM 和 VCR/VP-16 联合 DDP 作为一线治疗的患者，VP-16、IFO 联合 DDP 方案可有 55% 的有效率，是否应用这些联合方案应根据患者的具体情况，如患者的体质状况、复发时间、主要脏器功能等个体化治疗。

针对复发性 SCLC 唯一的一个Ⅲ期临床试验显示出单药拓扑替康治疗与 CTX、ADM、VCR 三药联合方案有相同的结果。对于复发且身体状况好的患者 CBP/VP-16 或 CBP + PTX 可能优于单药化学治疗，但仍有待于临床试验进一步证实。

推荐答案：

7. 与实际年龄相比，老年小细胞肺癌化学治疗方案及剂量应参考生理年龄和化学治疗前功能状态选择。

解说：

世界人口正在老龄化，而且肺癌的发病率随着年龄增长而增加，至少 25% SCLC 患者年龄大于 70 岁。临床试验中此类患者很少入组（大约只占入组的 1%）。最近许多试验开始进行如何治疗这类患者的研究。很清楚，实际年龄无意义，生理年龄和诊断前功能状态更有助于确定治疗方案。如果高龄患者诊断为 SCLC 的前几个月有日常生活能力，很明显，推荐全量化学治疗（如有指征给予放射治疗）。但可能骨髓抑制更强且降低器官功能，特别是化学治疗毒性与疾病损害叠加的第 1 疗程。应更多地预先考虑高龄患者的需要和支持系统（support systems）。但是高龄患者与较年轻患者的预后相似。

病例 2 为非小细胞肺癌手术患者，术后行 NP 方案化学治疗 4 个周期；术后约 13 个月，出现了左肺内多发转移，给予培美曲塞 + 顺铂化学治疗 4 个周期。因原发病灶病理检测结果示 EGFR 突变阳性，故给予吉非替尼治疗。

问题 8：非小细胞肺癌手术后辅助化学治疗方案如何选择？
问题 9：复发、转移的非小细胞肺癌的化学治疗方案如何选择？
问题 10：化学治疗及靶向治疗用药顺序如何？

推荐答案：
8. 非小细胞肺癌手术后辅助化学治疗方案主要是含有铂类药物的一线两药化学治疗方案。

解说：
所谓一线化学治疗方案，就是在局部晚期或是转移性非小细胞肺癌初诊治疗时应该选择的初治方案。

非小细胞肺癌的一线方案主要是含有铂类药物的两药化学治疗方案。铂类主要是指顺铂或卡铂中的一种，另外可选择的药物就是 20 世纪 90 年代中期以后新应用到临床的不同作用机制的药物，比如紫杉醇、吉西他滨、长春瑞滨，其中的任何一种与铂类联合，组成非小细胞肺癌的一线化学治疗方案。以往作为二线化学治疗药物的培美曲塞，对于肺腺癌患者可作为一线药物，并与顺铂组成两药联合方案。

上述的一线联合化学治疗方案，可以作为非小细胞肺癌手术后辅助化学治疗方案使用，一般可进行 4 个周期，具体的方案有以下几种。

[**NP 方案**]

| 顺铂 | $75mg/m^2$ | iv | d1（或总量分 3 天给予） |
| 长春瑞滨 | $25mg/m^2$ | iv | d1，8 |

每 21 ~ 28 天重复

[**GP 方案**]

| 顺铂 | $75mg/m^2$ | iv | d1 |
| 吉西他滨 | $1250mg/m^2$ | iv | d1，8 |

每 21 天重复

[**TC 方案**]

| 紫杉醇 | $200mg/m^2$ | iv | d1 |

卡铂	AUC = 6	iv	d1

每 21 天重复

[培美曲塞 + 顺铂]

培美曲塞	$500mg/m^2$	iv	d1
顺铂	$75mg/m^2$	iv	d1

每 21 天重复

（用于非鳞状细胞癌）

推荐答案：

9. 手术后复发、转移的非小细胞肺癌的化学治疗方案，可选择化学治疗、化学治疗加贝伐珠单抗或西妥昔单抗靶向治疗，EGFR 突变阳性者可选小分子 TKI 靶向治疗。

解说：

非小细胞肺癌根治术后的患者，如果术后出现复发、转移，理论上讲就不能根治，治疗的目的就是提高生存质量，延长生存期。可选择的治疗有化学治疗、化学治疗加贝伐珠单抗或西妥昔单抗靶向治疗，EGFR 突变阳性者可选小分子 TKI 靶向治疗。这些治疗药物可以组成一、二、三线治疗方案。

1. 一线治疗

1）贝伐珠单抗 + 化学治疗或单用化学治疗适用于 PS 评分（0 ~ 1）的晚期或复发的 NSCLC 患者，贝伐珠单抗应用药至疾病进展。

符合贝伐珠单抗治疗的患者标准包括：PS 评分（0 ~ 1），非鳞状细胞癌，无咯血史。注意：贝伐珠单抗不应单药使用，除非作为与化学治疗联合后的维持治疗。贝伐珠单抗应用药至疾病进展。任何具有导致血小板数量减少并造成出血危险的方案与贝伐珠单抗联合使用时都需谨慎。既往，存在脑转移的患者曾被排除了使用贝伐珠单抗治疗的机会，原因是担心脑转移会增加中枢神经系统出血的可能性，然而，近期数据提示贝伐珠单抗可以用于中枢神经系统转移灶已经治疗的患者。

2）西妥昔单抗 + 长春瑞滨/顺铂适用于 PS 评分（0 ~ 2）的晚期或复发的 NSCLC 患者。

3）厄洛替尼或吉非替尼适用于 EGFR 突变阳性的患者。

4）有证据表明，顺铂/培美曲塞用于非鳞状细胞癌较顺铂/吉西他滨疗效更优且毒性更低。

符合顺铂联合培美曲塞治疗的患者标准包括：PS 评分（0 ~ 1），腺癌或大细胞癌（即非鳞状细胞癌），既往未接受过化学治疗。专家组成员对西妥昔单抗与顺铂和长春瑞滨联合使用存在分歧，因为最新数据显示，治疗方案中西妥昔单抗的加入仅能略微延长患者的生存期，注意对于 PS 评分为 2 的患者，应选择性地予以足量顺铂。

5）首选两药联合方案，第 3 个细胞毒药物并没有进一步延长生存期，但贝伐珠单抗和西妥昔单抗例外，在未接受过治疗且 PS 评分（0~1）的 NSCLC 患者中可以加用贝伐珠单抗或西妥昔单抗。

6）对于 PS 评分为 2 或老年患者，单药治疗或含铂的联合治疗是合理的选择。

7）全身化学治疗不适于 PS 评分为 3 或 4 的患者。

8）对于局部晚期 NSCLC，化放射治疗优于单用放射治疗，且同步化放射治疗似乎优于序贯化放射治疗。

9）对于晚期、不可治愈性疾病，含顺铂的化学治疗方案优于最佳支持治疗：可延长中位生存期 6~12 周，1 年生存率提高 1 倍（提高的绝对值为 10%~15%）。

10）顺铂或卡铂与以下任何一种药物联合都是有效的：紫杉醇、多西他赛、吉西他滨、长春瑞滨、伊立替康、依托泊苷、长春碱、培美曲塞。

11）新药/非铂类联合方案在现有数据显示有效和毒性可耐受的情况下，可视为替代方案（如吉西他滨/多西他赛）。

12）如患者明确存在 KRAS 突变，应首先考虑厄洛替尼以外的治疗方法。

13）替吉奥胶囊对于一般状态评分差一些的非小细胞肺癌患者也是一种选择。对非小细胞肺癌（初治）患者进行的 II 期临床后期研究中，连续 21 天口服替吉奥胶囊，第 8 天给予顺铂 $60mg/m^2$，结果显示，临床有效率为 47.3%。

2. 二线治疗　在一线治疗期间或之后疾病进展的患者，单药多西他赛、培美曲塞或厄洛替尼、吉非替尼可作为二线药物。

1）已证实多西他赛在延长生存期和改善患者生活质量方面优于最佳支持治疗、长春瑞滨或异环磷酰胺。

2）国外资料显示培美曲塞的毒性较小，用于腺癌和大细胞癌患者的治疗优于多西他赛。

3）已证实厄洛替尼优于最佳支持治疗，可显著延长生存期，延迟症状恶化。

4）国际临床研究（ISEL 试验）显示吉非替尼与最佳支持治疗相比，可延长东方人和不吸烟患者的 TTP 和中位生存时间。

3. 三线治疗　已证实就生存期而言，厄洛替尼优于最佳支持治疗，具有统计学意义。对于未用过酪氨酸激酶抑制剂的患者，吉非替尼可作为三线治疗。

4. 维持治疗　继续维持治疗是指在一线治疗 4~6 个周期之后，如果没有出现疾病进展，使用至少一种在一线治疗中使用过的药物进行治疗。换药维持治疗是指在一线治疗 4～6 个周期之后，如果没有好转，开始使用另一种不包含在一线方案中的药物进行治疗。

1）继续维持治疗：与传统化学治疗联合使用的生物制剂应当持续使用至疾病进展或者出现不可耐受的毒性反应，用药方案应按照使该药物获得批准的临床试验设计方案进行。目前尚无随机试验数据支持传统细胞毒药物能够在 4～6 个周期之后用于继续维持治疗。具体方案：①在 4～6 个周期含铂两药化学治疗联合贝伐珠单抗治疗之后可使用贝伐珠单抗继续维持治疗；②在 4～6 个周期顺铂＋长春瑞滨联合西妥昔单抗方案治疗之后可使用西妥昔单抗继续维持治疗；③对于非鳞状细胞癌患者，在 4～6 个周期顺铂联合培美曲塞方案化学治疗之后可使用培美曲塞继续维持治疗。

2）换药维持治疗：最近的两项临床研究结果显示，对于一线治疗 4～6 个周期之后没有出现疾病进展的患者，开始培美曲塞或者厄洛替尼维持治疗能够带来无进展生存和总生存的获益：①对于非鳞状细胞癌患者，在含铂两药联合方案一线化学治疗 4～6 个周期之后开始培美曲塞维持治疗；②在含铂两药联合方案一线化学治疗 4～6 个周期之后开始厄洛替尼维持治疗；③在含铂两药联合方案一线化学治疗 4～6 个周期之后开始多西他赛维持治疗；④除了换药维持治疗之外，不予以任何治疗并密切随访患者也是一个合理的选择。

推荐答案：

10. 第一种模式是先使用靶向药物，直到靶向药物失败，再进行化学治疗；第二种模式是最传统的方法，先化学治疗，等到化学治疗无效时，再用靶向药物；第三种模式：先做化学治疗，化学治疗间隔期使用靶向药物治疗。

解说：

第一种模式是先使用靶向药物，直到靶向药物失败，再进行化学治疗，目前临床大部分在应用这模式；第二种模式是最传统的方法，先化学治疗，等到化学治疗无效时，再用靶向药物。这两种模式的比较，凡是使用靶向药物，肺癌晚期患者总的生存期都会延长，但两种治疗模式延长率差不多，总的生存期无较大差异。还有一种模式是先给患者做化学治疗，在化学治疗间隔期，加靶向药物。

病例 1 为小细胞肺癌、脑转移患者，进行了头部放射治疗。

问题 11：肺癌的脑部放射治疗适应证是什么？
问题 12：肺癌的体部放射治疗分哪几种情况？
问题 13：肺癌的治疗还有哪些非药物疗法可以选择？

推荐答案：
11. 肺癌的脑部放射治疗适应证可分为肺癌脑转移瘤的放射治疗和小细胞肺癌肺原发灶完全缓解的预防性放射治疗两类。

4

解说：
小细胞肺癌在作出诊断时约有 10%～15% 的患者已有脑转移（30% 无症状），而在小细胞肺癌患者的死亡病例尸检中脑转移发生率高达 80%。非小细胞肺癌患者在病程中约有 30% 左右发生脑转移，其中以大细胞未分化癌和腺癌较多见，鳞癌次之。临床症状多种多样，多为头痛、呕吐、视力障碍、精神异常、肢体感觉或活动障碍等，目前 CT 和 MRI 对脑转移瘤均能早期做出确切诊断，尤其推荐进行 MRI 检查。

脑转移瘤的治疗需综合考虑患者年龄、全身情况、神经功能状态、原发肿瘤部位、有无颅外多处转移、脑转移瘤的数量及部位等因素。治疗方法主要有对症支持治疗、手术治疗、放射治疗及化学治疗等。

1. 肺癌脑转移的治疗。分为单发脑转移瘤和多发脑转移瘤两种情况。

（1）单发脑转移瘤：

1）对颅外病灶已控制、脑转移瘤可全部切除且能耐受手术者，外科切除 + 全脑放射治疗是目前较理想的方式。如转移瘤直径 ≤3cm，远离重要的功能区者，也可采用伽玛刀治疗或结合全脑放射治疗。误诊为原发脑瘤已切除者，有手术条件者可切除肺部原发灶，加作全颅放射治疗。

2）对颅外病灶未控制、脑转移瘤不能全部切除、不能耐受手术或预期生存期 >3 个月者，应用全脑放射治疗可取得较好的姑息治疗效果。转移瘤直径 ≤3cm 者，可采用伽玛刀结合全脑放射治疗。如原发肿瘤组织类型对化学治疗较敏感，配合化学治疗（NCCN 指南，由于拓扑替康能够通过血脑屏障，对于复发时伴脑转移的 SCLC 患者，若化学治疗和全脑放射治疗同时使用，推荐使用拓扑替康单药口服。）提高疗效。

3）对于全身情况差、预期生存期短者，应给予短疗程放射治疗及肾上腺皮质激素、甘露醇等对症支持治疗。

（2）对于多发脑转移瘤一般情况好、预期生存期 >3 个月者，一般采用全脑照射和化学治疗。对于转移灶少（6 个以下）且转移瘤小（≤3cm）者，可予以伽玛刀治疗或辅以全脑照射。

2. 小细胞肺癌肺原发灶完全缓解的预防性放射。

对于经手术治疗或化、放射治疗后肺原发灶已达到完全缓解的 SCLC，同时无其他颅外转移灶的患者，可予以预防性全脑放射 PCI 以降低脑转移发生率。

小细胞肺癌约 50% 的患者会发生颅内转移，脑转移癌出现症状后放射治疗就难以完全控制，死亡率很高。随机和非随机研究显示预防性头颅放射治疗（PCI）可有效预防脑转移（6%∶20%），但没有明显延长生存期。而且，放射治疗可引起晚期继发神经病变，特别是单次放射治疗剂量超过 3Gy 和（或）同步联用化学治疗时。化学治疗结束后小剂量 PCI 的神经毒性较小。一项包括所有 PCI 随机试验的 Meta 分析结果显示：PCI 能使 3 年脑转移率从 58.0% 降至 33.3%，降低了 25%。3 年生存率从 15.3% 提高到 20.7%，提高了 5.4%。由此可见 PCI 是预防而不是推迟了脑转移。虽然该研究中广泛期为数不多，也同样获益于 PCI。医生有必要在 PCI 之前告诉患者 PCI 的价值和不良反应，讨论 PCI 的实施。在 Meta 分析基础上，对完全缓解的局限期患者，我们极力主张进行全脑预防性照射，完全缓解的广泛期患者也可以考虑。对并发症较多、一般状况差或精神心理不健全者不推荐给予 PCI。PCI 的推荐剂量为 24Gy（分 8 次）至 36Gy（分 18 次），建议低剂量分割放射治疗（每次 1.8 ~ 2Gy）。PCI 不应与全身化学治疗同时应用，以免增加神经毒性。

3. 降低颅内压的治疗 对症处理脑转移患者多以颅内高压为症状就诊，首先接受对症支持治疗。放射治疗、化学治疗期间及手术前后，大多数患者同时使用肾上腺皮质激素、甘露醇及利尿剂等药物，以提高疗效，预防并发症。

（1）肾上腺皮质激素治疗：地塞米松为较常用的肾上腺皮质激素，标准的起始剂量是 10mg，以后每天给予 16mg（分为 2 次），常与甘露醇联合使用。多数患者在 48 小时内症状明显减轻。若在手术切除脑转移瘤前 3 ~ 5 天起应用激素，不仅可减轻术前及术后脑水肿，也可预示手术切除后神经缺失症状是否可能恢复。放射治疗时应用激素则可减轻早期放射治疗反应，往往用至放射治疗结束。待放射治疗或化学治疗开始一周后，每周递减 50%，4 周内完全停药。因肾上腺皮质激素的不良作用，必要时可配合西咪替丁以防止消化性溃疡。有糖尿病者慎用。

（2）脱水利尿剂常用的有甘露醇，每次 1 ~ 1.5g/kg，静脉快速输注，每隔 6 ~ 8 小时重复一次。使用后 10 分钟即可产生利尿作用，20 ~ 30 分钟颅内压开始下降，2 ~ 3 小时可下降至最低水平，作用维持 4 ~ 6 小时。为迅速改善脑水肿和颅高压，常同时使用各种利尿剂如呋塞米等。为了使药物易于透过血脑屏障，动脉灌注前 1 小时静脉滴注 20% 甘露醇 600ml，可使血脑屏障暂时性开放，有助于提高瘤周血药浓度，减轻脑水肿。同时可在动脉灌注期间静脉滴注尿激酶 1 次，以避免脑血栓形成。在治疗中常同时用 20% 甘露醇 250ml 加地塞米松 5mg 静脉滴注，每日 2 次。在配合放射治疗、SRT、手术或化学治疗时，为防止患者出现惊厥，可预防性给予苯巴比妥，0.2g，每日 2 次，肌内注射。

推荐答案：
12. 肺癌的体部放射治疗分根治性放射治疗和姑息性放射治疗两大类。

解说：
肺癌的体部放射治疗分根治性放射治疗和姑息性放射治疗两大类。根治性放射治疗包括手术前后及未手术的胸部放射治疗，小细胞肺癌还包括脑部的预防性放射治疗；姑息性放射治疗包括局部区域复发和远处转移部位的放射治疗。

1. 根治性放射治疗

（1）小细胞肺癌的根治性放射治疗：小细胞肺癌的放射治疗包括胸部放射治疗和预防性全脑放射治疗，放射治疗对控制局部复发率和脑转移率有明显作用。

增加胸部放射治疗提高了局限期患者的生存期，其中位生存期为 14～18 个月。对 2000 多例患者的 Meta 分析显示，胸部放射治疗可使局限期 SCLC 的局部控制失败率降低 25%～30%，两年生存率提高 5%～7%。常规化放射治疗难以很好地控制局部肿瘤，局部复发比较常见，究其原因可能包括肿瘤负荷太大（$10^9 \sim 10^{11}$ 个肿瘤细胞）、内源性耐药、存在对化学治疗不敏感的非小细胞成分、缺血导致药物分布差及与肿瘤组织缺氧相关的耐药等。另外，如果大剂量化学治疗提高了全身控制率，出现局部控制失败的机会就会相应增加。胸部放射治疗的具体实施包括化学治疗与放射治疗的时序（同时、序贯或交替应用）、时机（早或晚）、放射野的范围（初始肿瘤体积或肿瘤退缩后的缩野）、剂量及其分割等。加拿大国家癌症研究所的一项随机研究是对比在化学治疗的第 2 个或第 6 个周期进行放射治疗的疗效，结果显示早期放射治疗可以提高局部和全身控制率，并可延长生存期。对于气管阻塞后伴发的明显浸润，化学治疗后再放射治疗可改善局部控制。日本肿瘤合作组织的一项随机试验是比较 EP 方案分别联合早期（与第 1 周期同步）或晚期胸部放射治疗的效果，发现早期放射治疗者比推迟放射治疗者的生存期更长，提示胸部同步化放射治疗优于序贯化放射治疗。预防性全脑放射治疗见问题 11 的解说。

（2）非小细胞肺癌的根治性放射治疗：与小细胞肺癌比较，早期非小细胞肺癌倾向于局部生长，远处播散的概率较低，因此比较适合局部治疗，除手术外，放射治疗是最常使用的局部治疗手段。根据治疗目的，可分为根治性放射治疗、术前放射治疗、术后放射治疗，以及姑息性放射治疗。

　　1）根治性放射治疗：适合局限在一侧胸腔内的肺癌，无论有无肺门、纵隔淋巴结转移。有下列情况者一般不做根治性放射治疗：肺或全身广泛转移、胸膜广泛转移有癌性胸腔积液、癌性空洞或肿瘤巨大（估计放射治疗会促使空洞形成）、严重肺气肿（估计放射治疗后呼吸功能不能代偿者）、患者近期内出现心律不齐（提示心包或心肌有肿瘤侵犯者）、伴有严重感染（抗感染治疗不能控制者）、肝肾功能严重受损且 KPS <60 分者。

　　2）术前放射治疗：对于ⅢB 期肺癌患者，术前放射治疗能使原发肿瘤体积缩小，周围的癌性粘连退缩或转变成纤维性粘连，因而能使一些在技术上不能切除的肿瘤变为能切除，从而提高手术切除率；其次，能使手术范围缩小，如单纯手术需做全肺切除的患者，术前放射治疗后有时可改为肺叶切除，肺叶切除明显优于全肺切除，提高生存质量。此外，术前放射治疗后肿瘤血管闭塞，能使手术操作中出血减少，也可减少手术操作中造成癌细胞播散的危险，减少伤口中癌细胞污染种植的机会。

　　3）术后放射治疗：用于术前估计不足，手术切除肿瘤不彻底，术后病理证实手术切缘阳性、肺门和纵隔淋巴结转移的患者。手术中一般在局部残留灶放置银夹标记，以便放射治疗时能准确定位。

　　2. 姑息性放射治疗　肺癌的复发分为局部区域复发和远处转移。外照射放射治疗可以使肿瘤缩小从而减轻症状。

　　（1）局部区域复发的放射治疗：纵隔淋巴结复发应予以同步化放射治疗（如果尚未行放射治疗）。可以切除的局部复发病灶可再行手术切除或外照射放射治疗。如果局部区域复发治疗后无进一步播散的证据，建议给予观察或全身化学治疗。

　　（2）远处转移的放射治疗：远处转移伴有局部症状、弥散性脑转移或骨转移的患者应采用外照射放射治疗以减轻症状。此外，如有骨折风险，需行骨科固定，有骨转移的患者应予以双膦酸盐治疗。对于其他的单发转移，参见Ⅳ 期，M1b（单病灶）肿瘤的治疗指南。

　　（3）严重并发症的放射治疗：上腔静脉（SVC）阻塞的患者建议给予外照射放射治疗或支架置入。支气管腔内阻塞的患者，特别是生命受到严重威胁的患者，减轻气道阻塞可以延长生存期，改善生活质量。气道阻塞可以采用下述 3 种方法治疗：近距离放射治疗（支气管腔内放射治疗）、激光治疗或支气管腔内支架置入。这些方法可以单独使用也可联合应用。

　　严重咯血的患者有数种治疗选择，如外照射放射治疗、近距离放射治疗、激光治疗、PDT、手术或栓塞治疗。最后，可行手术治疗切除出血部位。

　　（4）一般状态不佳的晚期肿瘤患者应慎用或禁用放射治疗。

　　对晚期肺癌进行姑息性放射治疗，原则上应不增加患者体质负担，争取减轻痛苦，缓解症状，改善生存质量，延长生命。

但是对于观察到有播散性转移的患者，应根据体力状态立即行全身化学治疗和最佳支持治疗。

推荐答案：

13. 肺癌的治疗还可以选择支气管内激光消融、光动力学治疗。

解说：

如发现原位癌（Tis），可选择的治疗除近距离放射治疗、外科手术切除以外，还有支气管内激光消融、光动力学治疗。这些患者每 3 个月复查支气管镜，如发现 T1 ~ 3 肿瘤，则根据相应的临床分期制订治疗方案。监测过程中也可能发现新的原发性肺癌，这样的患者应根据新病变的分期进行治疗。

另外，光动力学治疗（PDT）相对于常规方法给肺癌患者提供了一个简便有效的姑息性解除支气管腔内阻塞的手段。

病例 1 行右锁骨上淋巴结活检，病理诊断为小细胞癌。

病例 2 行支气管镜取病理示腺癌，行左肺癌手术，术后病理示腺癌，中分化。

病例 2 术后约 13 个月，出现了左肺内多发转移。建议对原发病灶病理重新检测 EGFR 突变情况，因为结果显示为阳性，故给予吉非替尼治疗。

问题 14：肺癌的病理诊断，除了原发肿瘤的病理类型诊断、靶向治疗靶点测定以外，还可为临床治疗提供哪些帮助？

推荐答案：

14. 肺癌的病理诊断，除了原发肿瘤的病理类型诊断、靶向治疗靶点测定以外，免疫染色还可用于原发性和转移性肺腺癌、肺腺癌和恶性胸膜间皮瘤的鉴别诊断，以及确定肿瘤的神经内分泌状况。

解说：

肺癌的病理诊断，首先用于原发肿瘤的病理类型诊断，分清是小细胞肺癌，还是非小细胞癌如腺癌、鳞癌、大细胞癌等；其次，在进行一些靶向治疗之前，要确定靶向治疗的靶点，如 EGFR、Kras 的基因突变情况。另外，免疫染色还可用于原发性和转移性肺腺癌、肺腺癌和恶性胸膜间皮瘤的鉴别诊断，以及确定肿瘤的神经内分泌状况。

1. 原发性肺腺癌和转移性肺腺癌的鉴别 TTF-1 是 Nkx2 基因家族中的一个包含同源结构域的核转录蛋白，在胚胎和成熟的肺组织及甲状腺上皮细胞中表达。TTF-1 对于鉴别原发性及转移性腺癌很重要：大多数原发性肺腺癌 TTF-1 阳性而转移性肺腺癌 TTF-1 几乎都为阴性。

原发性肺腺癌通常 CK7 + 而 CK20 − ，结直肠腺癌肺转移 CK7 − 而 CK20 + ，故两者可借此鉴别。CDX-2 是转移性胃肠道肿瘤的一个高度特异和敏感的标记物，可用于鉴别原发性肺癌和胃肠道肿瘤肺转移。前列腺特异性抗原、前列腺酸性磷酸酶和巨囊性病液体蛋白 15 可以分别用于鉴别前列腺或乳腺来源的腺癌。

2. 肺腺癌和恶性胸膜间皮瘤的鉴别诊断常规应用 4 种标记物检测，胸膜间皮瘤两种呈阳性，两种为阴性（而腺癌阳性）。腺癌 CEA、B72.3、Ber-EP4、MOC31 和 TTF-1 染色阳性，而胸膜间皮瘤阴性。胸膜间皮瘤对 WT-1、钙结合蛋白、D2-40 和细胞角蛋白 5/6 染色敏感，呈特异性表达。

3. 确定肿瘤的神经内分泌状况用嗜铬素和突触素来诊断肺的神经内分泌肿瘤。所有的典型和不典型类癌均可被嗜铬素和突触素染色，而小细胞肺癌 25% 的患者染色呈阴性。

病例 1 小细胞肺癌患者经过治疗总生存期近 3 年。

问题 15：小细胞肺癌患者的生存期及预后受哪些因素影响？

推荐答案：

15. 小细胞肺癌患者预后主要与病期有关，局限期比广泛期生存期长。

解说：

小细胞肺癌的生存率并不容易精确计算出来，因为医生对于局限期或广泛期的定义尚无共识。而且在某些情况下，患者肺癌的扩散程度可能比一开始发现的严重。

如果小细胞肺癌在非常早期发现且局限在肺部，5 年相对生存率约为 20%，但此类情况很少。如果癌症扩散到邻近淋巴结，但仍在局限期，则 5 年相对生存率为 10% ~ 15%，约 1/3 的小细胞肺癌归在此类。约有 2/3 的小细胞肺癌在发现时已进入广泛期，广泛期肺癌的 5 年相对生存率约为 2%。

不论是小细胞肺癌还是非小细胞肺癌，均可发生与原发肿瘤有关的严重并发症。

问题 16：与肺癌原发肿瘤有关的严重并发症有哪些？

推荐答案：

16. 与肺癌原发肿瘤有关的严重并发症有胸腔积液、心包积液、大咯血等，应及时诊断和治疗。

解说：

肺癌并发症有胸腔积液、心包积液、大咯血等。

1. 肺癌合并胸腔积液　NCCN 指南，胸腔或心包积液是诊断 IV 期 M1a 的一项标准。在新版指南分期中，伴积液的 T4 划归为 IV 期 M1a。虽然 90%～95% 胸腔积液为恶性，但它也可能由阻塞性肺炎、肺不张、淋巴管或静脉阻塞或肺栓塞引起。因此，推荐行胸腔或心包穿刺检查获得病理学证实。对胸腔穿刺不能得出结论的患者，可行胸腔镜检查。胸腔积液如为渗出性或血性，且没有非肿瘤性病因（如阻塞性肺炎），则无论细胞学检查结果如何，均认为是恶性的。如考虑胸腔积液为阴性，则根据已证实的 TN 分期选择治疗方案。但应注意 95% 的胸腔积液患者（不论是否为恶性）是不能手术的。恶性胸腔或心包积液者按照 M1a 期给予局部治疗处理，如携带式胸腔细管引流、胸膜固定术和心包开窗术，其他同 IV 期治疗。

（1）积液良恶性诊断

1）利用生化指标评价积液性质：酶学检查中恶性积液乳酸脱氢酶 LDH 值可升高，当积液 LDH/血清 LDH ＞3.0 时，可以基本确认为恶性积液。但因排除血性积液有溶血时，积液 LDH 值亦可升高，测定 LDH 同工酶可作为恶性与良性积液相区别的参考资料，癌性积液时 LDH 值及同工酶 LDH_2 值均升高。

肿瘤标志物测定无疑具有较高诊断参考价值，如癌胚抗原 CEA、糖链抗原（CA242、CA125、CA199，CA50）、肺癌细胞角蛋白 CYFRA21-1 等指标的测定，都非常有助于诊断。

积液微量元素测定：恶性积液中铜、铁离子浓度明显高于良性积液，当积液中铜/锌 ＞2 时高度可疑恶性积液，积液铁蛋白 ＞20μg/L 有重要意义。99% 患者死亡前血清铁蛋白 ＞300μg/L，积液中铁蛋白含量与存活时间呈负相关。

2）积液细胞学：脱落细胞检查，积液细胞学检测找到癌细胞是癌性积液诊断的金标准。只有当肿瘤侵犯胸膜、心包膜或直接暴露于积液中才会有脱落癌细胞，如果是肿瘤间接原因如低蛋白血症、淋巴管阻塞等引起的积液就不能找到癌细胞。

3）积液分子生物学检查：染色体检查：染色体检查和细胞学检查可以互补，恶性细胞染色体数量及结构异常，呈非整倍体、超二倍体或多倍体、巨大染色体或线状微小染色体，染色体缺乏，移位，染色体断裂，粉碎化，出现10%超二倍体可诊断为恶性积液。本方法阳性率为83%~91%。

基因诊断：研究发现癌组织中 p53、ras、c2myc 基因突变或过度表达。采用联合检测积液细胞、癌基因蛋白，其阳性率达85%，特异性100%。

DNA 流式细胞分析：可探测积液中的恶性细胞，敏感性为52%，特异性100%，与细胞学联合应用可使敏感性达94%。

免疫组织化学检测：血清多克隆抗体对积液中癌细胞行免疫组织化学分析有助于对细胞病理学分类鉴别。

4）电视辅助胸腔镜检查：电视辅助胸腔镜是近几年来已逐步广泛应用于胸膜腔与肺部疾病的集诊断与治疗于一身的内镜手段，可完全代替过去的剖胸探查手术。它具有创伤小的特点，可全面探查胸膜腔和肺的表面，并能在多处取活组织检查，获得确切的病理诊断和了解胸腔内情况等优点。电视辅助胸腔镜对通常能诊断的疑难性胸膜转移瘤合并胸腔积液的患者，是一种安全、简便易行、确诊率可达98.5%的诊断方法。通过电视辅助胸腔镜可直接观察到肺癌胸膜转移瘤病变的形态学特征。胸腔镜亦具有放大作用，对胸膜微小病变可放大后直接观察，更有利于确诊。86%的患者可通过在镜视下观察胸膜形态学特征，判断出是否可能恶性。同时在镜视下直接抓取有病变的壁、脏层胸膜行组织活检，既避免了胸穿活检的盲目性，又可对脏层胸膜的转移瘤进行组织活检。正确区分 T3 或 T4，使无胸膜转移合并胸腔积液的肺癌患者（T3）获得了手术根治的机会，使 T4 患者避免了不必要的开胸行根治性手术。目前有观点认为，对原因不明的胸腔积液，经 3 次胸腔积液或针刺活检细胞学检查仍未确诊者，应尽早行胸腔镜探查确诊，避免盲目的长时间内科治疗，耽误病期，使患者失去治疗机会和良好的预后。

（2）积液内科治疗：对于少量积液，诊断更重于治疗，可行胸腔/心包腔穿刺抽液作生化、免疫与细胞学检查，可不必要求将积液完全引流干净。中等量以上胸腔积液尤其是进展较快的患者，可予以胸腔穿刺留置术抽液引流；当心包积液量过大时，引起严重的心包填塞症状，应立刻行心包穿刺术以解救患者生命。腔内使用局部化学治疗药物或生物免疫调节剂，以及中药提取物，辅以胸腔热疗，并配合全身化学治疗以达到综合治疗的目的。

1）腔内化学治疗：顺铂是首选腔内用药，有直接作用于肿瘤且不损伤正常组织的特点，同样也可产生全身性的化学治疗毒性反应，应控制剂量。博来霉素也是常用药物，对积液的局控率高达 80% 以上。另外，表柔比星、丝裂霉素、榄香烯也是较好的选择。但易产生包裹性改变。

2）生物反应调节剂：白介素-2、香菇多糖、金葡素等也可腔内灌注。

3）胸腔硬化剂：常用的四环素、滑石粉等，注入胸腔内后，通过刺激胸膜剧烈反应，达到使壁层与脏层胸膜粘连，消灭胸膜腔，而达到治疗目的。但都有一个缺点，即注入后即产生明显胸痛，往往需麻醉镇痛。

4）腔内热疗和射频治疗。

5）中医中药治疗：五苓散加减、千金逐水散（院内制剂）。

2. 肺癌合并大咯血　原发支气管肺癌并发咯血大多表现为间歇性或持续性、反复少量的痰中带血或少量咯血。近期内治疗效果较好，中心型肺癌因较大血管破溃导致难以控制的大咯血而窒息死亡。

（1）肺癌咯血的一般处理：安慰患者、消除其紧张和恐惧心理。嘱患者取患侧卧位，卧床休息。频繁咳嗽者可用适量镇咳剂，但禁用吗啡。加强护理、观察和记录咯血量。为防治感染可用适当的抗生素。

（2）肺癌咯血的止血疗法：一般止血药疗效较差，可首选氨甲环酸，也可根据病情选用氨甲苯酸、6-氨基己酸、维生素 K_1、鱼精蛋白等静脉给药，也可服用云南白药或中医中药辨证施治。

1）垂体后叶素：常在一般止血药无效或中等量以上咯血时用。5~10U 加入 10% 葡萄糖溶液 40ml 中缓慢静脉注射，或 10U 加入 10% 葡萄糖溶液 100~250ml 中静脉滴注。1~2 小时滴完，每 6~8 小时 1 次，如能有效止血，应按时用药持续 3 日，以免咯血复发，也常并用氨甲环酸，老年和冠状动脉粥样硬化性心脏病患者慎用，用药前后和用药时可作心电图观察。垂体后叶素常出现腹痛，血压升高等副作用。

2）经纤维支气管镜堵塞法：根据需要选择合适的 Fogarty 气囊导管，经纤维支气管镜将导管送至出血的肺段或亚段支气管，经导管注入气体或生理盐水使气囊膨胀，将出血支气管堵塞，24 小时后放松气囊，观察数小时无出血即拔管，也可在手术治疗时再放松气囊和拔管。此法操作需谨慎，由纤支镜插管经验丰富的医师进行。

3）支气管动脉栓塞术：如果咯血量大，内科保守和药物治疗不能止血，或因晚期肺癌侵及纵隔和大血管，患者病情不允许手术或拒绝手术，可采取支气管动脉栓塞术。因为肺组织由支气管动脉和肺动脉双重供血，并有非支气管动脉的侧支循环存在，故支气管动脉栓塞后支气管和肺组织不会坏死，而肺内血压降低有利于止血。栓塞前必须先进行选择性支气管动脉造影，在明确病变和出血部位后即利用该导管注入栓塞剂，并可合并注射异丁基氰丙烯酸盐。栓塞疗法的有效率达85%以上，以后咯血复发的原因为栓子脱落或肺癌侵蚀新的血管，咯血复发者仍可重复栓塞疗法。

4）肺癌咯血的手术疗法：若肺癌病变尚局限又无心肺功能障碍，在大咯血不止可进行紧急外科手术，术前需明确出血部位，如条件允许应尽量进行肺叶切除术，以达切除肺癌病变和止血双重目的。

4

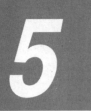

第五章

食 管 癌

第一节 诊断治疗基础

一、诊断基础

食管癌是指从下咽到食管胃结合部之间食管上皮来源的癌。

1. 临床表现

（1）症状：吞咽食物时有哽噎感、异物感、胸骨后疼痛，或明显的吞咽困难等，考虑有食管癌的可能，应进一步检查。

吞咽食物时有哽噎感、异物感、胸骨后疼痛一般是早期食管癌的症状，而出现明显的吞咽困难一般提示食管病变为进展期。

临床诊断为食管癌的患者出现胸痛、咳嗽、发热等，应考虑有食管穿孔的可能。

（2）体征

1）大多数食管癌患者无明显相关阳性体征。

2）临床诊断为食管癌的患者近期出现头痛、恶心或其他神经系统症状和体征，骨痛，肝肿大，皮下结节，颈部淋巴结肿大等提示远处转移的可能。

2. 辅助检查

（1）实验室检查

1）血液生化检查：对于食管癌，目前无特异性血液生化检查。食管癌患者血液碱性磷酸酶或血钙升高考虑骨转移的可能，血液碱性磷酸酶、天门冬氨酸氨基转移酶、乳酸脱氢酶或胆红素升高考虑肝转移的可能。

2）肿瘤标志物检查：目前应用于食管癌检测和早期诊断的血清标志物尚不成熟。用于食管癌辅助诊断的标志物有组织多肽抗原（TPA）、细胞角质素片段19（cyfra21-1）、癌胚抗原（CEA）等。临床报道较多的为cyfra21-1，阳性率达45%。

（2）影像学检查：①食管造影检查是可疑食管癌患者影像诊断的首选，

进一步确诊仍需细胞学或组织病理学结果。②胸部 CT 检查目前主要用于食管癌临床分期和术后随访。关于临床分期，CT 判断 T 分级的准确性为 58% 左右，判断淋巴结转移的准确性为 54% 左右，判断远处部位如肝、肺等处转移的准确性为 37% ~66%。③B 超或彩超检查：主要用于发现腹部重要器官及腹腔淋巴结有无转移，有时也用于颈深部淋巴结的检查。④其他：同胸部 CT 相比，MRI 和 PET 有助于鉴别放化学治疗后肿瘤未控和瘢痕组织。PET 检查较胸部 CT 能发现更多的远处转移。在常规检查阴性的患者中，PET 可发现 15% ~20% 的患者存在远处转移。

（3）其他检查：①食管拉网细胞学检查是高发区高危人群筛查食管癌的首选方法，对于阳性患者，仍需行纤维食管镜检查进一步定性和定位。食管拉网脱落细胞学检查方法简便，受检者痛苦小，假阳性率低，我国实践证明是在高发区进行大面积普查的切实可行的方法。缺点是：敏感性差，仅 44% ~46%；脱落细胞学检查存在高血压病、食管静脉曲张、严重的心肺疾患等禁忌证；在中晚期患者中阳性率下降，主要是由于网套不能通过狭窄的肿瘤段。②纤维食管镜检查是食管癌诊断中最重要的手段之一，对于食管癌的定性定位诊断和手术方案的选择有重要的作用。对拟行手术治疗的患者为必需常规检查项目。③有条件的医院应积极开展食管超声内镜（EUS），以利于治疗前分期，比较治疗效果。④色素内镜主要用于高发区高危人群食管癌的筛查，有碘染色法、亚甲蓝染色法。碘染色内镜诊断早期食管癌和（或）食管不典型增生的敏感性较高。

3. 组织学分类　新版指南将食管癌首次根据组织病理学分类为鳞癌和腺癌。

4. 临床分期

（1）TNM 分期

T　原发肿瘤

TX　原发肿瘤不能确定

T0　无原发肿瘤证据

Tis 重度不典型增生

T1　肿瘤侵犯黏膜固有层、黏膜肌层或黏膜下层

T1a 肿瘤侵犯黏膜固有层或黏膜肌层

T1b 肿瘤侵犯黏膜下层

T2　肿瘤侵犯食管肌层

T3　肿瘤侵犯食管纤维膜

T4　肿瘤侵犯食管周围结构

T4a 肿瘤侵犯胸膜、心包或膈肌，可手术切除

T4b 肿瘤侵犯其他邻近结构，如主动脉、椎体、气管等，不能手术切除

N 区域淋巴结

NX 区域淋巴结转移不能确定

N0 无区域淋巴结转移

N1a 1~2 个区域淋巴结转移

N1b 3~5 个区域淋巴结转移

N2 6~9 个区域淋巴结转移

N3 ≥10 个区域淋巴结转移

注：必须将转移淋巴结数量与清扫淋巴结总数一并记录

M 远处转移

M0 无远处转移

M1 有远处转移

G 分级标准-肿瘤分化程度

GX 分化程度不能确定

G1 高分化癌

G2 中分化癌

G3 低分化癌

G4 未分化癌

（2）解剖分期

0 期	Tis	N0	M0	G1，X
ⅠA 期	T1	N0	M0	G1~2，X
ⅠB 期	T1	N0	M0	G3
	T2	N0	M0	G1~2，X
ⅡA 期	T2	N0	M0	G3~4
ⅡB 期	T3	N0	M0	任何级别
	T1~2	N1	M0	任何级别
ⅢA 期	T1~2	N2	M0	任何级别
	T3	N1	M0	任何级别
	T4a	N0	M0	任何级别
ⅢB 期	T3	N2	M0	任何级别
ⅢC 期	T4a	N1~2	M0	任何级别
	T4b	任何级别	M0	任何级别
	任何级别	N3	M0	任何级别
Ⅳ期	任何级别	任何级别	M1	任何级别

二、治 疗 基 础

临床上应采取综合治疗的原则，即根据患者的身体状况，肿瘤的病理类型、侵犯范围（病期）和发展趋向，有计划地、合理地应用现有的治疗手段，以期最大幅度地根治、控制肿瘤和提高治愈率，改善患者的生活质量。

1. 手术治疗

（1）内镜下黏膜切除术治疗目前仅限于直径小于2mm 的分化好的黏膜癌。

（2）经胸食管癌切除是目前常规的手术方法，根治性手术应常规进行15个以上淋巴结廓清，并标明位置送病理学检查，以便进行准确地分期。

（3）手术禁忌证：①食管癌侵犯心脏、大血管、气管和邻近器官如肝、胰腺、肺和脾等；②ⅣA 期中不可切除的腹腔淋巴结转移，累及腹腔干动脉、主动脉等；③有远处转移；④心肺功能差或合并其他重要器官系统严重疾病，不能耐受手术者。

2. 放射治疗　食管癌放射治疗包括根治性放射治疗、同步放化学治疗、姑息性放射治疗、术前和术后放射治疗等。其中根治性放射治疗是针对不能手术的患者，包括同步放化学治疗、单独放射治疗。辅助放射治疗又分为新辅助放射治疗和辅助放射治疗。新辅助放射治疗是手术前进行的放射治疗，目的是使肿瘤部分缩小，以有利于手术切除；而辅助放射治疗是手术后进行的放射治疗。姑息性放射治疗则是以减轻症状为目的的放射治疗。

（1）原则：应在外科、放射治疗科、肿瘤内科共同研究和（或）讨论后决定食管癌患者的治疗方案。

除急诊情况外，应在治疗前完成必要的辅助检查和制订全面的治疗计划。

对于可能治愈的患者，治疗休息期间也应予以细心的监测和积极的支持治疗。

术后放射治疗设计应参考患者手术病理报告和手术记录。

同步放化学治疗时剂量为 50 ~ 50. 4Gy（1. 8 ~ 2Gy/d）。单纯放射治疗国内习惯使用剂量为每 6 ~ 7 周 60 ~ 70Gy。

（2）防护：采用常规的放射治疗技术，应注意对肺、肾、心脏和脊髓的保护，以避免对它们的严重放射性损伤。

3. 化学疗法　食管癌化学治疗分为新辅助化学治疗（术前）、辅助化学治疗（术后）、姑息性化学治疗。

（1）原则：①必须掌握临床适应证。②必须强调治疗方案的规范化和个体化。

（2）治疗效果评价：姑息性化学治疗和部分新辅助化学治疗的疗效评价参照 WHO 实体瘤疗效评价标准或 RECIST 疗效评价标准。

（3）常用方案

1）对于围手术期的化学治疗，推荐氟尿嘧啶＋顺铂。

①对于食管鳞癌：

[DDP＋5-FU（氟尿嘧啶或卡培他滨）方案]

是最常用的化学治疗方案。

| 顺铂 | $80mg/m^2$ | iv（4h） | d1 |
| 5-FU | $1000mg/（m^2 \cdot d）$ | iv（持续输注） | d1～4 |

每3周重复（可在术前应用2个周期）

[奥沙利铂＋5-FU方案]

奥沙利铂	$85mg/m^2$	iv（2h）	d1
亚叶酸钙	$200mg/m^2$	iv（2h）	d1，之后用
5-FU	$2600mg/m^2$	iv（持续输注24h）	d1开始

每2周重复（可在术前应用2个周期）

②对于食管腺癌术前未行新辅助治疗，而术后存在低分化、分期较晚淋巴血管浸润或年龄小于50岁等高危因素者，可考虑化放射治疗。其中对于T3和T4a，以及术后淋巴结阳性的患者推荐以氟尿嘧啶为基础的化放射治疗。

常用的方案是：

[ECF方案]

表柔比星	$50mg/m^2$	iv	d1
顺铂	$60mg/m^2$	iv	d1
5-FU	$200mg/（m^2 \cdot d）$	iv（持续输注）	d1～21

每3周重复，5-FU持续给予（也可用作在手术前、后各应用3个疗程的围手术期化学治疗）

2）姑息性化学治疗：对于晚期、转移复发食管癌的治疗进展新版NCCN指南将治疗细分为一线、二线和其他治疗三个方面。

①一线治疗：首选单药或两药联合，三药联合仅用于体力状态好，可经常行毒性评估的患者；此外对怀疑是转移性病灶者，推荐进行HER-2检测。

曲妥珠单抗联合化学治疗用于Her2/neu过表达的食管癌患者，其中化学治疗方案中5-FU加顺铂为1级证据，其余方案为2B级证据，不推荐与蒽环类联合；

此外增加多西他赛的应用，提升奥沙利铂、卡培他滨的地位。

奥沙利铂＋多西他赛＋卡培他滨。

每3周重复（4个周期）

②二线治疗：根据患者体力状态评分（PS）和先前治疗决定；着重伊立替康（irinotecan）为基础的治疗；伊立替康＋顺铂联合化学治疗方案。

③其他治疗中进一步明确了厄洛替尼仅适用于鳞癌。

4. 化放射治疗结合

[顺铂 + 氟尿嘧啶 + 放射治疗]

顺铂	75mg/m²	iv (30min)	d1
5-FU	1000mg/ (m²·d)	iv (持续输注)	d1 ~ 4

在第 1、5、9、13 周进行

放射治疗　50.4Gy　　　　　　　分割为 28 次

或者

顺铂	100mg/m²	iv (30min)	d1
5-FU	1000mg/ (m²·d)	iv (持续输注)	d1 ~ 4

在第 1、5 周进行 (自第 29 天开始)

放射治疗　50.4Gy　　　　　　　分割为 28 次

[紫杉醇 + 顺铂 + 放射治疗]

紫杉醇	50mg/m²	iv (3h)	d1, 8, 15, 22
顺铂	75mg/m²	iv (2h)	d1

需 G-CSF 支持

放射治疗　45Gy　　　　　　　分割为 1.5Gy bid. d1 ~ 5, 8 ~ 12,
　　　　　　　　　　　　　　　　　　　　　　　15 ~ 19

[紫杉醇 + 卡铂 + 放射治疗]

紫杉醇	60mg/m²	iv	d1, 8, 15, 22, 29
卡铂	AUC = 2	iv	d1, 8, 15, 22, 29

需 G-CSF 支持

放射治疗　41Gy　　　　　　　分割为每日 1.8Gy　　　每周 5 天

[紫杉醇 + 卡铂 + 5-FU + 放射治疗]

紫杉醇	200mg/m²	iv (1h)	d1, 22
卡铂	AUC = 6	iv	d1, 22
5-FU	225mg/ (m²·d)	iv (持续输注)	d1 ~ 42

放射治疗　45Gy　　　　　　　分割为每日 1.8Gy　　　每周 5 天

5. 食管癌分期治疗模式

(1) Ⅰ期 (T1N0M0)

1) 首选手术治疗。①粘膜癌：内镜下黏膜切除；②粘膜下癌：应该行标准食管癌切除术；③完全性切除的Ⅰ期食管癌，术后不行辅助放射治疗或化学治疗。

2) 心肺功能差或不愿手术者，可行根治性放射治疗。

(2) Ⅱ期 (T2 ~ 3N0M0、T1 ~ 2N1M0)

1) 首选手术治疗，进行完全性切除的根治性手术。

①T2 ~ 3N0M0 食管鳞癌，术后不行辅助放射治疗或化学治疗；②T1 ~ 2N1M0 食管鳞癌，术后行辅助放射治疗可提高 5 年生存率，不推荐术后化学

治疗；③T2N0M0 食管腺癌，术后不行辅助放射治疗或化学治疗；④T3N0M0 和 T1 ~ 2N1M0 食管腺癌，可以选择术后放化学治疗。

2）对于 R1、R2 的患者，选择术后放化学治疗。

3）心肺功能差或不愿手术者，可行根治性放射治疗。

（3）Ⅲ期（T3N1M0、T4N0 ~ T1M0）

1）对于 T3N1M0 和部分 T4N0-1M0（侵及心包、膈肌和胸膜）患者，目前仍首选手术治疗，可以行新辅助放化学治疗。

2）对于不能手术的Ⅲ期患者，目前的标准治疗是同步放化学治疗。

对于 T4b 的鳞癌患者，如果仅确定侵及气管、大血管或心脏，可考虑化学治疗，而不推荐根治性放化学治疗。

（4）Ⅳ期（任何 T，任何 N，M1a、任何 T，任何 N，M1b）

1）以姑息治疗为主要手段，如内镜治疗（包括食管扩张、食管支架等治疗）和镇痛对症治疗。

2）对于一般状况较好者（ECOG 评分≤2 或 Karnofsky 评分≥60 分），可加用化学治疗。

（5）姑息治疗

包括食管扩张、食管支架留置、胃瘘造设手术及镇痛等对症治疗。

三、诊断治疗流程（图 5-1）

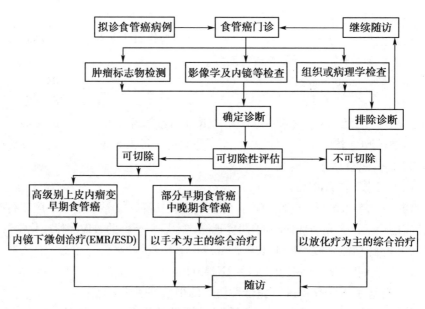

图 5-1 食管癌诊断治疗流程

第二节 病例诊治演习

一、病例介绍

病例 1

患者邵某某，男性，57 岁，患者于 2009 年 10 月出现进行性吞咽困难，先是进干食有哽噎感，后出现进流食困难，于北京某医院行胃镜检查示：距门齿 30cm 见食管环周肿物。2009 年 11 月行食管中段癌根治术，食管-胃-空肠吻合术，术后病理示：（食管）溃疡型中低分化鳞癌，癌组织侵及食管全层，食管切缘干净，区域淋巴结转移 2/8（＋）。术后行常规放射治疗，放射治疗期间出现吞咽困难，行食管球囊扩张术。之后一直口服中药治疗。无病存活 5 年。

病例 2

患者顾某某，男性，85 岁，患者于 2009 年 12 月底出现进行性吞咽困难，于沈阳某医院行胃镜检查示：食管距门齿 35～41cm 见一处溃疡性病变，底覆盖白苔，周围黏膜环堤样隆起，病变累及 3/4 食管管腔，病理示：（食管）鳞癌。当时因患者年龄偏大，不同意手术及放化学治疗，只予以中药口服。后吞咽困难加重，2010 年 2 月行放射治疗，总剂量 61.2Gy，3 月 12 日放射治疗结束。放射治疗后患者吞咽困难减轻。2010 年 6 月患者再次出现吞咽困难，予激素减压治疗。于 9 月行食管支架置入术，术后进食明显改善。2010 年 10 月出现恶心呕吐，呕吐物为黄绿色液体，自觉气短喘促，少量咯血，查肺部 CT 示：双肺可见斑片状高密度影，考虑肺转移病变，双侧胸腔积液，心包积液。给予对症支持治疗。于 10 月 13 日因抢救无效死亡。生存期 11 个月。

二、相关问题讨论

病例 1、2 均以吞咽困难为首发症状而就诊。

5

问题1：食管癌有哪些症状？

问题2：食管癌流行病学有哪些特点？

推荐答案：

1. 食管癌的症状可分为早期症状和晚期症状，前者以食管肿瘤进食引起哽噎感等症状为主；后者以食管闭塞及肿瘤浸润引起的症状为主。

解说：

食管癌的症状可分为早期症状和晚期症状。

1. 食管癌的早期症状

1）食管癌早期咽下哽噎感最多见，可自行消失和复发，不影响进食。

2）胸骨后和剑突下疼痛亦较多见。咽下食物时有胸骨后或剑突下痛，其性质可呈烧灼样、针刺样或牵拉样，以咽下粗糙、灼热或有刺激性食物为著。

3）食物滞留感和异物感，咽下食物或饮水时，有食物下行缓慢并滞留的感觉，以及胸骨后紧缩感或食物黏附于食管壁等感觉，进食后消失。

4）咽喉部干燥和紧缩感，咽下干燥粗糙食物尤为明显。

5）其他少数患者可有胸骨后闷胀不适、疼痛和嗳气等症状。以上这些症状并不持续存在，似有似无，时隐时现，时轻时重，间断出现，有些持续数月或数年无明显变化，有的呈缓慢进行性加重。

2. 食管癌的晚期症状吞咽困难，特别是进行性吞咽困难是绝大多数患者就诊时的主要症状，也是本病的较晚期表现。其他当癌肿压迫喉返神经可致声音嘶哑；侵犯膈神经可引起呃逆或膈神经麻痹；压迫气管或支气管可出现气急和干咳；侵蚀主动脉可产生致命性出血。并发食管-气管或食管-支气管瘘或癌肿位于食管上段时，吞咽液体时常可产生颈交感神经麻痹征。

推荐答案：

2. 食管癌有地理聚集现象，不论是我国还是世界范围内都如此。

解说：

食管癌在我国有明显的地理聚集现象，高发病率及高病死率地区相对集中。在河北、河南、江苏、山西、陕西、安徽、湖北、四川、福建等省食管癌的发病率均占首位，其中河南省病死率最高；在世界范围内同样存在高发区，哈萨克斯坦的古里亚夫、伊朗北部的土库曼、南非的特兰斯开等地，其发病率均超过100/10万。

病例 1 行胃镜检查示：距门齿 30cm 见食管环周肿物，遂行手术切除肿瘤，术后病理示：（食管）溃疡型中低分化鳞癌，癌组织侵及食管全层，食管切缘干净，区域淋巴结转移 2/8（＋）。

病例 2 行胃镜检查示：食管距门齿 35～41cm 见一处溃疡性病变，底覆盖白苔，周围黏膜环堤样隆起，病变累及 3/4 食管管腔，病理示：（食管）鳞癌。

问题 3：食管癌最主要诊断方法是什么？

问题 4：我国食管癌最常见的组织病理类型是什么？

推荐答案：

3. 纤维内镜是食管癌的最主要诊断方法，纤维内镜的活组织检查是诊断的金标准，腔内超声（EUS）是分期的重要工具。

解说：

纤维内镜用于食管癌诊断有着重要意义，它可以直接看到癌肿，还可进行活检获得病理学诊断。在获得食管癌组织学诊断方面内镜活检和细胞学刷片联合应用可以达到 100% 的准确率。

腔内超声（EUS）是食管癌 T 分期的重要工具，它通过超声下 5 层食管壁结构的浸润程度来进行相应的 T1～T4 分期。

EUS 引导下细针吸取活检（EUS-FNA）可以对 EUS 所发现的转移淋巴结或肝脏内转移病灶通过穿刺取得细胞学甚或组织学的病理诊断依据。EUS 是一项判断原发病灶浸润程度和区域性淋巴结转移状况的重要工具。但不能用于判断是否存在远处转移。因此，在通过 CT 或 PET 检测未发现远处转移病灶存在的情况下，EUS 应列为食管癌的常规分期检查。

推荐答案：

4. 我国食管癌最常见的组织病理类型是鳞癌。

解说：

食管癌常见的组织病理类型是鳞癌和腺癌。其中鳞癌是我国最常见的病理类型，在我国鳞状细胞癌占食管癌病理类型的绝大多数，为 80%～90%；欧美国家鳞癌和腺癌都比较常见，且近年西欧和北美等国家的腺癌发病率呈上升趋势。

　　病例1、2在食管癌的诊治过程中，均应用胃镜进行食管癌的诊断。

问题5：食管癌内镜治疗适用于哪些患者？

推荐答案：

5. 内镜肿瘤切除治疗适用于食管癌癌前病变和局限于黏膜内早期食管癌。

解说：

　　随着内镜技术的发展，食管癌的内镜介入治疗已经逐步成为早期食管癌的主要治疗措施。如对于癌前病变和局限于黏膜内早期肿瘤，内镜下黏膜切除术可能会逐步取代传统手术治疗。目前用于治疗早期食管癌的内镜介入治疗技术有内镜下黏膜切除术（EMR）和内镜下黏膜剥离术（ESD）。一般适用于拒绝手术、高龄或因身体状况及其他原因不能手术的早期食管癌患者。

　　病例1患者进行了食管中段癌根治术，食管胃空肠吻合术，术后行常规放射治疗，放射治疗期间出现吞咽困难，食管球囊扩张术。
　　病例2因患者年龄偏大，当时不同意手术及放化学治疗，后吞咽困难加重，于3个月后行放射治疗。

问题6：确定食管癌治疗方案时应考虑哪些因素？

推荐答案：

6. 确定食管癌治疗方案时，应考虑是初治还是复治、病变部位和分期等因素，决定是进行以手术或放射治疗为中心的根治治疗，还是以减轻症状为中心的姑息治疗。

解说：

　　初治的Ⅰ～Ⅲ期且术前评价可以接受和能切除的患者，其治疗方法选择可以采取手术切除或放化学治疗同步治疗。若病变范围在颈段和（或）上胸段多强调放化学治疗的综合性治疗。对于中胸段食管癌手术切除和放化学治疗综合性治疗疗效接近。若病变范围位于下胸段或病变范围非常早期（T1，但颈段食管癌除外）则强调手术切除。

有远处转移的Ⅳ期患者，若 KPS 评分≥70 分，可建议化学治疗，对临床已存在或预计生存期内会出现食管梗阻情况者，可加用局部姑息放射治疗或支架治疗，余患者则给予最佳支持治疗，亦即姑息治疗。

复发的患者，包括治疗后局部和区域性复发者，根据初治时所采用的治疗手段进行选择。对初治采用手术而未行放射治疗者可建议放射治疗或放化学治疗或内镜治疗；若初次采用放射治疗而未行手术者能手术尽量行手术切除，否则行化学治疗；对于初次治疗后出现远处转移者，患者一般情况好则建议化学治疗并根据转移灶所在部位考虑是否加用局部放射治疗，余行支持治疗。

病例 1 在食管中段癌根治术前没有进行放化学治疗，但在术后进行了辅助放射治疗。

问题 7：食管癌的新辅助治疗有哪些？
问题 8：食管癌的辅助治疗有哪些？

推荐答案：

7. 食管癌的新辅助治疗有术前化学治疗、术前放射治疗、术前放化学治疗综合性治疗。

解说：

食管癌手术前的放化学治疗叫新辅助治疗。食管癌的新辅助治疗有术前化学治疗、术前放射治疗、术前放化学治疗等综合性治疗。

1. 术前化学治疗　术前化学治疗应用目的包括控制食管癌原发病灶，提高手术切除可能性和杀灭术前可能存在远处转移的亚临床病灶，降低远处转移出现的可能性，提高食管癌患者治疗疗效。目前新辅助化学治疗方案仍以 DDP＋5-FU 为基础，2010 年 NCCN 临床指引推荐 5-FU/DDP 和紫杉类为基础的化学治疗进行食管癌新辅助化学治疗。

2. 术前放射治疗　即使临床可切除的食管癌，手术切除后 5 年生存率仍较低。导致治疗失败的主要原因之一是食管癌根治性手术后仍有很多患者出现局部和（或）区域性复发。因此，手术前的放射治疗是否能通过降低食管癌的临床分期，提高手术切除率，减少肿瘤细胞术中种植和播散，进而提高食管癌患者生存疗效也一直为临床研究所关注。从现有临床资料看，术前放射治疗尚未充分显示出能提高生存疗效作用，即使有一定提高作用也是非常小的。来自食管癌合作的一项 Meta 分析显示没有明显证据可以证明术前放射治疗在生存方面具有优势。目前，尚不能将术前放射治疗作为标准治疗用于临床。

3. 术前放化学治疗综合性治疗　对于可手术切除的食管癌，单纯手术切除后局部和（或）区域性复发以及远处转移均为治疗失败的主要原因。因此，术前放化学治疗可以提高该期患者生存疗效。多项临床试验表明术前放化学治疗可以延长患者生存期，而且术前放疗和化学治疗对不同组织学类型的食管癌预后均较好。2010 年 NCCN 已把术前放化学治疗并手术治疗食管癌写入治疗指引并作为标准治疗方案。

推荐答案：

8. 食管癌的辅助治疗有术后辅助化学治疗、术后辅助放射治疗。

解说：

食管癌患者手术后的放、化学治疗叫食管癌的辅助治疗。食管癌的辅助治疗有术后辅助性化学治疗、术后辅助性放射治疗。

1. 术后辅助化学治疗　对根治性切除术后的食管癌、贲门癌进行辅助化学治疗，有助于防止和延缓复发或转移。而姑息性切除术后进行化学治疗，可以缓解部分患者的病情，改善生活质量，延长生存期。在食管癌术后辅助化学治疗中，以往的基本化学治疗方案是 DDP + 5- FU 方案。近年来指南建议紫杉类为基础的方案进行食管癌术后辅助化学治疗。

2. 术后辅助放射治疗　多项大型临床试验得到结论：食管癌根治术后预防照射能提高Ⅲ期和有淋巴结转移组的生存率；能降低放射治疗部位的复发率且不增加吻合口狭窄的发生率。姑息性手术的术后放射治疗主要是为了控制肿瘤病灶，以改善其预后。姑息手术是指外科医师在手术时肉眼未切净和在病理检查时显微镜下见肿瘤残留（可能为肿瘤直接浸润和转移性淋巴结所致）。一般认为术后姑息放射治疗能提高患者生存率。因此，推荐行食管癌根治术的Ⅲ期和有淋巴结转移的食管癌患者，术后应进行预防性放射治疗；行姑息手术的患者术后更应积极放射治疗。

病例 1 在食管中段癌根治术后，进行了辅助放射治疗。
病例 2 只进行了放射治疗。

问题9：放射治疗在食管癌治疗中处于何种地位？

问题10：食管癌放射治疗后主要的不良反应有哪些？

推荐答案：

9. 配合手术切除的放射治疗或单独放射治疗可以根治部分食管癌患者，放射治疗还可以减轻部分患者的食管癌伴发症状。

解说：

食管癌放射治疗包括根治性和姑息性两大类。颈段和上胸段食管癌手术的创伤大，并发症发生率高，而放射治疗损伤小，疗效优于手术，应以放射治疗为首选。

1. 根治性放射治疗适应证　经过根治性放射治疗，患者有可能达到食管病灶控制，甚至完全缓解（CR），改善食管梗阻，全身情况好转，有较长的生存期。其适应证为：①一般情况较好，KPS评分70分及以上；②没有远处淋巴结转移（Mla）和远处脏器转移（M1b）的区域性食管癌；③没有纵隔炎、出血穿孔以及其他无法控制的内科疾病。凡患者全身状况尚可、能进半流质或顺利进流质饮食、胸段食管癌而无锁骨上淋巴结转移及远处转移、无气管侵犯、无食管穿孔和出血征象、病灶长度为7～8cm而无内科禁忌证者，均可做根治性放射治疗。

2. 姑息性放射治疗适应证　姑息性放射治疗旨在缓解食管梗阻、改善进食困难、减轻疼痛、控制转移灶、提高患者生存质量和延长患者生存期。其适应证为：①术后复发或转移；②放射治疗后复发无法手术，或术后转移者；③肿瘤局部侵犯广泛，或已有远处转移；④一般情况差，甚至已有恶病质，或伴有无法控制的严重内科疾病；⑤食管穿孔或有明显的食管穿孔前征象。

3. 放射治疗的禁忌证

1）相对禁忌证包括：①有出血穿孔前征象者，待对症处理病情改善后，在家属同意情况下仍有放射治疗指征；②一般情况差，或伴有内科疾病者，待病情控制后，仍可放射治疗；③食管已经穿孔者，食管支架等处理且病情稳定后，仍可考虑放射治疗。

2）绝对禁忌证包括：①食管已经穿孔且没有处理者；②有活动性食管大出血者；③全身情况极差，KPS评分40分以下，对症处理后没有改善者。

推荐答案：

10. 食管癌放射治疗后主要的不良反应有急性放射性肺损伤和放射性食管炎。

解说：

急性放射性肺损伤和放射性食管炎是食管癌放射治疗后常见的不良反应，其分级标准参照 RTOG 分级标准。

1. 急性放射性肺损伤 RTOG 分级标准

0 级：无变化。

1 级：轻度干咳或劳累时呼吸困难。

2 级：持续咳嗽且需麻醉性镇咳药镇咳治疗或稍活动即呼吸困难，但休息时无呼吸困难。

3 级：重度咳嗽，对麻醉性镇咳药无效，或休息时呼吸困难/临床或影像有急性放射性肺炎证据/间断吸氧或可能需类固醇治疗。

4 级：严重呼吸功能不全/持续吸氧或辅助通气治疗。

5 级：致命。

2. 急性食管炎诊断 RTOG 标准

0 级：无变化。

1 级：轻度吞咽困难，需要表面麻醉或镇痛剂或软食。

2 级：中度吞咽困难，需要麻醉剂或流食。

3 级：重度吞咽困难，或脱水，或体重减轻 15%，需要管饲饮食。

4 级：完全梗阻、溃疡或穿孔。

5 级：致命。

病例 1 进行了食管癌手术及辅助放射治疗，病例 2 进行了姑息放射治疗。

病例 1、2 均没有进行化学治疗及靶向治疗。

问题 11：食管癌化学疗法有哪几种？常用化学治疗方案是什么？
问题 12：食管癌可以用分子靶向药物治疗吗？

推荐答案：

11. 配合根治性手术和（或）放射治疗的化学治疗为辅助化学治疗，减轻晚期食管癌患者症状的化学治疗为姑息化学治疗。氟尿嘧啶类和铂类可组成标准的联合化学治疗方案，新的有效化学治疗药物不断问世。

解说：

目前，对食管癌的化学治疗主要用于姑息治疗，以减轻肿瘤伴发的症状，还有作为以手术和（或）放射治疗为主的根治性治疗的一种辅助方法，包括新辅助治疗和辅助治疗。近来的研究表明，放射治疗同期联合化学治疗能显著提高放射治疗的疗效，而且随着新药物（或新的联合方案）的发现，化学治疗在食管癌治疗中的地位越来越重要。

从现有的临床结果看，5-FU 和 DDP 与放射治疗联合应用，在控制肿瘤的疗效和治疗副反应上均取得较为满意的临床结果。因此，DDP 联合 5-FU 持续静脉输注被列为食管癌标准的化学治疗方案而一直被临床所应用。

其他常用的联合化学治疗的药物有紫杉醇、多西他赛（docetaxel）、长春瑞滨（NVB）、奥沙利铂（oxaliplatin）、洛铂（lobaplatin）、卡培他滨（capecit-abine）、吉西他滨、伊立替康等。紫杉类药物主要通过抑制微管解聚发挥抗肿瘤作用。临床实验表明具有较广的抗肿瘤谱和良好的抗肿瘤活性，对食管癌的有效率达 30% ~48%。长春瑞滨对食管癌具有确切的疗效，它与 DDP 的联合方案似乎比 5-FU + DDP 方案具有更好的耐受性和疗效。紫杉醇类药物联合长春瑞滨治疗复发性的晚期食管鳞癌的有效率可 60%。针对晚期食管癌，包含吉西他滨、伊立替康、奥沙利铂、卡培他滨等新型抗肿瘤药物的联合化学治疗方案也显现出良好的疗效。但仍需要临床进一步验证。其中卡培他滨作为一种口服的选择性肿瘤内活化的新型氟尿嘧啶类抗癌药被更多关注。

推荐答案：

12. 分子靶向治疗药物，如埃罗替尼以及化学治疗配合西妥昔单抗、曲妥珠单抗、贝伐珠单抗等几个临床试验正在研究中。

解说：

新分子靶点药物治疗食管癌的临床研究受到了越来越多的关注。目前已发现针对表皮生长因子受体、血管内皮生长因子受体、选择性环氧化酶-2 等多项靶点的治疗存在较大应用价值，相关研究正在进行中。同时靶向药物之间的联合或与放/化学治疗之间联合的研究也在逐步开展。

（1）表皮生长因子受体酪氨酸激酶抑制剂：研究表明埃罗替尼剂量达 150mg/d 是安全、有效的，患者能够耐受，而且联合放射治疗能明显提高疗效。此外吉非替尼不仅具有抗肿瘤活性，还能增强 EGFR 阳性肿瘤细胞的放射敏感性，与放射治疗联合能明显提高食管癌的疗效。

（2）EGFR 单克隆抗体西妥昔单抗：临床试验中应用西妥昔单抗联合表柔比星、顺铂、卡培他滨，结果患者疗效高于单纯化学治疗组，因此认为加用西妥昔单抗对肿瘤的疗效明显提高。

（3）抗 HER-2 的单克隆抗体曲妥珠单抗：研究结果显示：HER-2 表达水

平可能是判断食管癌恶性程度、预测侵袭转移的一种指标。曲妥珠单抗与化学治疗药联用仅适用于 HER-2 阳性食管癌，这为临床选择合适的治疗方案提供了一定依据。

（4）抗血管生成治疗：针对食管癌的治疗，贝伐珠单抗目前还处于研究初期，大部分研究仅限于腺癌患者。另外两种抗肿瘤血管生成药物血管内皮抑素与索拉非尼是食管癌治疗中潜在的靶向药物。

　　病例 1 进行了食管中段癌根治术，食管-胃-空肠吻合术，术后行常规放射治疗，放射治疗期间出现吞咽困难，行食管球囊扩张术。
　　中晚期食管癌吞咽困难者，还可以进行食管内支架治疗。

问题 13：中晚期食管癌食管内支架治疗如何应用？

推荐答案：

13. 晚期或无法手术的进展期食管癌患者，有食管狭窄、影响进食时可应用内镜下扩张和支架置入技术。

解说：

对于晚期或无法手术的进展期食管癌患者，食管狭窄是影响生活质量的关键因素。如果不能得到迅速缓解，会影响营养摄入，加速患者消耗和死亡。内镜下扩张和支架置入技术是处理此类患者的主要措施。

单纯扩张一般用于生存期较短或暂时无法置入支架的患者，可以起到短期的治疗效果。

而置入食管支架，可以较长时间缓解狭窄症状。目前食管支架根据材料不同而分为金属支架、塑料支架和生物可降解支架三种。其中金属支架最为常用，一般为镍钛合金支架，具有形状记忆效应和很好的柔韧性。为了防止支架置入体内较长时间后肿瘤或肉芽组织从网眼向支架腔内生长引起再梗阻，已经研制出一种覆膜金属支架，这种支架表面覆有一层硅胶膜，能阻挡组织从网眼向支架腔内生长，尤其适用于恶性食管病变。由于一般支架仅能起到支撑和扩张作用，对肿瘤本身无治疗作用。

近年来，有学者将放射性粒子安装在食管支架上制成新型支架，不仅缓解了患者的进食状况，而且起到了一定的放射治疗作用，能够一定程度地延长患者的生存时间。

食管癌新的治疗技术不断问世。

问题14：光动力疗法适用于哪些患者？

推荐答案：

14. 光动力疗法适用于早期和晚期食管癌患者，晚期患者应与放射治疗或食管支架置入治疗相配合。

解说：

光动力疗法（PDT）的基本原理是利用光敏剂的光化学反应进行治疗，是一种光激发的化学疗法。光敏剂吸收光子的能量跃迁到激发态，受激发的光敏剂将能量传递给氧，产生一些活性氧分子，活性氧分子通过氧化作用来攻击细胞结构。这种损伤可能是细胞膜或蛋白质的氧化损伤，当氧化损伤的积累超过一定的阈值时，细胞便开始死亡。另外近年研究显示光动力疗法可同时增强患者体内的抗肿瘤免疫效应。治疗适应证为：经超声内镜检查确认为浅层损害的早期病灶，采用镜下 PDT 可达到完全治愈。无法实施外科切除的阻塞性病灶，采用镜下 PDT，必要时和放射治疗协同或者辅以食管支架，可达到缓解梗阻、控制病情、延长生命的目的。治疗方法：治疗前将光敏剂静脉注入患者体内，并避光，光敏剂的剂量依据其种类不同而异，Photofrin 一般是 2mg/kg，48 小时后用柱状光纤，在内镜下将波长为 630nm 的激光导入食管内，光照的能量密度可依据患者个体情况及病灶大小而定，并于初次光照后 48～72 小时进行复照。

病例 1 食管环周肿物位于距门齿 30cm 处，为胸中段食管；
病例 2 溃疡性病变位于距门齿 35～41cm 处，为胸下段食管。

问题15：临床上对食管分为哪几段？

推荐答案：

15. 临床上一般把食管分为 5 段，分别为颈段食管、胸上段食管、胸中段食管、胸下段食管、食管-胃交界。

解说：

临床上一般把食管分为颈段食管、胸上段食管、胸中段食管、胸下段食管、食管胃交界5段。

（1）颈段食管：上接下咽，向下至胸骨切迹平面的胸廓入口，内镜检查距门齿15～20cm。

（2）胸上段食管：上自胸廓入口，下至奇静脉弓下缘水平，内镜检查距门齿20～25cm。

（3）胸中段食管：上自奇静脉弓下缘，下至下肺静脉水平，内镜检查距门齿25～30cm。

（4）胸下段食管：上自下肺静脉水平，向下终于胃，内镜检查距门齿30～40cm。

（5）食管胃交界：凡肿瘤中心位于食管下段、食管胃交界及胃近端5cm，并已侵犯食管下段或食管胃交界者，均按食管腺癌TNM分期标准进行分期；胃近端5cm内发生的腺癌未侵犯食管胃交界者，可称为贲门癌。连同胃其他部位发生的肿瘤，皆按胃癌TNM分期标准进行分期。

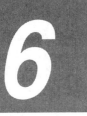

第六章

胃　癌

第一节　诊断治疗基础

一、诊断基础

胃癌应当结合患者的临床表现、内镜及组织病理学、影像学检查等进行胃癌的诊断和鉴别诊断。

1. 临床表现

（1）症状：早期胃癌常无症状，或者仅有一些非特异性消化道症状。一旦出现明显症状，患者多已属进展期或出现并发症。

进展期胃癌常见症状有上腹部不适或疼痛、食欲减退（特别是对肉食）、食后饱胀、恶心或呕吐、呕血或黑粪、吞咽困难、腹泻或便秘、乏力、体重减轻、腹围增加、贫血、低热等。

（2）体征：早期胃癌常无明显体征。进展期胃癌患者可在上腹部触及肿块，有压痛。有远处转移时可出现左锁骨上淋巴结肿大（Virchow 淋巴结）、左腋下淋巴结肿大（Irish 结节）。肝脏转移可致肝脏肿大、黄疸、腹水。腹膜种植转移可形成脐部结节（Sister Mary Joseph 结节）、卵巢肿块（Krukenberg瘤）、直肠前肿块（Blumer's shelf），也可发生腹水，致腹部膨隆和移动性浊音阳性。侵犯门静脉或脾静脉时有脾脏肿大。幽门梗阻时可出现胃型、蠕动波及振水音。

（3）伴癌综合征：包括反复发作的表浅性血栓静脉炎（Trousseau 征）及过度色素沉着、黑棘皮病（皮肤褶皱处有色素沉着，尤其在两腋）、皮肌炎、膜性肾病、微血管病性溶血性贫血及神经肌肉病变等。

（4）并发症：包括上消化道出血、穿孔、胃肠道瘘及消化道梗阻（贲门、幽门或胆道梗阻）。常见术后并发症包括吻合口瘘、维生素 B_{12} 缺乏症等。

2. 实验室检查

（1）全血细胞计数：贫血常见，约50%有缺铁性贫血，是长期失血所致，或由营养缺乏造成。如合并有恶性贫血，可见巨幼细胞贫血。微血管病变引起的溶血性贫血也有报道。

（2）生化检查：肝功能异常提示可能有肝转移。

（3）粪便隐血试验：粪便隐血试验常呈持续阳性，有辅助诊断的意义。

（4）肿瘤标志物 CEA 在 30% ~40% 的原发胃癌患者中升高，在随访而不是筛查或诊断中有一定价值。其他肿瘤标志物（CA199、CA125、CA724）等均有可能在部分胃癌患者中出现不同程度的升高，但均无筛查或诊断价值。

3. 内镜检查

（1）纤维胃镜检查：可明确肿瘤是否存在及其部位，并对任何可疑病灶进行活检，是目前最可靠的诊断手段。几乎所有经上消化道造影检查诊断为胃癌的患者都需要再接受纤维胃镜检查和活检以确诊。必要时可酌情选用色素内镜或放大内镜。

（2）超声内镜（EUS）：对于胃癌的初始治疗前临床分期十分重要。有助于评价胃癌浸润深度（T 分期）、黏膜下扩散状况和胃周淋巴结转移状况（N 分期），有时还可发现远处播散征象（M 分期），如周围脏器病灶或腹水。

对拟施行内镜下黏膜切除（EMR）、内镜下黏膜下层切除（ESD）等微创手术者必须进行此项检查。

由于 EUS 探测深度浅，传感器的可视度有限，因此用于评估远处淋巴结转移的准确度并不令人满意。

（3）腹腔镜：适用于影像学检查未发现转移灶（M0）的 T3 或 N1，应该考虑行腹腔镜分期并行腹膜灌洗从而行细胞学检查。

腹膜细胞学阳性（出现肉眼可见的腹膜种植转移）预后较差，并定义为 M1 疾病。

腹腔镜探查对肝转移及胃周淋巴结转移的评估作用有限。

4. 影像学检查

（1）计算机断层扫描（CT）：CT 平扫及增强扫描在评价胃癌病变范围、局部淋巴结转移和远处转移状况等方面具有重要价值，已常规应用于胃癌患者的术前分期，它对肿瘤 T 分期的准确度已达到 43% ~82% 。

（2）磁共振（MRI）检查：MRI 检查是重要的影像学检查手段之一。推荐对 CT 造影剂过敏者或其他影像学检查怀疑有转移者使用。MRI 有助于判断腹膜转移情况，可酌情使用。

（3）上消化道造影：有助于判断胃原发病灶的位置、范围及功能状态，特别是气钡双重对比造影检查是诊断胃癌的常用影像学方法之一。对疑有幽门梗阻的患者建议使用水溶性造影剂。

（4）胸部 X 线检查：可用于评价是否存在肺转移和其他明显的肺部病变。

（5）超声检查：对评价胃癌局部淋巴结转移情况及表浅部位的转移有一定价值，对判断胃癌远处转移有一定参考价值，可作为术前分期的初步检查方法。

（6）PET/CT：PET/CT 对原发胃癌的诊断，尤其是对进展期胃癌的诊断价值较大，然而在诊断早期胃癌上的价值很有限。由于弥散型和黏液型胃癌对示踪剂^{18}F-FDG 的浓聚水平较低，导致 PET/CT 对其检出率较低。在区域淋巴结受累的检测中，尽管 PET/CT 的特异性高于 CT（分别为 92% 和 62%），但 PET/CT 的敏感性显著低于 CT（分别为 56% 和 78%）。在术前分期方面，PET/CT（68%）的精确度高于 CT（53%）或 PET（47%）。

5. 病理学诊断　分为细胞病理学和组织病理学，是胃癌的确诊和治疗依据。标本可通过手术切除的肿瘤组织、胃黏膜活检及细胞学检查、转移灶的活检、腹水或腹膜灌洗液细胞学检查等方法取得。对可疑的或已证实的转移性胃腺癌应行 HER-2 检测。

（1）早期胃癌大体形态类型：早期胃癌是指黏膜内浸润癌或黏膜下浸润癌，无论有无区域淋巴结转移。小胃癌是指癌灶直径为 0.5~1.0cm 的早期胃癌。微小胃癌是指癌灶最大直径小于 0.5cm 的早期胃癌。胃镜活检确诊为癌，但经手术标本系统病理检查未发现癌灶者称为超微小胃癌，亦称一点癌或点状癌，亦属于微小胃癌。

早期胃癌的内镜下有以下分型：Ⅰ：隆起型；Ⅱa：表面隆起型，Ⅱb：平坦型，Ⅱc：表面凹陷型；Ⅲ：凹陷型。

（2）进展期胃癌的大体形态类型：进展期胃癌是指癌组织浸润深度已到肌层或浆膜层的胃癌。

进展期胃癌的大体形态类型按 Borrmann 分型法分为以下几种。

Ⅰ：息肉型，息肉样肿瘤，与周围黏膜分界清晰。

Ⅱ：溃疡型，边缘隆起的溃疡型肿瘤，溃疡周边没有肿瘤浸润，被边缘清晰的增厚胃壁包围。肿瘤深达或贯穿肌层合并溃疡。

Ⅲ：浸润溃疡型，边缘隆起的溃疡型肿瘤，溃疡周边有肿瘤浸润，被边缘不清晰的增厚胃壁包围。

Ⅳ：弥散浸润型，肿瘤向胃壁各层弥散浸润，但胃壁增厚坚硬且边缘不清晰，使局部胃壁增厚。

（3）组织学分类［参考 WHO 胃肿瘤分类 第4版（2010年）］

①上皮性肿瘤

癌前病变

　　腺瘤

　　上皮内瘤变（异型增生），低级别

上皮内瘤变（异型增生），高级别

癌

腺癌

乳头状腺癌

管状腺癌

黏液腺癌

低黏附性癌（包括印戒细胞癌和其他亚型）

混合性腺癌

腺鳞癌

伴有淋巴间质的癌（髓样癌）

肝样腺癌

鳞状细胞癌

未分化癌

②神经内分泌肿瘤

神经内分泌瘤（NET）

NET G1（类癌）

NET G2

神经内分泌癌（NEC）

大细胞 NEC

小细胞 NEC

混合性腺神经内分泌癌

EC 细胞，5-羟色胺生成性 NET

胃泌素生成性 NET（胃泌素瘤）

③间叶性肿瘤

血管球瘤

颗粒细胞瘤

平滑肌瘤

丛状纤维黏液瘤

神经鞘瘤

炎性肌纤维母细胞瘤

胃肠间质瘤

卡波西肉瘤

平滑肌肉瘤

滑膜肉瘤

④淋巴瘤

⑤继发性肿瘤

（4）组织学分级

     GX   分级无法评估

     G1   高分化

     G2   中分化

     G3   低分化

     G4   未分化

还可以分为分化型和未分化型两类。

分化型包括高分化或中分化的管状腺癌和乳头状腺癌，它们由肠上皮化生黏膜发展而来，也被分成低级别（高分化和中分化）和高级别（低分化）。

未分化型包括低分化腺癌、印戒细胞癌和黏液腺癌，它们由胃固有黏膜发展而来，不分级。

（5）胃癌 HER2-neu 过表达的评估：对于不能手术的局限性、复发或者转移性的胃及胃食管结合部腺癌且正在考虑使用曲妥珠单抗治疗的患者，推荐使用免疫组化（IHC）和荧光原位杂交（FISH）或者其他原位杂交方法检测 HER2-neu 表达。推荐下表的 ToGA 研究中采用的评价标准（表6-1）。

表6-1　胃癌及胃食管结合部腺癌 HER2-neu 表达的免疫组化评分标准

	手术切除标本的表达形式（免疫组织化学法）	活检标本的表达形式（免疫组织化学法）	HER2-neu 过表达的评估
0	没有染色或 <10% 的肿瘤细胞有膜染色	没有染色或没有肿瘤细胞有膜染色	阴性
+	≥10% 的肿瘤细胞有微弱或勉强可见的膜染色；肿瘤细胞仅有部分膜染色	只要有成簇的肿瘤细胞有微弱/勉强可见的膜染色，而不管着色肿瘤细胞百分比	阴性
+ +	≥10% 的肿瘤细胞有弱到中等的完整膜染色，基侧膜或侧膜染色	只要有成簇的肿瘤细胞有弱到中等强度的完整膜染色，基侧膜染色或侧膜染色，而不管着色肿瘤细胞百分比	意义不明确
+ + +	≥10% 的肿瘤细胞有强的完整膜染色，基侧膜或侧膜染色	只要有成簇的肿瘤细胞有强的完整膜染色，基侧膜染色或侧膜染色，而不管着色肿瘤细胞百分比	阳性

对于免疫组检测 HER2-neu 结果低于 + + + 表达的患者，推荐再使用 FISH 或者其他原位杂交方法检测。IHC 或 FISH 检测 HER2-neu 结果为 + + + 表达的患者考虑为阳性

6. TNM 分期

（1）TNM 评价标准

T 分类

TX	原发肿瘤无法评估
T0	无原发肿瘤证据
Tis	原位癌：上皮内肿瘤未侵及固有层
T1	肿瘤侵犯固有层、黏膜肌层或黏膜下层
T1a	肿瘤侵犯固有层或黏膜肌层
T1b	肿瘤侵犯黏膜下层
T2	肿瘤侵犯固有肌层*
T3	肿瘤穿透浆膜下结缔组织，而尚未侵犯脏层腹膜或邻近结构**,***
T4	肿瘤侵犯浆膜（脏层腹膜）或邻近结构**,***
T4a	肿瘤侵犯浆膜（脏层腹膜）
T4b	肿瘤侵犯邻近结构

N 分类#

NX	区域淋巴结转移无法评估
N0	区域淋巴结无转移##
N1	1 ~ 2 个区域淋巴结有转移
N2	3 ~ 6 个区域淋巴结有转移
N3	7 个或 7 个以上区域淋巴结有转移
N3a	7 ~ 15 个区域淋巴结有转移
N3b	16 个或 16 个以上区域淋巴结有转移

M 分类

M0	无远处转移
M1	有远处转移

*肿瘤可以穿透固有肌层达胃结肠韧带或肝胃韧带或进入大网膜或小网膜，但没有穿透覆盖这些结构的脏层腹膜。在这种情况下，原发肿瘤分期为 T3。如果穿透覆盖胃韧带或网膜的脏层腹膜，则应当被分为 T4 期；**胃的邻近结构包括脾、横结肠、肝脏、膈肌、胰腺、腹壁、肾上腺、肾脏、小肠以及后腹膜；***经胃壁内扩展至十二指肠或食管的肿瘤分期取决于包括胃在内的这些部位的最大浸润深度；#AJCC 规定的区域淋巴结包

括 1~11 组淋巴结。《日本胃癌治疗指南 2010》规定 1~7,8a,9,10,11p,11d,12a组为区域淋巴结,对于侵犯食管的肿瘤,19,20,110 和 111 组淋巴结被归为区域淋巴结。对于胃空肠吻合术后残胃癌,邻近吻合口的空肠淋巴结被归为区域淋巴结。尽管并非必须,建议检查≥16 个区域淋巴结的转移情况以确定 N 状况;pN0 指所有被检查的淋巴结均为阴性,而不论被切除和检查的淋巴结数量有多少。

(2) 解剖学分期/预后分组

0 期	Tis	N0	M0
ⅠA 期	T1	N0	M0
ⅠB 期	T2	N0	M0
	T1	N1	M0
ⅡA 期	T3	N0	M0
	T2	N1	M0
	T1	N2	M0
ⅡB 期	T4a	N0	M0
	T3	N1	M0
	T2	N2	M0
ⅢA 期	T1	N3	M0
	T4a	N1	M0
	T3	N2	M0
	T2	N3	M0
ⅢB 期	T4b	N0	M0
	T4b	N1	M0
	T4a	N2	M0
	T3	N3	M0
ⅢC 期	T4b	N2	M0
	T4b	N3	M0
	T4a	N3	M0
Ⅳ 期	任何 T	任何 N	M1

7. 诊疗流程 (图 6-1)

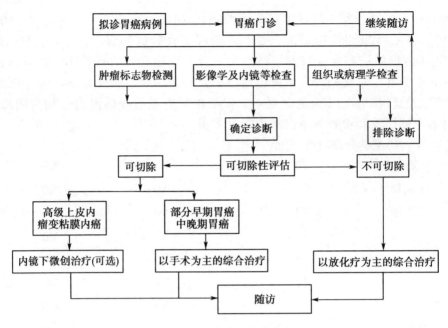

图 6-1　胃癌诊断治疗流程

二、治疗基础

1. 综合治疗的原则　根据肿瘤病理学类型及临床分期，结合患者一般状况和器官功能状态，采取多学科综合治疗（multidisciplinary team，MDT）模式，有计划、合理地应用手术、化学治疗、放射治疗和生物靶向等治疗手段，达到根治或最大幅度地控制肿瘤，延长患者生存期，改善生活质量的目的。

（1）早期胃癌且无淋巴结转移证据，可根据肿瘤侵犯深度，考虑内镜下治疗或手术治疗，术后无需辅助放射治疗或化学治疗。

（2）局部进展期胃癌或伴有淋巴结转移的早期胃癌，应当采取以手术为主的综合治疗。根据肿瘤侵犯深度及是否伴有淋巴结转移，可考虑直接行根治性手术或术前先行新辅助化学治疗，再考虑根治性手术。成功实施根治性手术的局部进展期胃癌，需根据术后病理分期决定辅助治疗方案（辅助化学治疗，必要时考虑辅助化放射治疗）。

（3）复发/转移性胃癌应当采取以药物治疗为主的综合治疗手段，在恰当的时机给予姑息性手术、放射治疗、介入治疗、射频治疗等局部治疗，同时也应当积极给予镇痛、支架置入、营养支持等最佳支持治疗。

2. 内镜下切除　内镜下切除包括内镜下黏膜切除术（endoscopic mucosal resection，EMR）和内镜下黏膜剥离术（endoscopic submucosal dissection，

ESD)。日本胃癌协会制订了 EMR 的手术适应证：①分化良好；②≤20mm 肿块型肿瘤；③≤10mm 凹陷型肿瘤；④不伴有溃疡；⑤黏膜内癌。内镜下切除的标准适应证为无溃疡［UL（−）］的分化型腺癌，cT1a，cN0，肿瘤直径≤2cm。

3. 手术治疗　手术切除是胃癌的主要治疗手段。胃癌手术分为根治性手术与姑息性手术，应当力争根治性切除。

（1）胃癌手术的分类

1）根治性手术

①标准胃切除术：包括至少 2/3 的胃切除并进行 D2 淋巴结清扫。②非标准胃切除术：根据肿瘤特性来调整胃切除范围和（或）淋巴结清扫范围。a. 改良手术：与标准手术相比，胃切除和（或）淋巴结清扫的范围有所缩小；b. 扩大手术：胃切除同时切除邻近的受累器官；或胃切除同时淋巴结清扫范围超过 D2。

2）姑息性手术：不可切除性转移性胃癌患者可出现出血或梗阻的紧急情况。如果患者身体条件允许，推荐采用可缓解症状的姑息性手术（不需进行淋巴结清扫）作为Ⅳ期胃癌的治疗选择。选择姑息性胃切除术还是单纯胃空肠吻合旁路手术取决于原发肿瘤的可切除性和（或）手术风险评估。可考虑胃造口术和（或）放置空肠营养管。

（2）胃切除术式及切缘

1）术式：包括全胃切除术、远端胃切除术、保留幽门胃切除术、近端胃切除术、节段性胃切除术、局部切除术、其他手术（旁路手术、胃造口术、空肠造口术）。

2）切缘：T2 或更深的肿瘤若表现为局限性生长（Borrmann 1 型和 2 型），推荐近端切缘距病灶至少 3cm；若表现为浸润性生长（Borrmann 3 型和 4 型），推荐近端切缘距病灶至少 5cm。

如果难以遵循以上原则则建议对近端切缘进行冰冻切片检查。

肿瘤侵犯食管时，不必遵循 5cm 原则，但最好采用冰冻切片检查切缘以确保 R0 切除。

T1 肿瘤距离病灶 2cm 的切缘应得以保证。

当肿瘤边界不清时，术前通过内镜下活检结果确定肿瘤边界并用金属夹标记，将有助于确定切除范围。

（3）淋巴结清扫（D）：现仍沿用 D（dissection）表示淋巴结清扫范围，如 D1 手术指清扫区域淋巴结至第 1 站，D2 手术指清除区域淋巴结至第 2 站、如果达不到第 1 站淋巴结清扫的要求，则视为 D0 手术。

（4）其他

6

1）保留迷走神经：保留幽门胃切除术应保留迷走神经的肝脏分支以保留幽门功能。

2）大网膜切除术：T3 或更深肿瘤的标准胃切除通常包括大网膜切除。T1/T2 肿瘤应保留距离胃网膜弓超过 3cm 的网膜。

3）网膜囊切除术：如肿瘤穿透胃后壁的浆膜，应行网膜囊切除术（切除网膜囊的内侧腹膜面）以清除网膜囊内微小种植灶。

4）邻近脏器的联合切除：对于直接侵犯邻近脏器的原发肿瘤或转移灶，应联合切除受累脏器以获得 R0 切除。

5）食管下段的处理：胃癌累及远端食管不足 3cm，推荐经膈肌的腹腔手术。如果受累食管更长且手术可治愈应考虑经胸手术。

6）腹腔镜手术：大多数用于 T1 肿瘤。

（5）残存肿瘤（R）分：术后有无残存肿瘤情况用 R 分类描述；R0 为根治性切除；R1 和 R2 为非根治性切除。

RX　残存肿瘤情况不明

R0　无残存肿瘤

R1　镜下可见残存肿瘤（镜下切缘阳性或腹膜灌洗细胞学阳性）

R2　肉眼可见残存肿瘤

4. 放射治疗和放化学治疗

（1）初始放化学治疗

1）目的：使肿瘤体积缩小实现降期，把不可切除病灶转化成可切除病灶，提高根治性切除率；消除潜在的切缘上的亚临床病灶，减少术后肿瘤残留；杀灭或抑制浆膜面浸出的癌细胞，防止术中种植和播散；降低淋巴结转移概率；使肿瘤周围小血管和小淋巴管内皮细胞肿胀、闭塞，减少瘤细胞进入血管和淋巴管而发生远处转移的机会。

2）适应证和推荐

①不可切除性局限性胃癌，推荐初始以氟尿嘧啶类或紫杉类为基础的转化性同步放化学治疗；②医学上不能耐受手术的局限性胃癌，推荐初始以氟尿嘧啶类或紫杉类为基础的根治性同步放化学治疗；③T2～4，任何 N 可切除性局限性胃癌，可考虑术前新辅助放化学治疗。

3）照射剂量：45～50.4Gy（1.8Gy/d）。

（2）术后辅助放化学治疗

1）目的：消灭残留的肿瘤或亚临床病灶，减少局部复发，延长生存期。

2）适应证和推荐

a. 初始 R0 切除：术后 pT2N0 肿瘤伴高危因素（高危因素包括肿瘤低分化或组织学分级高、淋巴血管浸润、神经浸润或年龄＜50 岁），推荐 5-FU ± LV

或卡培他滨，然后序贯以氟尿嘧啶类为基础的放化学治疗，再序贯 5-FU ± LV 或卡培他滨。

b. 初始 R0 切除 + D0 或 D1 清扫手术：术后 pT3 ~ 4 或 pN + 肿瘤，推荐 5-FU ± LV 或卡培他滨，然后序贯以氟尿嘧啶类为基础的放化学治疗，再序贯 5-FU ± LV 或卡培他滨。

c. 非根治性切除（R1 或 R2）：推荐以氟尿嘧啶类为基础的放化学治疗。

3）照射剂量：45 ~ 50.4Gy（1.8Gy/d）。

（3）姑息性放射治疗：主要针对肿瘤并发症、局部区域复发和（或）远处转移。

5. 化学疗法

（1）姑息化学治疗：目的为缓解肿瘤导致的临床症状，改善生活质量及延长生存期。适用于全身状况良好（PS 0 ~ 2 分）、主要脏器功能基本正常的不可切除性 T4b 肿瘤、M1 肿瘤、复发或姑息性切除术后的患者。

常用的全身化学治疗药物包括：5-氟尿嘧啶（5-FU）、卡培他滨、替吉奥、顺铂、表柔比星、多西他赛、紫杉醇、奥沙利铂、伊立替康等。

化学治疗方案包括单药方案、两药联合或三药联合方案。

两药方案包括：5-FU/LV + 顺铂（FP）、卡培他滨 + 顺铂、替吉奥 + 顺铂、卡培他滨 + 奥沙利铂（XELOX）、FOLFOX、卡培他滨 + 紫杉醇、FOLFIRI 等。

三药方案适用于体力状况好的患者，常用者包括：ECF 及其衍生方案（EOX、ECX、EOF），DCF 及其改良方案等。

对体力状态差、高龄患者，考虑采用口服氟尿嘧啶类药物或紫杉类药物的单药化学治疗。

对 HER-2 表达呈阳性（免疫组化染色呈 + + + ，或免疫组化染色呈 + + 且 FISH 检测呈阳性）的晚期胃癌患者，可考虑在化学治疗的基础上，联合使用分子靶向治疗药物曲妥珠单抗。

（2）辅助化学治疗：适用于初始行根治性切除 + D2 清扫术，术后 pT3 ~ 4 或 pN + 者，或术后 pT2N0 伴高危因素者（高危因素包括肿瘤低分化或组织学分级高、淋巴管浸润、神经系统浸润或年龄 < 50 岁）。pT1N0M0 患者不推荐术后进行辅助化学治疗；或初始接受新辅助化学治疗后再行根治性切除，术前分期为 T2 ~ 4 或 pN + 者。

辅助化学治疗始于患者术后体力状况基本恢复正常，一般在术后 3 ~ 4 周开始，联合化学治疗在 6 个月内完成，单药化学治疗不宜超过 1 年。

辅助化学治疗方案推荐氟尿嘧啶类药物联合铂类的两药联合方案。

对 pⅠB 期、体力状况差、高龄或不耐受两药联合方案者，考虑采用口服氟尿嘧啶类药物的单药化学治疗。

术后辅助治疗应当根据术前分期及新辅助化学治疗疗效，有效者延续原方案或根据患者耐受性酌情调整治疗方案，无效者则更换方案。

（3）初始新辅助或转化性（诱导性）化学治疗

适用于 T2～4 任何 N 可切除的局限性进展期胃癌，推荐术前新辅助化学治疗；对不可切除的局限性进展期胃癌，推荐初始转化性（诱导性）化学治疗。应当采用两药或三药联合的化学治疗方案，不宜单药应用。胃癌的新辅助化学治疗推荐 ECF 及其改良方案。新辅助化学治疗的时限一般不超过 3 个月，应当及时评估疗效，并注意判断不良反应，避免增加手术并发症。

（4）常用化学治疗方案

[CF]

| 顺铂 | $75～100mg/m^2$ | iv | d1 |
| 5-FU | $750～1000mg/m^2$ | iv（持续 24h） | d1～5 |

每 4 周重复

[顺铂 + 卡培他滨]

| 顺铂 | $80mg/m^2$ | iv | d1 |
| 卡培他滨 | $1000mg/m^2$ | po bid | d1～14 |

每 3 周重复

[FLO]

奥沙利铂	$85mg/m^2$	iv（2h）	d1
LV	$400mg/m^2$	iv（2h）	d1，在 5-FU 之前用
5-FU	$2600mg/m^2$	iv（24h）	d1

每两周重复（直至疾病进展或出现不可耐受的毒性反应）

[ECF]

表柔比星	$50mg/m^2$	iv	d1
顺铂	$60mg/m^2$	iv	d1
5-FU	$200mg/m^2$	iv（持续 24h）	d1～21

21 天为 1 个周期，术前 3 个周期，术后 3 个周期

[EOX]

表柔比星	$50mg/m^2$	iv	d1
奥沙利铂	$130mg/m^2$	iv（2h）	d1
卡培他滨	$625mg/m^2$	po bid	d1～21

21 天为 1 周期，卡培他滨持续给药（最多 8 个周期）

[EOF]

| 表柔比星 | $50mg/m^2$ | iv | d1 |

| 奥沙利铂 | 130mg/m² | iv（2h） | d1 |
| 5-FU | 200mg/m² | iv（持续24h） | d1～21 |

21 天为 1 个周期，术前共 3 个周期，术后 3 个周期

[替吉奥 + 顺铂]

| 替吉奥（S-1） | 40mg/m² | po bid | d1～21 |
| 顺铂 | 60mg/m² | iv | d8 |

每 5 周为 1 个周期，或者

| 替吉奥 | 25mg/m² | po bid | d1～21 |
| 顺铂 | 75mg/m² | iv（2h） | d1 |

每 4 周为 1 个周期

[DCF/TCF]

多西他赛	75mg/m²	iv（1h）	d1
顺铂	75mg/m²	iv（1～3h）	d1
5-FU	750mg/m²	iv（持续24h）	d1～5

每 21 天为 1 个周期，或者

多西他赛	85mg/m²	iv（1h）	d1
顺铂	75mg/m²	iv（4h）	d1
5-FU	300mg/（m²·d）	iv（持续24h）	d1～5

每 21 天为 1 个周期，最多 8 个周期

[ILF/IF]

伊立替康	80mg/m²	iv（30～90min）	d1
LV	500mg/m²	iv（1～2h）	d1
5-FU	2000mg/m²	iv（持续22～24h）	d1

每周 1 次，共 6 周，之后休息 1～2 周

（5）常用放化学治疗方案

[5-FU + LV + 放射治疗]

化学治疗

| LV | 20mg/m² | iv | d1～5 |
| 5-FU | 425mg/m² | iv | d1～5 |

每 28 天为 1 个周期，放射治疗前 1 个周期，放射治疗后 2 个周期（第 1，3 和 4 周期）

放化学治疗

| LV | 20mg/m² | iv | d1～4 和 d33～35 |
| 5-FU | 400mg/m² | iv | d1～4 和 d33～35 |

共 35 天（第 2 周期）

同期放射治疗　　1.8Gy/d　　　　　　每周5天，共5周（共45Gy）

完成放射治疗后休息1个月

[卡培他滨＋放射治疗]

化学治疗

卡培他滨　　　　750～1000mg/m^2　　po bid　　　　d1～14

每28天为1个周期，放化学治疗前1个周期，放化学治疗后2个周期（第1，3和4周期）

放化学治疗

卡培他滨　　　　625～825mg/m^2　　po bid　　　　d1～5或d1～7

每周1次，共5周（第2周期）

同期放射治疗　　1.8Gy/d　　　　　　每周5天，共5周（共45Gy）

（6）曲妥珠单抗的应用：对于HER2-neu过表达的腺癌，推荐将曲妥珠单抗加入化学治疗中。推荐曲妥珠单抗与顺铂＋氟尿嘧啶类方案联合用于一线治疗，也可考虑联合其他化学治疗方案，不推荐与蒽环类联合。

[曲妥珠单抗单独应用]

曲妥珠单抗　　8mg/kg（起始负荷剂量）　　iv　　　第1周期的第1天

　　　　　　　6mg/kg　　　　　　　　　　　iv　　　之后，每21天1次

曲妥珠单抗　　6mg/kg（起始负荷剂量）　　iv　　　第1周期的第1天

　　　　　　　4mg/kg　　　　　　　　　　　iv　　　之后，每14天1次

[化学治疗联合靶向治疗]

顺铂　　　　　80mg/m^2　　　　　　iv　　　　　　d1

5-FU　　　　　800mg/m^2　　　　　 iv（持续24h）d1～5

或者

卡培他滨　　　1000mg/m^2　　　　　po bid　　　　d1～14

每3周重复（6个周期）

曲妥珠单抗6或8mg/kg　　　　　　　　iv　　　　　　d1

第1周期第1天给予8mg/kg，之后每周期第1天给予6mg/kg，直至疾病进展、出现不可耐受的毒性反应或患者拒绝。

6. 支持治疗　目的为缓解症状、减轻痛苦、改善生活质量，应当在选择治疗方案、判断疗效时综合考虑，包括纠正贫血、改善营养状况、改善食欲、缓解梗阻、镇痛、心理治疗等。具体措施包括支架置入、肠内外营养支持、控制腹水、中医中药治疗等。

7. 治疗流程（图6-2）

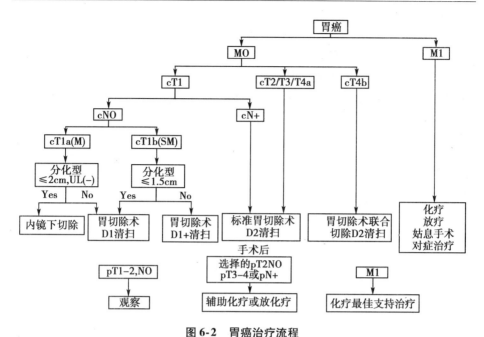

图 6-2　胃癌治疗流程

第二节　病例诊治演习

一、病例介绍

病例 1

患者男性，52 岁。患者于 2012 年 5 月因胃部疼痛伴食物反流，消瘦，就诊于某医院，胃镜检查及活检示胃窦癌，中、低分化腺癌。胸腹部 CT 未见转移征象。随后行远端胃大部切除术加 D2 淋巴结清扫术，术后病理示：胃腺癌（中-低分化）侵及浆膜，区域淋巴结转移 5/13。2012 年 7 月开始行替吉奥单药方案辅助化学治疗 8 个周期。末次随访 2013 年 12 月。

病例 2

患者男性，60 岁。于 2012 年 1 月无意中发现左锁骨上淋巴结肿大，淋巴结超声示左侧锁骨上窝多发低回声结节，符合淋巴结转移表现。CT 发现肝脏多发占位性病变。胃镜示胃窦部见 2.8cm×2.0cm 隆起型溃疡，病理示低分化腺癌，人表皮生长因子受体 2（HER2）（＋＋＋）。入院诊断胃低分化腺癌，Ⅳ期，多发肝转移，左锁骨上淋巴结转移。2012 年 2 月给予曲妥珠单抗联合奥沙利铂＋卡培他滨（XELOX）治疗4个周期。第2周期后复查超声示左锁骨上淋巴结消失，CT示肝内转移灶缩小50%，疗效PR。4周期后肝内转移灶进一步缩小，疗效维持PR。2012年12月复查CT示肝内病灶进一步增大，ECOG评分2分。改用替吉奥单药治疗1个周期。末次随访2013年2月。

二、相 关 问 题

病例1行远端胃大部切除术加D2淋巴结清扫术，术后病理示：胃腺癌（中-低分化）侵及浆膜，区域淋巴结转移5/13。术后行替吉奥单药辅助化学治疗。

问题1：胃癌根治手术后患者的预后判断取决于哪些因素？

问题2：哪些术后患者适合进行辅助化学治疗？

问题3：胃癌辅助化学治疗采用方案和化学治疗期限如何选择？

推荐答案：

1. 胃癌根治手术后患者的预后判断取决于胃壁受侵深度、淋巴结受累范围和肿瘤生长方式等因素。

解说：

胃癌在根治手术后5年生存率取决于胃壁受侵深度、淋巴结受累范围和肿瘤生长方式。胃癌患者5年生存率约为20%。

（1）早期胃癌只累及黏膜层者预后佳，术后5年生存率可达95%以上；如已累及黏膜下层，因常有局部淋巴结转移，预后稍差，5年生存率约80%。

（2）肿瘤以团块形式出现者，切除率高，较弥散型有早期出现转移者的预后为佳。皮革状胃预后很差。

（3）如肿瘤已侵及肌层但手术时未发现有淋巴结转移者，5年生存率仍可达60%~70%；如已深达浆膜层而局部淋巴结转移者，则预后不佳，术后5年生存率平均只有20%。

（4）已有远处播散的患者，5年生存率为0。

推荐答案：

2. 除了 pT1N0 以及不伴高危因素的 pT2N0 患者以外，均应该进行术后辅助化学治疗。

解说：

对于可手术的胃癌患者，辅助化学治疗的目的是消灭术后微转移灶，起到预防肿瘤复发和转移的作用。长期以来，各国学者对胃癌术后辅助化学治疗能否使患者在预后生存上受益存在争议，但近年来，持肯定意见者增多。

一般认为，pT1N0 和 pT2N0 不伴高危因素者不推荐术后进行辅助治疗。所谓高危因素包括肿瘤低分化或组织学分级高、淋巴管浸润、神经系统浸润或年龄 < 50 岁。初始行根治性切除 + D2 清扫术，术后 pT2N0 伴高危因素者，pT3 ~ 4N0 者，或 pN + 者，推荐术后辅助化学治疗。

另外，初始接受新辅助化学治疗后再行根治性切除，术前分期为 T2 ~ 4N0 或 pN + 者，应进行行术后辅助化学治疗。

推荐答案：

3. 辅助化学治疗方案推荐氟尿嘧啶类药物联合铂类的两药联合方案。联合化学治疗在 6 个月内完成，单药化学治疗不宜超过 1 年。

解说：

辅助化学治疗方案推荐氟尿嘧啶类药物联合铂类的两药联合方案。对 pIb 期、体力状况差、高龄或不耐受两药联合方案者，考虑采用口服氟尿嘧啶类药物的单药化学治疗。术后辅助治疗应当根据术前分期及新辅助化学治疗疗效，有效者延续原方案或根据患者耐受性酌情调整治疗方案，无效者则更换方案。辅助化学治疗始于患者术后体力状况基本恢复正常，一般在术后 3 ~ 4 周开始，联合化学治疗在 6 个月内完成，单药化学治疗不宜超过 1 年。

胃癌辅助化学治疗采用方案和化学治疗期限，多年来不同国家和地区一直存在较大争议。相对意见达成一致者为术前曾经接受新辅助化学治疗（ECF 或 ECF 衍生方案）的患者在根治术后，如原方案治疗有效，仍可采用原方案进行辅助化学治疗。如术前未能进行新辅助化学治疗，术后又具备辅助化学治疗适应证者，根据现有循证医学依据及我国临床实践，可考虑氟尿嘧啶类单药或者联合铂类进行辅助化学治疗。

日本一项大型随机 Ⅲ 期临床试验（ACTS-GC）评价了 D2 切除（R0 切除）术后用 S-1（替加氟）进行辅助化学治疗治疗 Ⅱ 期（剔除 T1 期）或 Ⅲ 期胃癌的效果。1059 例患者随机接受手术及术后 S-1 辅助化学治疗或单纯手术治疗。S-1 治疗组的 3 年总生存率为 80.1%，单纯手术组为 70.1%。S-1 组的死亡风险比为 0.68。5 年随访资料同样证实了这些结果，这是首次在临床研究中显示术后辅助化学治疗对 D2 切除术后的日本患者存在优势。

CLASSIC 研究为一项 Ⅱ ~ ⅢB 期 D2 根治术后胃癌患者的随机Ⅲ期临床对照研究（完成于韩国、中国内地、中国台湾）评估卡培他滨和奥沙利铂在术后化学治疗的作用，至少送检 15 个淋巴结以保证分期的准确性。1055 名患者随机分为术后奥沙利铂联合卡培他滨辅助化学治疗及单纯手术两组，结果显示接受卡培他滨联合奥沙利铂（XELOX）辅助化学治疗的胃癌患者较单纯手术者的 5 年 OS 率有显著提高，分别为 78% 和 69%（P = 0.0015），证实 XELOX 辅助化学治疗可显著降低术后复发风险，且延长无病生存期（DFS）的获益继而可转化为延长患者总生存期。从亚组分析来看，无论是在不同肿瘤分期（Ⅱ、ⅢA 或ⅢB）、国家或地区（韩国或中国大陆、中国台湾），还是年龄亚组（<65 岁或≥65 岁），患者均显示有一致的 DFS 获益，这在一定程度上说明 XELOX 方案在广泛人群中有普适性。

这些研究结果支持在胃癌 D2 切除术后使用化学治疗。但是，应该指出的是，目前尚无临床研究表明 D0/D1 切除术后可以从术后化学治疗中受益。而术后化学治疗在西方国家的临床研究总是缺乏在生存的优势。因此术后放化学治疗仍旧是这些患者的有效治疗选择。

在胃癌手术前的化学治疗叫新辅助化学治疗，属于围手术期化学治疗范畴。

问题 4：哪些患者适合进行围手术期化学治疗？

推荐答案：

4. 适用于 T2 ~ 4 任何 N 可切除的局限性进展期胃癌，推荐术前新辅助化学治疗；对不可切除的局限性进展期胃癌，推荐初始转化性（诱导性）化学治疗。

解说：

适用于 T2 ~ 4 任何 N 可切除的局限性进展期胃癌，推荐术前新辅助化学治疗；对不可切除的局限性进展期胃癌，推荐初始转化性（诱导性）化学治疗。应当采用两药或三药联合的化学治疗方案，不宜单药应用。胃癌的新辅助化学治疗推荐 ECF 及其改良方案。新辅助化学治疗的时限一般不超过 3 个月，应当及时评估疗效，并注意判断不良反应，避免增加手术并发症。

第一项检验效能强大的术前化学治疗Ⅲ期临床研究（MAGIC 研究）由英国医学研究委员会主持进行。503 例患者随机分为两组，一组进行围手术期化学治疗［ECF（表柔比星、顺铂和 5-FU）术前和术后化学治疗］和手术，另一组单用手术治疗。患者随机分组决定是否行术前干预。所有患者中，74% 为胃癌，手术 + 化学治疗组共有 69%、单纯手术组共有 66% 的患者接受了 R0 切除。大部分患者分期为 T2 或者更高（12% 为 T1，32% 为 T2，56% 为 T3～4）及 71% 患者为淋巴结阳性。围手术期化学治疗组中 T1 和 T2 期患者比例较高（为 51.7%）及淋巴结分期偏早（N0 或 N1 84%）单独手术组则分别为36.8% 和 70.5%。围手术期化学治疗组明显改善 PFS（p < 0.001）和 OS（p < 0.009），患者的 5 年生存率为 36%，单独手术组为 23%。

而在更近的一项研究 FNCLCC/FFCD 试验（n = 224，75% 患者为食管下段或 EGJ 腺癌，25% 为胃癌）。Ychou 等报道了氟尿嘧啶和顺铂的围手术期化学治疗显著提高根治性手术切除率，及其根治术后 DFS 和 OS。5 年生存率在手术 + 围手术期化学治疗组为 38% 而在单纯手术组为 24%（P = 0.02）。相对应的 PFS 分别为 34% 和 19%。这项实验进入了随访期后因为对照组缺乏获益而提前关闭。

这两项临床研究为可切除胃癌接受过有限的淋巴结清扫（D0 或 D1）的根治性手术患者，提供了另外一项治疗选择即围手术期化学治疗。

病例 2 为胃癌肝转移、左锁骨上淋巴结转移的Ⅳ期患者，癌组织基因检测结果示 HER-2（3 +），一线治疗给予曲妥珠单抗联合奥沙利铂 + 卡培他滨（XELOX）方案 4 个周期，第 2 周期后复查超声示左锁骨上淋巴结消失，CT 示肝内转移灶缩小 50%，疗效 PR。4 个周期后肝内转移灶进一步缩小，疗效维持 PR。

问题 5：晚期胃癌治疗中靶向药物如何选择？

问题 6：晚期胃癌治疗中一线化学治疗方案如何选择？

问题 7：晚期胃癌一线化学治疗获益后如何选择治疗？

推荐答案：

5. 不能手术的局限性、复发或者转移性的胃癌如 HER-2 阳性，可应用曲妥珠单抗与化学治疗方案联合。

解说：

ToGA 研究是首个在 HER-2 阳性胃癌患者中评价曲妥珠单抗联合顺铂及一

种氟尿嘧啶类药物的前瞻性多中心随机Ⅲ期临床研究。这项研究证实，对于 HER-2 阳性的晚期胃癌患者，曲妥珠单抗联合标准化学治疗的疗效优于单纯化学治疗。该研究中，594 例 HER-2 阳性（IHC3＋或 FISH 阳性［HER2：CEP17≥2］）胃或食管胃结合部腺癌（局部晚期、复发或转移性）。患者被随机分组，分别接受曲妥珠单抗联合化学治疗（5-FU 或卡培他滨联合顺铂）或单纯化学治疗。其中大部分为胃癌患者（曲妥珠单抗组 80％，化学治疗组 83％）。中位随访时间在两组分别为 19 个月和 17 个月。与单纯化学治疗相比，曲妥珠单抗联合化学治疗组的中位总生存期显著改善（分别为 13.8 个月和 11 个月；$P = 0.046$）。这一研究确立了曲妥珠单抗联合化学治疗在 HER-2 阳性的晚期胃癌或食管胃结合部癌患者中的标准治疗地位。

推荐答案：

6. 目前认为对晚期胃癌有效的化学治疗方案包括单药方案、两药联合或三药联合方案。两药方案包括：5-FU/LV＋顺铂（FP）、卡培他滨＋顺铂（XP）、替吉奥＋顺铂（SP）、卡培他滨＋奥沙利铂（XELOX）、FOLFOX、卡培他滨＋紫杉醇、FOLFIRI 等。三药方案包括：ECF 及其衍生方案（EOX、ECX、EOF），DCF 及其改良方案等。

解说：

三药联合方案的循证证据来自 REAL-2 和 V325 研究。REAL-2 是一项随机多中心Ⅲ期临床研究，比较以表柔比星为基础的 4 种化学治疗方案的疗效，这些方案分别为 ECF（表柔比星、顺铂、5-FU）、EOF（表柔比星、奥沙利铂、5-FU）、ECX（表柔比星、顺铂、卡培他滨）、EOX（表柔比星、奥沙利铂、卡培他滨）。中位随访期为 17.1 个月。该研究提示，对于初治的晚期胃癌和食管胃结合部癌患者，卡培他滨可以在治疗中取代 5-FU；含奥沙利铂方案的疗效也不低于含顺铂方案，且 EOX 在 OS 方面优于 ECF（11.2 个月与 9.9 个月，$P = 0.02$）。基于 REAL-2 研究，NCCN 指南和 ESMO 指南均推荐 ECF 和其改良方案（EOF、ECX 和 EOX）用于晚期胃癌的一线治疗。V325 是一项随机多中心Ⅲ期临床研究，比较 DCF 方案（多西他赛、顺铂、5-FU）与 CF 方案（顺铂、氟尿嘧啶）的疗效。结果显示，DCF 方案组的肿瘤进展时间较 CF 方案组明显延长（5.6 个月与 3.7 个月，$P < 0.001$）。DCF 方案组的中位总生存期比 CF 方案组明显延长（9.2 个月与 8.6 个月，$P = 0.02$），在中位随访时间 23.4 个月里，DCF 方案组的反应率明显高于 CF 方案组（分别为 37％ 和 25％）。根据这些研究结果，2006 年美国 FDA 批准 DCF 方案用于治疗以前未经化学治疗的晚期胃癌，包括食管胃结合部癌。三药联合方案虽然高效，但同

时也存在高毒性，因此常考虑用于肿瘤负荷较大，体力状况好，且需要短期内控制肿瘤发展者，而对于其他不可根治胃癌的姑息性化学治疗，更多选择两药联合方案。

两药联合目前已成为公认的晚期胃癌标准化学治疗方案。ML17032 是一项随机Ⅲ期研究，比较 XP 方案（卡培他滨、顺铂）和 FP 方案（5-FU、顺铂）一线治疗初治的晚期胃癌患者的疗效。结果显示，XP 方案比 FP 方案有较高的缓解率（41% 与 29%）和较长的总生存期（10.5 个月与 9.3 个月），而中位无进展生存期二者相似（分别为 5.6 个月和 5.0 个月）。这些结果证实，卡培他滨治疗晚期食管胃癌的疗效与 5-FU 相似。一项随机Ⅲ期研究显示，伊立替康联合 5-FU/四氢叶酸治疗晚期胃或胃食管结合部腺癌的无进展生存期疗效不亚于顺铂联合 5-FU 持续输注，并且前者的耐受性更好。因此当不能采用含铂化学治疗方案治疗时，可将含伊立替康的方案作为替代。SPIRITS 随机Ⅲ期临床研究显示，S-1 联合顺铂在中位总生存期和无进展生存期方面均明显优于 S-1 单药，分别为 13 个月与 11 个月，6 个月与 4 个月。FLAGS 研究比较了顺铂联合 S-1（CS）与顺铂联合 5-FU（CF）方案在晚期胃癌或胃食管腺癌患者中的疗效，结果显示 CS 的疗效与 CF 相似，中位 OS 分别为 8.6 个月和 7.9 个月；$P = 0.1983$，但 CS 方案安全性更优。亚组分析中，CS 方案在弥散型胃癌或胃食管腺癌患者中的总生存期优于 CF 方案。

单药化学治疗适用于体力状况差、高龄患者，可考虑采用口服氟尿嘧啶类药物或紫杉类药物。

推荐答案：

7. 对于晚期胃癌一线治疗有效或稳定的患者，"打打停停"的维持治疗模式可能在保证持续化学治疗、收到良好抗肿瘤效果的同时，减轻不良反应，增加患者耐受性。

解说：

晚期胃癌患者在治疗获益后如何处理并使患者尽可能延长无进展生存期（PFS）一直是胃癌治疗的难题。维持治疗虽然在晚期结直肠癌中获得认可，但在胃癌治疗中的作用与地位还没有循证医学证据。对于晚期胃癌一线治疗有效或稳定的患者，"打打停停"的维持治疗模式可能在保证持续化学治疗、收到良好抗肿瘤效果的同时，减轻不良反应，增加患者耐受性。

目前晚期胃癌一线化学治疗的有效率仅为 30% ~ 50%。化学治疗获益后，即使继续原方案化学治疗，中位 TTP 也仅为 4 ~ 6 个月。因此，化学治疗获益后的继续化学治疗，只能起到巩固和维持疗效的作用。由于晚期胃癌患者的一般状况较差，化学治疗获益后，是应该按照传统模式，继续原治疗方案，直至肿瘤进展；还是直至药物达最大累积剂量或患者出现难以耐受的毒性反应；还是直至肿瘤获得最大程度的缓解；还是在强烈化学治疗获益后，选择单药作为维持，待肿瘤进展后再改回化学治疗？要回答这些问题，就必须进行类似晚期结直肠癌的 OPTOMOX1、OPTOMOX2 的研究，以评价连续化学治疗、连续化学治疗后单药维持治疗几个周期或间歇几个周期不治疗，然后再重复原方案化学治疗的模式的优劣。

6

病例 2 在 2012 年 2 月给予曲妥珠单抗联合奥沙利铂 + 卡培他滨（XE-LOX）治疗 4 个周期，疗效判定为左锁骨上淋巴结转移完全缓解（CR），肝转移部分缓解（PR），但是，2012 年 12 月复查 CT 示肝内病灶进一步增大（PD），ECOG 评分 2 分。改用替吉奥单药化学治疗。末次随访 2013 年 2 月。

问题 8：晚期胃癌一线化学治疗失败后如何选择治疗？
问题 9：晚期胃癌治疗中二线化学治疗方案如何选择？

推荐答案：
8. 可选择二线化学治疗联合最佳支持治疗或参加临床试验。

解说：
目前临床研究显示，与最佳支持治疗相比，二线化学治疗能提高患者的生活质量并使患者生存获益。2009 年 ASCO 年会上报告了伊立替康单药对比最佳支持治疗二线治疗晚期胃癌的Ⅲ期临床研究。结果显示，伊立替康组和最佳支持治疗组的症状缓解率分别为 44% 和 5%，中位总生存时间（OS）分别为 123 天和 72.5 天。2010 年发表于《Ann Oncol》杂志的回顾性研究显示二线化学治疗的中位无进展生存期（PFS）和 OS 分别是 3.3 和 5.3 个月，总有效率为 11.1%。多变量分析显示，ECOG 评分 0 ~ 1 分、血红蛋白 ≥10g/dl 和一线治疗后至疾病进展时间 ≥5 个月是独立的预后因素。根据预后指数分为 3 个等级，其 OS 分别是 13.5、6.0 和 2.9 个月，1 年生存率分别是 50.2%、14.2% 和 2.6%。对于体能状态较好的患者，一线治疗失败后推荐进行二线化学治疗。

推荐答案：
9. 一线治疗未采用的药物均可作为二线治疗的选择；对于术后患者，若复发转移发生于辅助化学治疗结束 1 年以上，亦可考虑选用辅助化学治疗时使用过的方案。

解说：

由于目前晚期胃癌的治疗仍无标准化方案，亦无严格的一线、二线治疗的界定，故原则上一线治疗未采用的药物均可作为二线治疗的选择。对于术后患者，若复发转移发生于辅助化学治疗结束 1 年以上，亦可考虑选用辅助化学治疗时使用过的方案。

晚期胃癌一线化学治疗方案多以氟尿嘧啶类和铂类为主，联合蒽环类药物或多西他赛。对于一线化学治疗应用过 ECF 方案的患者，二线治疗可选择紫杉类药物为主的方案。一线治疗未应用伊立替康的患者，二线治疗可选伊立替康。最近，Dae Young Zang 等对 Cochrane Central Register of Controlled Trials（CENTRAL，Issue 1，2013），MEDLINE 和 EMBASE 数据库进行荟萃分析，并且研究二线化学治疗是否比最佳支持治疗更有效。结果显示接受了多西他赛或伊立替康二线化学治疗的患者死亡风险明显降低。

对于顺铂耐药的患者，二线治疗可选用第三代的铂类药物奥沙利铂。文献报告，奥沙利铂含有的环己二胺（DACH）基团空间位阻作用较强，作用机制虽与顺铂类似，但表现出与顺铂不同的抗瘤活性，即与顺铂无交叉耐药，而且与 5-FU 有协同作用。

争议较大的是 5-FU 耐药问题，由于在肠癌的研究中证实，氟尿嘧啶与多种化学治疗药物联合具有协同作用，并且，目前很难确定化学治疗失败时，患者一定是产生了氟尿嘧啶的耐药性。因此，二线化学治疗常常更换其他药物而保留氟尿嘧啶。并且，国外许多研究证明，卡培他滨在胸苷磷酸化酶（TP）的作用下转变成 5-FU 而起作用。肿瘤组织中 TP 含量高，因此与正常组织相比，胃癌组织中将有更高的 5-FU 浓度，起到靶向化学治疗的作用。另一个氟尿嘧啶类药物替吉奥（S-1）是以 5-FU 口服前药替加氟为主体，加入吉美嘧啶以阻止氟尿嘧啶活化物降解，增强抗癌作用。在中国进行的 S-1 单药对比 S-1 + 顺铂和 5-FU + 顺铂的Ⅲ期临床研究显示，41 例 5-FU + 顺铂治疗失败的患者，转用 S-1 单药二线治疗获得 14.6% 的缓解率，提示 S-1 单药二线治疗亦有效。尽管在胃癌治疗中的证据较少，但肠癌三线治疗中部分患者在 5-FU 无效后卡培他滨治疗仍可获得部分疗效，提示对于体能状态较差的胃癌患者，含 5-FU 化学治疗失败后二线治疗选择卡培他滨或 S-1 单药化学治疗也有获益可能。但是，对于 5-FU 单药治疗失败者，是否还能从以上两种药物中获益，尚不清楚。

7

第七章

结直肠癌

第一节　诊断治疗基础

一、诊 断 基 础

1. 临床表现　以腹部肿块（多见右侧、质硬）、腹痛、贫血、便血及排便习惯改变最为多见。可伴有乏力、消瘦、低热、直肠刺激及肠梗阻等症状。

2. 直肠指检　直肠指检可明确直肠有无肿物、肿瘤距肛门距离、大小、硬度、活动度、黏膜是否光滑、有无压痛及指套有无血迹。

3. 实验室检查

（1）常规检查

1）便常规：粪便隐血试验可作为结直肠癌的筛查检查，阳性有诊断价值。

2）血常规：贫血，尤其是小细胞、低色素性贫血，要注意除外消化系统肿瘤。

（2）肿瘤标志物：与结直肠癌相关的肿瘤标记物有 CEA、CA-199，在接受根治性手术后的随访中，对监测肿瘤复发转移有一定帮助。

4. 影像学检查

（1）X 线检查：气钡双重对比造影 X 线摄片检查是诊断结肠癌常用而有效的方法。它能提供结肠癌病变部位、大小、形态及类型。

（2）超声波检查

1）腹部超声检查：可了解有无肝脏、腹腔淋巴结转移以及有无腹腔积液。

2）内镜超声检查：可了解肿瘤浸润肠壁的深度以及肠管周围的淋巴结转移情况，对临床分期有帮助。

（3）CT 扫描检查：CT 检查的作用在于明确病变侵犯肠壁的深度，向壁外蔓延的范围，有无肺、肝、肾、膀胱、前列腺、子宫及腹腔淋巴结等远处转移，可以评价肿瘤治疗的疗效。腹、盆腔 CT 最好行增强 CT 检查。

（4）MRI 检查：MRI 检查对直肠癌的术前分期、结直肠癌肝转移、腹膜以及肝被膜下转移、其他脏器转移、骨转移有诊断意义。

（5）PET/CT：可以明确一些常规影像检查无法明确的转移、复发病灶。

5. 内镜检查 内镜检查可以提供肿物大小、形态、所在结、直肠的位置、局部浸润的范围等信息，对可疑病变可以进行病理学活组织检查。

6. 病理类型

（1）早期结直肠癌：癌细胞限于结直肠黏膜下层者称早期结直肠癌（pT1）。WHO消化系统肿瘤分类将黏膜层内有浸润的病变亦称之为"高级别上皮内瘤变"。

（2）进展期结直肠癌的大体类型

1）隆起型：凡肿瘤的主体向肠腔内突出者，均属本型。

2）溃疡型：肿瘤形成深达或贯穿肌层之溃疡者，均属此型。

3）浸润型：肿瘤向肠壁各层弥散浸润，使局部肠壁增厚，但表面常无明显溃疡或隆起。

（3）组织学类型。

1）腺癌：①乳头状腺癌；②管状腺癌；③黏液腺癌；④印戒细胞癌。

2）未分化癌。

3）腺鳞癌。

4）鳞状细胞癌。

5）小细胞癌。

6）类癌。

7. 临床分期

（1）TNM分期

T 原发肿瘤

TX 原发肿瘤无法评价

T0 无原发肿瘤证据

Tis 原位癌：局限于上皮内或侵犯黏膜固有层

T1 肿瘤侵犯黏膜下层

T2 肿瘤侵犯固有肌层

T3 肿瘤穿透固有肌层到达浆膜下层，或侵犯无腹膜覆盖的结直肠旁组织

T4a 肿瘤穿透腹膜脏层

T4b 肿瘤直接侵犯或粘连于其他器官或结构

N 区域淋巴结

NX 区域淋巴结无法评价

N0 无区域淋巴结转移

N1 有 1～3 个区域淋巴结转移

N1a 有 1 个区域淋巴结转移

N1b 有 2~3 个区域淋巴结转移

N1c 浆膜下、肠系膜、无腹膜覆盖结肠/直肠周围组织内有肿瘤种植，无区域淋巴结转移

N2 有 4 个以上区域淋巴结转移

N2a4~6 个区域淋巴结转移

N2b7 个及更多区域淋巴结转移

M 远处转移

M0 无远处转移

M1 有远处转移

M1a 远处转移局限于单个器官或部位（如肝、肺、卵巢、非区域淋巴结）

M1b 远处转移分布于一个以上的器官（部位）或腹膜转移

（2）解剖分期/预后分组

0 期	Tis	N0	M0	–
Ⅰ 期	T1	N0	M0	Dukes A
ⅡA 期	T2	N0	M0	Dukes A
	T3	N0	M0	Dukes B
ⅡB 期	T4a	N0	M0	Dukes B
ⅡC 期	T4b	N0	M0	Dukes B
ⅢA 期	T1~2	N1/N1c	M0	Dukes C
	T1	N2a	M0	Dukes C
ⅢB 期	T3~4a	N1/N1c	M0	Dukes C
	T2~3	N2a	M0	Dukes C
	T1~2	N2b	M0	Dukes C
ⅢC 期	T4a	N2a	M0	Dukes C
	T3~4a	N2b	M0	Dukes C
	T4b	N1~2	M0	Dukes C
ⅣA 期	任何 T	任何 N	M1a	–
ⅣB 期	任何 T	任何 N	M1b	–

（3）Dukes 分期

Dukes A 期：肿瘤局限于肠壁内，未达浆膜层。

Dukes B 期：肿瘤侵犯至肠壁外（浆膜层）。

Dukes C 期：有区域淋巴结转移，无论侵犯深度。

Dukes D 期：有远处转移。

8. 结直肠癌诊断流程（图7-1）

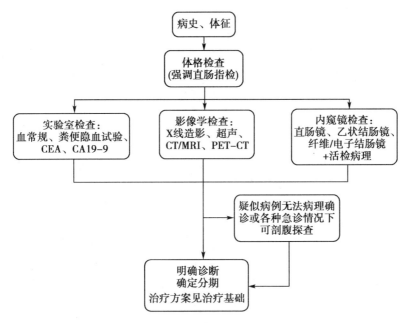

图 7-1　结直肠癌诊断流程

二、治 疗 基 础

一般应采取以手术为主的综合治疗原则，根据患者的全身状况和各个脏器功能状况、肿瘤的位置、肿瘤的临床分期、病理类型及生物学行为等决定治疗措施。结直肠癌的治疗主要有手术治疗、放射治疗和化学疗法及靶向治疗。

1. 0～Ⅲ期结直肠癌治疗

（1）内镜手术：低危的早期直肠癌可经过内镜手术切除。内镜手术切除前，应该有肿瘤大小、浸润的深度及和组织类型相关的信息。而手术前的评估中，没有淋巴转移证据，而且肿瘤大小为能够完整摘除及肿瘤处于易于切除的部位，为基本条件。

切除的标本如果有以下条件之一者，应该追加外科手术切除：黏膜下层断端切缘阳性；黏膜下层浸润度达到 1000μm 以上；脉管侵袭阳性；低分化腺癌、未分化癌。

（2）手术治疗：全身状态和各脏器功能可耐受手术；肿瘤局限于肠壁或侵犯周围脏器，但可以整块切除，区域淋巴结能完整清扫，可手术治疗。

1）T1N0M0：建议局部切除，直径超过 2.5cm 的绒毛状腺瘤癌变率高，行结肠切除加区域淋巴结清扫，所有患者术后均须定期行全结肠镜检查以排除是否存在多发腺瘤或多发肠癌。

2）T2~4N0~2M0：结肠癌术式是相应结肠切除加区域淋巴结清扫。区域淋巴结清扫必须包括肠旁，中间和系膜根部淋巴结三个区域。

对具有遗传性非息肉病性结直肠癌（HNPCC）家族史或有明显的结肠癌家族史，或同时多原发结肠癌的患者建议行更广泛的结肠切除术。

肿瘤侵犯周围组织器官建议联合脏器整块切除。

直肠癌必须争取根治性手术治疗。肠壁远切缘距离肿瘤≥2cm，直肠系膜远切缘距离肿瘤≥5cm 或切除全直肠系膜。在根治肿瘤的前提下，尽可能保持肛门括约肌功能、排尿和性功能。

（3）辅助化学疗法：结直肠癌最常用的药物包括氟尿嘧啶类化合物（5-氟尿嘧啶和卡培他滨）、奥沙利铂和伊立替康。最常用的辅助化学治疗联合方案为氟尿嘧啶类药物与奥沙利铂组合。

1）新辅助治疗：新辅助治疗目的在于提高手术切除率，提高保肛率，延长患者无病生存期。①直肠癌：新辅助放化学治疗仅适用于距肛门 <12cm 的直肠癌；②结肠癌：除肝转移外，不推荐结肠癌患者术前行新辅助治疗。新辅助治疗结束后必须重新评价，并考虑是否可行手术。

2）辅助治疗：①Ⅱ期结直肠癌患者，应当确认有无以下高危因素：组织学分化差（Ⅲ或Ⅳ级）、T4、血管淋巴管浸润、术前肠梗阻或肠穿孔、标本检出淋巴结不足（少于 12 个）、脉管瘤栓。有高危因素者，建议辅助化学治疗。②Ⅲ期结肠癌术后应行辅助化学治疗。

（4）辅助放射治疗：手术后辅助放射治疗主要针对Ⅱ~Ⅲ期直肠癌。

（5）同步放化学治疗：Ⅱ~Ⅲ期直肠癌根治术后，推荐先行同步放化学治疗再行辅助化学治疗或先行 1~2 周期辅助化学治疗、同步放化学治疗再辅助化学治疗的夹心治疗模式。

同步化放射治疗的化学治疗方案：推荐 5-FU 或 5-FU 类似物为基础方案。

2. Ⅳ期/转移性结直肠癌治疗

（1）Ⅳ期结直肠癌的治疗原则：Ⅳ期的结直肠癌除原发肿瘤以外，均有远处转移。因此，其治疗以能否手术切除远处转移分为以下几种情况。

1）原发肿瘤与远处转移均能手术切除者，应施行原发肿瘤的根治性切除术和远处转移手术切除，并配合辅助化学治疗。

2）原发肿瘤不能手术根治切除者，应进行化学治疗、放射治疗以及其他姑息治疗。

3）原发肿瘤虽不能手术根治切除，但有肠梗阻、肠穿孔等并发症者，可进行姑息性手术，身体状态较好者，可术后配合姑息治疗，如化学治疗、放射治疗等。

（2）复发/转移性结直肠癌的治疗原则

1）手术：有些局部复发肿瘤或远处转移瘤可以用手术方法切除。①肿瘤局部区域复发可再次手术切除；②出现远处转移，如肝转移、卵巢转移、肺转移等，如为单一部位转移，应手术切除；如为两个或两个以上部位转移，但可全部切除者，可酌情同期或分期切除转移灶；③广泛侵袭或远处转移，但伴有梗阻、大出血、穿孔等症状应选择姑息性手术。

2）局部治疗：出现单一远处转移，但有手术禁忌证时，可以进行局部治疗，如射频消融、动脉化学治疗灌注及栓塞等。

3）化学疗法：对不能手术及局部治疗的患者，应进行静脉或口服等全身化学疗法；接受手术或局部治疗的患者，也可进行全身化学疗法。

（3）远处转移的治疗

1）肺转移的治疗：①手术。原发灶必须能根治性切除（R0）；有肺外可切除病灶并不妨碍肺转移瘤的切除；完整切除必须考虑到肿瘤范围和解剖部位，肺切除后必须能维持足够功能；某些患者可考虑分次切除。②化学治疗。不管肺转移瘤能否切除，均应当考虑联合化学治疗——术前化学治疗和（或）术后辅助化学治疗。③对症支持疗法。全身状态不良的患者，应进行最佳支持疗法。

2）肝转移的治疗

a. 手术：手术完全切除肝转移灶仍是目前能治愈结直肠癌肝转移的最佳方法，故符合条件的患者均应当在适当的时候接受手术治疗。

肝转移灶手术的适应证：结直肠癌原发灶能够或已经根治性切除；根据肝脏解剖学基础和病灶范围肝转移灶可完全（R0）切除，且要求保留足够的肝脏功能，肝脏残留容积≥50%（同步原发灶和肝转移灶切除）或≥30%（分阶段原发灶和肝转移灶切除）；患者全身状况允许，没有不可切除的肝外转移病变。

b. 新辅助化学治疗：对部分最初肝转移灶无法切除的患者应当经多学科讨论慎重决定新辅助化学治疗和手术时机，创造一切机会使之转化为可切除病灶。

c. 局部治疗：射频消融、动脉化学治疗灌注及栓塞等。

d. 对症支持疗法：全身状态不良的患者，应进行最佳支持疗法。

3）脑转移及其他血行转移：①脑转移的治疗，有手术和放射治疗等，应根据脑转移的大小、数量、部位、有无神经损害及生命预后的具体情况选择应用。②对于肾上腺、皮肤、脾脏等的血行转移，如为单一、且能够手术切除的，应手术切除。

如还伴有其他部位转移，则应以选择化学治疗或放射治疗为宜。

4）直肠癌局部复发的治疗：直肠癌局部再发包括原发癌手术的吻合口复发和盆腔内复发两种情况。①能够手术切除的，应手术切除；②不能够手术切除的，可进行单独放射治疗或单独化学疗法，也可以进行放射治疗和化学疗法的联合治疗。

5）全身化学疗法：化学治疗可以延长转移性结直肠癌患者的生存时间，提高生活质量，并可使部分无法手术切除的转移灶转变为可手术切除。

结直肠癌化学治疗最常用的方案为氟尿嘧啶类药物与奥沙利铂或伊立替康组成的联合方案。奥沙利铂和伊立替康治疗转移性结直肠癌的疗效相近，与氟尿嘧啶联合的有效率为 30% ~ 50%。但两者的不良反应不同，奥沙利铂的剂量限制性毒性是外周神经毒性，而伊立替康的剂量限制性毒性是迟发性腹泻和中性粒细胞减少。

①对于一般状况良好（ECOG 0 ~ 1）的患者，一线化学治疗可选择奥沙利铂或伊立替康联合氟尿嘧啶类药物。②二线化学治疗可选择一线未用过的恰当药物。③对于 ECOG 评分为 2 的患者，可采用 5-FU 或卡培他滨单药化学治疗。

6）放射治疗：对于有强烈保肛意愿的直肠癌患者，可以试行根治性放射治疗。

7）其他姑息治疗：对于一般情况较差（ECOG 评分 ≥3）者可积极给予最佳支持治疗（BSC），包括缓解疼痛、营养支持等。

（4）常用化学治疗方案

1）5-FU/亚叶酸钙（de Gramont）方案

亚叶酸钙	$400mg/m^2$	iv		d1 ~ 2
5-氟尿嘧啶	$400mg/m^2$	iv		
	然后 $600mg/m^2$ iv（持续22h）d1 ~ 2			

每 2 周重复

2）5-FU/亚叶酸钙（Mayo）方案

亚叶酸钙	$20mg/m^2$	iv		d1 ~ 5
5-氟尿嘧啶	$425mg/m^2$	iv，在甲酰四氢叶酸后 1h	d1 ~ 5	

每 4 周重复

3）FOLFOX4 方案

奥沙利铂	$85mg/m^2$	iv（2h）		d1
亚叶酸钙	$200mg/m^2$	iv（2h）		d1 ~ 2
5-氟尿嘧啶	$400mg/m^2$	iv		
	然后 $600mg/m^2$ iv（持续22h）d1 ~ 2			

每 2 周重复

4）FOLFOX6 方案

| 奥沙利铂 | 85mg/m² | iv（2h） | d1 |

亚叶酸钙　　　　400mg/m²　　　iv（2h），在应用奥沙利铂的同时　d1

5-氟尿嘧啶　　　400mg/m²　　　iv　　　　　　　　　d1

然后 1200mg/（m²·d）×2d（共 2400mg/m² 持续静脉滴注 46～48h）

每 2 周重复

5）CAPOX 方案

奥沙利铂　　　　130mg/m²　　　iv（2h）　　　　　d1

卡培他滨　　　　850mg/m²　　　po bid　　　　　　d1～14

6）FOLFIRI 方案

伊立替康　　　　180mg/m²　　　iv（90min）　　　d1

亚叶酸钙　　　　400mg/m²　　　iv（2h），在应用伊立替康的同时　d1

5-氟尿嘧啶　　　400mg/m²　　　iv

然后　　　　　　600mg/m²　　　iv（持续 22h）d1～2

或 5-氟尿嘧啶　　400mg/m²　　　iv　　　　　　　　d1

然后 1200mg/（m²·d）×2d（共 2400mg/m² 持续静脉滴注 46～48h）

每 2 周重复

7）贝伐珠单抗 + 含 5-FU 方案

贝伐珠单抗　　　5mg/kg　　　　iv

每 2 周重复

5-FU/甲酰四氢叶酸，或 FOLFIRI，或 FOLFOX 方案

8）西妥昔单抗 ± 伊立替康方案

西妥昔单抗　　　400mg/m²　　　首次静脉滴注 120 分钟，滴速应控制在 5ml/min 以内；以后给予维持剂量 250mg/m²，滴注时间不少于 60 分钟，每周重复。提前给予 H1 受体阻断剂，对预防输液反应有一定作用。

伊立替康　　　　350mg/m²　　　iv　　　　　每 3 周重复

　　　　　　　　或 180mg/m²　　iv　　　　　每 2 周重复

　　　　　　　　或 125mg/m²　　iv　　　　　每周重复，持续 4 周

每 6 周重复

三、结直肠癌诊断治疗流程

（1）结肠癌（图 7-2）

（2）直肠癌（图 7-3）

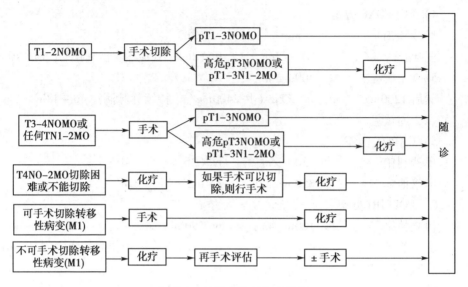

图 7-2   结肠癌诊断治疗流程

7

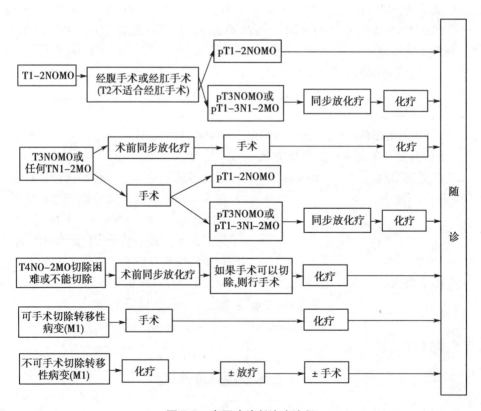

图 7-3   直肠癌诊断治疗流程

第二节　病例诊治演习

一、病例介绍

病例 1

李某，男性，1935 年生。2001 年出现右下腹痛，于某医院钡餐透视示：升结肠占位性病变，行升结肠癌根治术及胆囊切除术、阑尾切除术，术后病理示：高分化腺癌。术后行 5-FU、MMC、ADM 化学治疗五次，后又间断行 CF/5-FU 方案化学治疗 6 个周期。然后口服中药治疗，病情平稳。

2004 年 9 月复查，肺部 CT 示：右肺中叶占位性病变。行右肺癌切除术，术后病理示：腺癌，考虑为转移性腺癌。2004 年 11 月至 2005 年 3 月，化学治疗（OXA200mg，5-FU 750mg×5）4 个周期。2005 年 4 月复查 CT，提示右肾上腺占位，"伊立替康 +5-FU" 方案化学治疗 4 个周期，"羟喜树碱 +5-FU" 方案化学治疗 1 个周期。2006 年 7 月 24 日肺部 CT 示：肺转移癌。2006 年 10 月头部 CT 示：脑转移癌。2006 年 10 月至 2007 年 4 月行伽玛刀治疗，卡莫司汀单药化学治疗 1 个周期，行 "奥沙利铂/5-FU + 贝伐珠单抗" 方案治疗 4 个周期。2007 年 10 月 9 日经治无效临床死亡。

病例 2

吴某，男，65 岁，2009 年 8 月因排便习惯改变伴腹痛就诊，经结肠镜及 MRI 检查诊断：结肠癌、肝转移，进一步行右半结肠切除术、肝部分切除术，术后病理：腺癌。

术后一个月复查 MRI 示：肝内转移，行 FOLFOX 方案化学治疗 4 个周期，及肝动脉化学治疗栓塞术（表柔比星 + 卡铂 +5-FU），后由于肝脏肿块增多增大，改为 FOLFIRI 方案化学治疗 1 个周期，西妥昔单抗 + 伊立替康化学治疗 6 个周期，2010 年 8 月死亡。

二、相关问题讨论

病例 1、2 在初治时均选择了手术治疗。

问题1：结直肠癌的分期治疗原则是什么？

推荐答案：

1. 结直肠癌0、Ⅰ、Ⅱ、Ⅲ期以根治手术治疗为主，分期较晚或有高危因素者需进行辅助化学疗法，Ⅱ～Ⅲ期直肠癌术后考虑进行辅助放射治疗。Ⅳ期以化学治疗为主。

解说：

结直肠癌首先以外科手术治疗为主，所有可安全切除的转移病灶，包括肝转移均可手术切除。

1. 0、Ⅰ、Ⅱ、Ⅲ期以根治手术治疗为主。

（1）0期：术后定期复查，不需要辅助化学治疗。

（2）Ⅰ期：术后一般不需要辅助化学治疗，但有血管或淋巴管侵犯（脉管癌栓）者行辅助化学治疗。

（3）Ⅱ期：Ⅱ期结肠癌患者，应当确认有无以下高危因素：组织学分化差（Ⅲ或Ⅳ级）、T4、血管淋巴管浸润、术前肠梗阻/肠穿孔、标本检出淋巴结不足（少于12个）。

无高危因素者，建议随访观察，或者单药氟尿嘧啶类药物化学治疗。

有高危因素者，建议辅助化学治疗。化学治疗方案推荐选用5-FU/LV、卡培他滨、5-FU/LV/奥沙利铂或CapeOx方案。化学治疗时限应当不超过6个月。有条件者建议检测组织标本MMR或MSI，如为dMMR或MSI-H，不推荐氟尿嘧啶类药物的单药辅助化学治疗。

（4）Ⅲ期：术后常规行辅助化学治疗。建议对Ⅲ期患者进行FOLFOX方案、5-FU/LV或卡培他滨方案辅助治疗，也可以作为高危Ⅱ期患者的一种选择。贝伐珠单抗、西妥昔单抗、帕尼单抗或伊立替康不应该用于Ⅱ期或Ⅲ期患者的辅助化学治疗。

（5）先手术切除，然后有效术后化学治疗6个月；或新辅助化学治疗2～3个月，然后手术切除，再术后化学治疗，化学治疗方案的选择是基于新辅助化学治疗的效果，术前术后化学治疗一共6个月。

2. Ⅳ期：以全身化学治疗为主，必要时辅以其他局部治疗手段。过去12个月内曾用FOLFOX化学治疗的患者出现疾病进展后应改用FOLFIRI方案并考虑联合贝伐珠单抗或西妥昔单抗（仅限KRAS野生型）。

结直肠癌的分期主要根据原发肿瘤在肠壁的浸润深度、区域淋巴结及远处转移情况而定。

问题2：结直肠癌根治手术应送检多少个淋巴结？

推荐答案：

2. 结直肠癌根治手术应送检至少12个淋巴结。

解说：

AJCC 和美国病理学家协会建议至少需检出12个淋巴结才能准确判断为 Ⅱ 期结直肠癌。但是文献报道的最低要求常不统一，分别有大于7个、大于9个、大于13个、大于20个、大于30个。术后标本获检的淋巴结数目可因患者年龄、性别、肿瘤分级和肿瘤部位的不同而有差异。对 Ⅱ 期结肠癌（pN0），如果初始检查不能找到12个淋巴结，推荐病理医生应该重新解剖标本，重新送检更多疑似淋巴结的组织。

如果最终还是找不够12个淋巴结，应在报告上加注评论，表明已经尽力解剖淋巴结。病理医生应尽可能多送检淋巴结。已有证据表明，转移阴性的淋巴结数量是 ⅢB 期和 ⅢC 期结肠癌的独立预后因素。

病例2为结肠癌肝转移，虽经手术切除了原发肿瘤和肝转移瘤，但在手术后又出现了新的肝脏转移。按照现在的研究结果，该患者如果进行手术前的新辅助治疗，可能效果要好一些。

问题3：结直肠癌新辅助治疗的原则是什么治疗？

推荐答案：

3. 距肛门较近的直肠癌以及有可切除肝转移的结直肠癌，可在术前行新辅助治疗。

解说：

新辅助治疗目的在于提高手术切除率，提高保肛率，延长患者无病生存期。推荐新辅助放化学治疗仅适用于距肛门 < 12cm 的直肠癌。除结肠癌肝转移外，不推荐结肠癌患者术前行新辅助治疗。

（1）直肠癌的新辅助放化学治疗

1）直肠癌术前治疗推荐以氟尿嘧啶类药物为基础的新辅助放化学治疗。

2）T1～2N0M0 或有放化学治疗禁忌证的患者推荐直接手术，不推荐新辅助放化学治疗。

3）T3 和（或）N$_+$ 的可切除直肠癌患者，推荐术前新辅助放化学治疗。

4）T4 或局部晚期不可切除的直肠癌患者，必须行新辅助放化学治疗。治疗后必须重新评价，并考虑是否可行手术。

新辅助放化学治疗中，化学治疗方案推荐首选持续灌注 5-FU，或者 5-FU/LV，或者卡培他滨单药。建议化学治疗时限 2～3 个月。放射治疗方案请参见放射治疗原则。

（2）结直肠癌肝转移新辅助化学治疗

结直肠癌患者合并肝转移和（或）肺转移，可切除或者潜在可切除，推荐术前化学治疗或化学治疗联合靶向药物治疗：西妥昔单抗（推荐用于 K-ras 基因状态野生型患者），或联合贝伐珠单抗。

化学治疗方案推荐 FOLFOX（奥沙利铂 + 氟尿嘧啶），或者 FOLFIRI（伊立替康 + 氟尿嘧啶 + 亚叶酸钙），或者 CapeOx（卡培他滨 + 奥沙利铂）。建议治疗时限 2～3 个月。

治疗后必须重新评价，并考虑是否可行手术。

病例 1 在手术后进行了辅助化学治疗。

问题 4：如何选择结直肠癌手术后辅助化学治疗方案？

推荐答案：

4. 结直肠癌根治手术后，低危患者可选择卡培他滨与 5-FU 推注或 LV，中高危可选择 FOLFOX 或 FLOX 方案。

解说：

在Ⅲ期患者中，卡培他滨与 5-FU 推注/LV 的疗效相当，FOLFOX 疗效优于氟尿嘧啶类单药。FOLFOX 应用于高危或中危Ⅱ期也是合理的，但不适用于预后良好或低危的Ⅱ期患者，FLOX 是 FOLFOX 的一个替代方案。

5-FU 推注/LV/伊立替康不应用于辅助治疗，尚无证据显示 5-FU 输注/LV/伊立替康（FOLFIRI）的疗效优于 5-FU/LV。卡培他滨的联合方案资料尚不成熟。贝伐珠单抗、西妥昔单抗、帕尼单抗或伊立替康不应该用于Ⅱ期或Ⅲ期患者的辅助化学治疗，除非是临床试验。

病例 1、2 均在结肠癌手术后进行了化学治疗。

问题 5：接受根治手术的结肠癌与直肠癌，其辅助治疗的目的有何不同？

推荐答案：

5. 接受根治手术后的患者，结肠癌辅助治疗的目的主要是预防远处转移，直肠癌辅助治疗的目的主要是预防局部复发。

解说：

直肠癌局部复发危险较高，主要因为直肠与盆腔结构和脏器间的间隙太小、直肠无浆膜包裹以及手术切除时因技术难度而难以获得较宽的手术切缘。所以，直肠癌的新辅助（辅助）治疗通常包括局部区域的放射治疗。

对大部分的Ⅱ期（淋巴结阴性，肿瘤穿透肠壁肌层）和Ⅲ期（淋巴结阳性，无远处转移）直肠癌患者，推荐施行包括手术、放射治疗和化学治疗的多学科综合治疗。术前盆腔放射治疗在Ⅱ/Ⅲ期直肠癌治疗中的应用继续得到发展。推荐以氟尿嘧啶为基础的化学治疗与放射治疗同期联用。

与之相反，结肠癌根治手术后的局部复发率很低，而远处转移的几率相对较高。所以，结肠癌的辅助治疗更多的是关注如何预防远处转移，以进行化学治疗为主。

病例 1、2 在手术治疗后均出现了复发转移。

问题 6：根治手术后局部复发的直肠癌应如何治疗？

推荐答案：

6. 根治手术后局部复发的直肠癌应根据局部复发的类型和病变范围、患者情况进行综合治疗。

解说：

根治手术后局部复发的直肠癌应根据局部复发的分型和病变范围、患者情况，首先评价能否进行再次手术治疗。不能手术者进行化学治疗为主或放、化学治疗结合的综合治疗。

（1）分型：目前，局部复发的分型建议使用以下分类方法。根据盆腔受累的解剖部位分为中心型（包括吻合口、直肠系膜、直肠周围软组织、腹会阴联合切除术后会阴部）、前向型（侵及泌尿生殖系统包括膀胱、阴道、子宫、精囊腺、前列腺）、后向型（侵及骶骨、骶前筋膜）、侧方型（侵犯盆壁软组织或骨性骨盆）。

（2）治疗原则：根据患者和病变的具体情况评估，可切除或潜在可切除患者争取手术治疗，并与术前放化学治疗、术中放射治疗、辅助放化学治疗等结合使用；不可切除的患者建议放、化学治疗结合的综合治疗。

7

病例 1 在手术 3 年后出现了肺转移，并进行了手术切除。

问题 7：根治性手术后复发或初诊时转移性结直肠癌的首选治疗是什么？

推荐答案：

7. 复发、转移的结直肠癌，也应把手术切除作为首选治疗目标，不能完全手术切除的患者选择保守治疗。

解说：

确诊为结直肠癌后 50%～60% 的患者会发生转移。Ⅳ 期结肠癌（任何 T，任何 N，M1）或复发的患者可以同时发生肝脏或肺转移或腹膜转移。转移灶更常在结直肠癌治疗后异时性发生，肝脏是常见的转移部位。有一些证据表明与异时性肝转移相比，同时性肝转移常预示着更晚期的疾病状态和更差的预后。

判断患者是否适宜手术或是否有可能适宜手术，以及随后的手术方式选择，是处理结直肠癌肝转移过程中的关键问题。对部分高度选择性患者，可以施行肝、肺转移瘤的联合切除术。

大部分腹腔/腹膜转移疾病的治疗目的均是姑息性而不是根治性治疗，应该进行对症支持治疗，或必要的化学治疗、放射治疗等治疗。

病例 2 初治时为结肠癌肝转移患者，进行了手术、化学治疗、肝动脉化学治疗灌注及栓塞等治疗。

问题 8：结直肠癌肝转移如何进行分类及进行相关检查？
问题 9：结直肠癌肝转移应该如何进行治疗？

推荐答案：

8. 根据根治性手术后肝转移出现的时间，把结直肠癌肝转移分为同时性和异时性肝转移两类。可常规选择超声、CT、MRI 等检查方法。

解说：

结直肠癌肝转移可分为同时性肝转移和异时性肝转移两类。同时性肝转移包括结直肠癌确诊时发现的或结肠癌原发灶根治性切除术后 6 个月内发生的肝转移；异时性肝转移是指结直肠癌根治术 6 个月后发生的肝转移。二者的治疗有所不同。

（1）当结直肠癌诊断一旦确定，就应该排查有无肝转移，常规检查有肝脏超声和（或）增强 CT 扫描，对于怀疑肝转移的患者加行血清 AFP 和肝脏 MRI 检查。PET-CT 检查不作为常规推荐，可在病情需要时酌情应用。

肝转移灶的经皮针刺活检仅限于病情需要时应用。

（2）结直肠癌手术中必须常规探查肝脏以进一步排除肝转移可能，对可疑的肝脏结节可考虑术中活检。

（3）结直肠癌原发灶根治术后肝转移的诊断：结直肠癌根治术后患者，应定期随访肝脏超声和（或）增强 CT 扫描，怀疑肝转移的患者应加行肝脏 MRI 检查，PET-CT 扫描不作常规推荐。

推荐答案：

9. 结直肠癌肝转移能够手术切除的应行手术治疗，不能手术的可选择化学治疗、介入治疗等。

解说：

手术完全切除肝转移灶仍是目前治愈结直肠癌肝转移的最佳方法，故符合条件的患者均应在适当的时候接受手术治疗。对部分最初肝转移灶无法切除的患者应经多学科讨论慎重决定新辅助化学治疗和手术时机，创造一切机会使之转化为可切除病灶。

（1）肝转移灶手术的适应证和禁忌证

1）适应证：见结肠癌外科治疗部分。

2）禁忌证：①结直肠癌原发灶不能取得根治性切除；②出现不能切除的肝外转移；③预计术后残余肝脏容积不够；④患者全身状况不能耐受手术。

（2）可切除的结直肠癌肝转移的治疗

1）手术治疗

a. 结直肠癌确诊时合并肝转移：在如下情况下，建议结直肠癌原发灶和肝转移灶同步切除：肝转移灶小、且多位于周边或局限于半肝，肝切除量低于50%，肝门部淋巴结、腹腔或其他远处转移均可手术切除时可考虑应用。

在如下情况下，建议结直肠癌原发灶和肝转移灶分阶段切除：a）先手术切除结直肠癌原发病灶，分阶段切除肝转移灶，时机选择在结直肠癌根治术后4~6周；b）若在肝转移灶手术前进行治疗，肝转移灶的切除可延至原发灶切除后3个月内进行；c）急诊手术不推荐原发结直肠癌和肝脏转移病灶同步切除；d）可根治的复发性结直肠癌伴有可切除肝转移灶倾向于进行分阶段切除肝转移灶。

b. 结直肠癌根治术后发生肝转移：既往结直肠原发灶为根治性切除且不伴有原发灶复发，肝转移灶能完全切除且肝切除量低于70%（无肝硬化者），应予以手术切除肝转移灶，可先行新辅助治疗。

c. 肝转移灶切除术后复发：在全身状况和肝脏条件允许的情况下，对于可切除的肝转移灶术后的复发病灶，可进行二次、三次甚至多次的肝转移灶切除。

2）术前治疗

a. 结直肠癌确诊时合并肝转移：在原发灶无出血、梗阻或穿孔时推荐术前治疗，方案可选 FOLFOX、FOLFIRI 或 CapeOX，可联合分子靶向药物治疗；一般建议 2~3 个月内完成。西妥昔单抗推荐用于 K-ras 基因野生型患者。贝伐珠单抗因易引起出血和伤口延迟愈合，建议手术时机选择在最后一次使用贝伐珠单抗 6 周以后。不建议多种靶向药物联合应用。

b. 结直肠癌根治术后发生的肝转移：原发灶切除术后未接受过化学治疗的患者，或者发现肝转移 12 个月前已完成化学治疗的患者，可采用术前治疗（方法同上）；

肝转移发现前 12 个月内接受过化学治疗的患者，也可直接切除肝转移灶。

3）切除术后的辅助治疗：肝转移灶完全切除的患者推荐接受术后辅助化学治疗，建议手术前后化学治疗时间共为 6 个月。术后化学治疗方案建议可选5-FU/LV、卡培他滨、5-FU/LV/奥沙利铂或 CapeOx 方案。术前治疗有效的患者建议沿用术前方案。

（3）不可切除的结直肠癌肝转移的治疗

1）除合并出血、穿孔或梗阻等急症需要手术切除原发灶以外的不可切除的结直肠癌肝转移患者，应慎重选择方案及药物进行系统治疗，创造一切机会转化为可手术治疗。治疗过程中每 6～8 周评估疗效，一旦达到可手术切除条件，应尽早争取手术治疗。

2）射频消融：①一般情况不适宜、或不愿意接受手术治疗的可切除结直肠癌肝转移患者推荐使用射频消融，射频消融的肝转移灶最大直径小于 3cm且一次消融最多 3 个。②预期术后残余肝脏体积过小时，建议先切除部分较大的肝转移灶，对剩余直径小于 3cm 的转移病灶进行射频消融。

3）放射治疗：无法手术切除的肝转移灶，若全身化学治疗、肝动脉灌注化学治疗或射频消融无效，建议放射治疗。

4）肝动脉灌注化学治疗：仅限于肝转移灶多发且不能耐受全身化学治疗的患者。

5）其他治疗方法：包括无水酒精瘤内注射、冷冻治疗和中医中药治疗等，仅作为综合治疗的一部分。

病例 1 在手术后依次出现了肺转移、肾上腺占位、脑转移癌等，并进行了多疗程化学治疗及靶向治疗。

问题 10：如何选择复发、转移性结直肠癌的化学治疗药物及方案？

问题 11：结直肠癌接受氟尿嘧啶为基础的初始化学治疗后，疾病进展时应该如何选择二次化学治疗方案？

问题 12：在进行转移性结直肠癌的化学治疗时，FOLFIRI 与 FOLFOX 哪种方案更具优势，选择上是否存在先后？

问题 13：如何选择转移性结直肠癌的靶向治疗？

推荐答案：

10. 复发、转移性结直肠癌化学治疗药物有氟尿嘧啶类（5-FU/LV、卡培他滨、替吉奥）、伊立替康、奥沙利铂等，氟尿嘧啶类分别与伊立替康、奥沙利铂组成不同方案。

解说：

目前多发转移性结直肠癌治疗中可使用多种有效药物，可以单用或联合应用，包括：5-FU/LV、卡培他滨；伊立替康、奥沙利铂、贝伐珠单抗、西妥昔单抗和帕尼单抗，虽然治疗指南中列举的这些化学治疗方案均指明属于初始治疗，或用于第一次进展后治疗或用于第二次进展后治疗，但是需要指出的是这些推荐方案反映的是连续的治疗过程并且治疗顺序的界限并没有分得那么清楚。

对于适合接受高强度治疗的转移性患者（即对该方案能够良好耐受并且较高的肿瘤缓解率可能对患者有益），专家组推荐5个化学治疗方案作为初始治疗的选择：FOLFOX（如 FOLFOX4 或 mFOLFOX6）、CapeOX、FOLFIRI、5-FU/LV、FOLFOXIRI。使用 FOLFIRI、FOLFOX 或 CapeOX 时也可以考虑联合贝伐珠单抗或西妥昔单抗（仅 KRAS 野生型）。当使用 FOLFOXIRI 时，并不推荐联合使用靶向药物。

对于不适合强烈化学治疗的患者（由于伴发病或无需使用肿瘤缓解率高的化学治疗），初始治疗方案可选卡培他滨或静滴5-FU/LV 加或不加贝伐珠单抗，或单药西妥昔单抗（仅 KRAS 野生型）。

三线以上化学治疗的患者推荐进入临床研究。对在一、二线治疗中没有选用靶向药物的患者也可考虑伊立替康联合靶向药物治疗。

推荐答案：

11. 结直肠癌接受初始化学治疗后疾病进展时，选择未使用过的含氟尿嘧啶类药（如5-FU/LV 或卡培他滨）与奥沙利铂的方案或与伊立替康的方案。必要时化学治疗可联合靶向治疗药物。

解说：

结直肠癌患者在接受氟尿嘧啶为基础的初始化学治疗后疾病进展时，应该选择二线化学治疗方案。

（1）初始治疗以 FOLFOX 或 CapeOX 为基础的，使用 FOLFIRI ± 西妥昔单抗/帕尼单抗（仅限于 KRAS 野生型）、伊立替康联合西妥昔单抗或伊立替康单药。

（2）初始治疗是以 FOLFIRI 为基础的，推荐方案如下：FOLFOX 或 CapeOX，西妥昔单抗＋伊立替康，西妥昔单抗或帕尼单抗单药（不适于与伊立替康联合者）。

（3）初始治疗采用5-FU/LV 不加奥沙利铂、伊立替康者，使用 FOLFOX、CapeOX、FOLFIRI、伊立替康单药、或伊立替康＋奥沙利铂（IROX）。

（4）初始治疗为 FOLFOXIRI 者，推荐使用伊立替康＋西妥昔单抗、或西妥昔单抗或帕尼单抗（仅限于 KRAS 基因野生型）。

　　一项随机临床试验比较了 FOLFIRI 和 FOLFOX6 作为一线治疗的疗效，并评价在第一次进展后交叉到其中另外一个治疗方案的序贯治疗的效果，结果表明无论从 PFS 还是 OS 来看，并没有一种治疗顺序具有显著的优越性。综合了最近 7 项有关晚期结直肠癌的Ⅲ期临床试验结果的一个联合分析表明，使用过所有三个细胞毒药（即 5-FU/LV，奥沙利铂和伊立替康）比率的增加与中位生存期的增加存在相关性。而且，发现使用这三个药的顺序与总生存期并没有关联。肿瘤第一次进展后，与最佳支持治疗或 5-FU 灌注/LV 相比，伊立替康单药治疗可以显著提高总生存期。在 Rougier 等的研究中，使用伊立替康的中位总生存期是 4.2 个月，而使用 5-FU 的是 2.9 个月；伊立替康的 1 年生存率为 36.2%，支持治疗的 1 年生存率则为 13.8%。

推荐答案：

12. 应用 FOLFIRI 与 FOLFOX 方案治疗转移性结直肠癌时，其疗效相当，可互为一、二线标准治疗方案。

解说：

FOLFIRI 与 FOLFOX 方案均为治疗转移性结直肠癌的标准化学治疗方案。

（1）无论哪种方案在先，其疗效相等，最后生存期相似，虽然毒副作用有差异，但可以耐受，所以两种顺序并无定论。根据患者的情况选择。

（2）两种方案互为一、二线标准治疗方案。

（3）根据患者身体状况、病情可选择高、低强度的治疗。

推荐答案：

13. KRAS 野生型是 EGFR 抑制剂（如西妥昔单抗）治疗转移性结直肠癌有效的预测指标；贝伐珠单抗为代表的 VEGF 抑制剂与 KRAS 状况无关，但是要与化学治疗药物配合使用。

解说：

随着靶向治疗疗效与肿瘤基因分型相关的不断深入，临床医师和研究者逐渐认识到，EGFR 抑制剂治疗转移性结肠癌的疗效具有选择性。KRAS 基因状态对 EGFR 抑制剂的疗效具有重要预测价值，仅 KRAS 野生型 mCRC 患者能从联合 EGFR 抑制剂的一线治疗中明显获益。而与 EGFR 抑制剂不同的是，以贝伐珠单抗为代表的 VEGF 抑制剂一线治疗 mCRC 的疗效不受 KRAS 基因状态的影响。

病例 1 在手术后出现了脑转移，并进行了脑部的伽玛刀放射治疗。

问题 14：结直肠癌放射治疗分哪几类情况？

推荐答案：

14. 直肠癌放射治疗分为根治手术后的辅助治疗、根治性放射治疗或放化学治疗以及姑息放射治疗。

解说：

（1）结直肠癌放射治疗或放化学治疗的主要目的是辅助治疗和姑息治疗。

（2）辅助治疗的适应证主要针对 Ⅱ～Ⅲ 期直肠癌。

（3）对于某些不能耐受手术或者有强烈保肛意愿的患者，可以试行根治性放射治疗或放化学治疗。

（4）姑息性治疗的适应证为直肠癌肿瘤局部区域复发和（或）结直肠癌出现远处转移。

病例 1、2 均进行了根治性手术治疗。但临床上有些患者可能失去了根治手术的机会。

问题 15：结肠癌如果发生梗阻，应如何进行手术治疗？
问题 16：剖腹探查术在结直肠癌的诊疗中如何应用？

推荐答案：

15. 结肠癌合并肠梗阻时，根据病情有切除肿瘤、肠管侧侧吻合术、横结肠造口术等手术治疗选择。

解说：

有手术指征者多应进行手术治疗。

（1）右侧结肠癌并发急性梗阻时应尽量争取做右侧结肠切除并一期肠吻合术。

（2）对右侧结肠癌局部确已无法切除时，可选作末端回肠与横结肠侧侧吻合术。

（3）左侧结肠癌引起的急性梗阻在条件许可时应尽量一起切除。

（4）对肿瘤无法切除的左侧结肠癌可选作内转流术或横结肠造口术。没有手术指征者，可进行内科保守治疗。

推荐答案：

16. 影像医学等检查不能确诊，或有外科手术指征的急诊情况时应进行剖腹探查手术。

解说：

如下情况建议行剖腹探查术。

（1）经过各种诊断手段尚不能明确诊断且高度怀疑结直肠肿瘤。

（2）出现肠梗阻，进行保守治疗无效。

（3）可疑出现肠穿孔。

（4）保守治疗无效的消化道大出血。

7

　病例 1 进行了根治性手术，但 3 年以后仍然出现肺转移。因此对结直肠癌患者的随访非常重要。

问题 17：结直肠癌根治手术后的随访内容是什么？

问题 18：在结直肠癌的手术后监测中，什么时候可选择 PET/CT 检查？

问题 19：结直肠癌根治手术的患者 CEA 升高时应进行哪些临床检查？

推荐答案：

17. 结直肠癌根治手术后的随访内容是定期体格检查、必要的影像医学及肿瘤标记物检查。

解说：

结直肠癌根治手术后的患者，应该定期随访，内容包括病史、体格检查，影像医学（腹部或盆腔超声、胸片，腹部或盆腔 CT 或 MRI 每年 1 次，肠镜），血 CEA、CA-199 等肿瘤标记物检查。

（1）病史和体检，每 3~6 个月 1 次，共 2 年，然后每 6 个月 1 次，共 5 年，5 年后每年 1 次。

（2）监测 CEA、CA-199，每 3~6 个月 1 次，共 2 年，然后每 6 个月 1

次，共5年，5年后每年1次。

（3）腹部/盆腔超声、胸片每3~6个月1次，共2年，然后每6个月1次，共5年，5年后每年1次。

（4）腹部/盆腔CT或MRI每年1次。

（5）术后1年内行肠镜检查，如有异常，1年内复查；如未见息肉，3年内复查；然后5年1次，随诊检查出现的大肠腺瘤均推荐切除。

（6）PET-CT不是常规推荐的检查项目。

推荐答案：

18. 在结直肠癌手术后发现有肝等脏器转移并可能手术切除时，应该选择PET/CT检查。

解说：

不推荐常规使用PET/CT来监测肿瘤是否复发。基于增强CT或MRI对于转移诊断的资料，如果转移瘤可切除或者可能变为可切除，推荐行PET/CT检查以进一步了解疾病转移的程度。PET可以发现可能存在的肝外转移灶，从而避免不必要的手术治疗。

推荐答案：

19. 结直肠癌根治手术的患者CEA升高时，应进行肠镜，胸部、腹部及盆腔CT扫描等检查，必要时可进行PET-CT扫描。

解说：

术后血CEA水平升高患者的处理应包括结肠镜检查，胸部、腹部及盆腔CT扫描，可以考虑PET-CT检查。如果影像学检查正常而CEA仍在升高，应考虑PET-CT检查并每3个月重复一次CT扫描直到发现肿瘤或CEA稳定或下降。当CEA升高而高质量CT扫描为阴性时，此种情况下关于PET-CT扫描的作用，目前仍有分歧（认为连高质量CT都发现不了的病灶PET-CT能发现并适合手术的可能性很小），NCCN同意行PET-CT扫描。对CEA升高而其他检查均为阴性的患者，NCCN不推荐所谓的"盲目"或"CEA导向的"剖腹探查术或腹腔镜探查术，不推荐CEA抗体标记的闪烁扫描法检查。

结直肠癌的早期诊断非常重要。

问题 20:结直肠癌的高危人群有哪些?

推荐答案:

20. 有肠道症状、肠道良性肿瘤、结直肠癌家族史等的人群为结直肠癌的高危人群。

解说:

结直肠癌的高危人群有以下几种。

(1)有便血、便频、大便带黏液、腹痛等肠道症状的人群。

(2)大肠癌高发区的中老年人。

(3)大肠腺瘤患者。

(4)有大肠癌病史者。

(5)大肠癌患者的直系亲属。

(6)家族性大肠腺瘤病患者。

(7)溃疡性结肠炎患者。

(8)Crohn 病患者。

(9)有盆腔放射治疗史者。

7

第八章

原发性肝癌

第一节 诊断治疗基础

一、诊断基础

原发性肝癌主要指肝细胞癌（HCC）和肝内胆管癌（ICC）。

1. 临床表现

（1）症状：肝癌早期大部分没有特异性临床表现，一旦出现典型症状，往往已达中、晚期。

1）肝区疼痛：隐痛、钝痛或胀痛，右上腹疼痛最常见，也可出现右季肋疼痛（肝右叶肝癌）、剑突下疼痛（肝左叶肝癌）、右肩或右背放射痛（肿瘤侵犯膈肌）、右侧腰部疼痛（肿瘤向右后生长）。

2）食欲减退：可伴有饭后上腹饱胀，消化不良，恶心、呕吐和腹泻等症状。

3）消瘦，乏力。

4）发热：多为持续性低热，37.5~38℃。

5）肝外转移灶症状：如肺部转移症状为咳嗽、咯血；胸膜转移症状为胸痛和血性胸腔积液；骨转移症状为骨痛或病理性骨折等。

6）伴癌综合征（paraneoplastic syndrome）：常见的有自发性低血糖症、红细胞增多症；少见的有高脂血症、高钙血症、性早熟、促性腺激素分泌综合征、皮肤卟啉症、异常纤维蛋白原血症和类癌综合征等。

（2）体征

1）肝脏肿大：质地坚硬、表面凹凸不平，可有触压痛。

2）黄疸：皮肤巩膜黄染，常在晚期出现。

3）门静脉高压征象：合并肝硬化者，常有门静脉高压和脾脏肿大。腹腔积液为晚期表现，一般为漏出液，但癌肿破溃或腹膜转移可为血性积液。

（3）浸润和转移

1）肝内转移：易浸润门静脉及其分支并形成瘤栓，瘤栓脱落后形成肝内播散转移。

2）肝外转移：包括以下三种。①血行转移：转移到肺以及胸膜、肾上腺、肾脏及骨骼等部位；②淋巴转移：多转移到肝门淋巴结，也可转移至胰、脾和主动脉旁淋巴结，偶尔转移至锁骨上淋巴结；③种植转移：少见，偶可种植在腹膜、横膈及胸腔等，引起血性的腹腔、胸腔积液；女性可发生卵巢转移。

（4）常见并发症

1）上消化道出血：合并肝硬化者常引起食管中下段或胃底静脉曲张破裂出血；若癌细胞侵犯胆管可致胆道出血、呕血和黑便；还可因胃肠黏膜糜烂、溃疡和凝血功能障碍而广泛出血。大出血可以导致休克和肝性脑病。

2）肝性脑病（hepatic encephalopathy，HE）：俗称肝昏迷，往往是肝癌终末期的表现，常因消化道出血、大量利尿剂、电解质紊乱以及继发感染等诱发。

3）肝肾综合征（hepatorenal syndrome，HRS）：肝癌晚期由于肝功能不全，引起急性肾衰竭（acute renal failure，ARF），主要表现为显著少尿、血压降低、伴有低钠血症、低血钾和氮质血症，往往呈进行性发展。

4）肝癌结节破裂出血：局限于肝包膜下，引起急性疼痛，肝脏迅速增大，局部可触及软包块；破溃入腹腔则引起急性腹痛和腹膜刺激征，大量出血可导致休克甚至迅速死亡。

5）继发感染：晚期肝癌容易并发多种感染，如肺炎、肠道感染、真菌感染和败血症等。

2. 实验室诊断

（1）肿瘤标志物：血液 AFP 是在高危人群中监测 HCC 最有价值的标志物。AFP≥400μg/L、持续 4 周，或 AFP≥200μg/L、持续 8 周对原发性肝细胞癌有诊断意义。

此外，CEA 以及 CA199、CA125、CA242 分别在不同程度与肝内胆管癌的发生相关。

（2）腹水检查：腹水检查包括腹水常规、腹水脱落细胞学检查和腹水肿瘤标记物检查。腹水常规检查可以提示腹水的性质，血性腹水、腹水肿瘤标记物值高于血液的相同检测值时提示腹水恶性可能性大，通过腹水脱落细胞学检查可以获得病理学诊断。

3. 影像学诊断

（1）超声检查（US）：非侵袭性、短时间内可多次进行。肝细胞癌内部回声可见低回声、高回声、混合回声变化；尚具有声晕、结节中结节两项特征。

还可显示门脉主干及其分支内是否有癌栓形成；了解肿块与大血管的解剖关系；是否有癌肿播散及腹腔内淋巴结转移。

超声引导下穿刺活检和瘤内局部注射已广泛用于小肝癌的诊断和治疗。

（2）CT 检查：平扫时一般病灶为低密度，低于周围肝实质密度，部分病灶周围有一层更低密度的环影（晕圈征）。结节型边缘较清楚，巨块型和混合型边缘多模糊和部分清楚。增强扫描可以提高肝癌的诊断率。

（3）MRI 检查：肝癌时 T1 和 T2 弛豫时间延长，半数以上患者 T1 加权图肿瘤表现为较周围肝组织低信号强度或等信号强度，而在 T1 加权图上均显示高信号强度。

（4）选择性肝动脉造影（DSA）：目前多采用数字减影血管造影，是一种灵敏的检查方法，可以明确显示肝脏 <1cm 的小病灶及其血供情况，同时可进行化学治疗和碘油栓塞等治疗。

（5）正电子发射计算机断层成像（PET/CT）：PET/CT 可以了解整体状况和评估转移情况，达到早期发现病灶的目的，还可以了解肿瘤治疗前后的大小和代谢变化。

4. 病理学分类及分型

（1）病理学分类：通过手术或在超声引导下经皮肝穿刺空芯针活检（core biopsy）或细针穿刺（fine needle aspiration，FNA），进行组织学或细胞学检查，可以获得肝癌的病理学诊断依据及病理类型。

1）肝细胞癌（HCC）：占原发性肝癌的 90% 以上，是最常见的一种病理类型。

2）肝内胆管癌（ICC）：较少见，起源于肝内胆管上皮细胞，一般占原发性肝癌的比例不足 5%。

3）混合型肝癌：即 HCC-ICC 混合型肝癌，比较少见。

4）其他类型：如透明细胞型、巨细胞型、硬化型和肝纤维板层癌（fibrolamellar carcinoma of liver，FLC）等。

（2）大体分型

1）块状型（直径 >5cm） >10cm 称为巨块型。

2）结节型（单结节、多结节和融合结节，直径 <5cm）。

3）弥散型（结节较小，弥散分布）。

4）小肝癌（单个结节 <3cm 或相邻两个结节直径之和 <3cm）。

5. 肝癌的诊断标准

（1）病理学诊断标准：肝脏占位病灶或者肝外转移灶活检或手术切除组织标本，经病理组织学和（或）细胞学检查诊断为 HCC，此为肝癌诊断的金标准。

（2）临床诊断标准

1）具有肝硬化以及 HBV 和（或）HCV 感染［HBV 和（或）HCV 抗原阳性］的证据。

2）典型的 HCC 影像学特征：多层 CT 扫描和（或）动态对比增强 MRI 检查显示肝脏占位在动脉期快速不均质血管强化（arterial hypervascularity），而静脉期或延迟期快速洗脱（venous or delayed phase washout）。①如果肝脏占位直径≥2cm，CT 和 MRI 两项影像学检查中有一项显示肝脏占位具有上述肝癌特征，即可诊断 HCC；②如果肝脏占位直径为 1～2cm，则需要 CT 和 MRI 两项影像学检查都显示肝脏占位具有上述肝癌特征，方可诊断 HCC，以加强诊断的特异性。

3）血清 AFP≥400μg/L 持续 4 周，或≥200μg/L 持续 8 周，并能排除其他原因引起的 AFP 升高，包括妊娠、生殖系胚胎源性肿瘤、活动性肝病及继发性肝癌等。

同时满足以上条件中的前两项或者三项时，可以确立 HCC 的临床诊断。

6. 肝癌的分期标准

（1）TNM 分期

T 原发病灶

TX 原发肿瘤不能测定

T0 无原发肿瘤证据

T1 孤立肿瘤没有血管受侵

T2 孤立肿瘤，有血管受侵或多发肿瘤直径≤5cm

T3a 多发肿瘤直径＞5cm

T3b 孤立肿瘤或多发肿瘤侵及门静脉或肝静脉主要分支

T4 肿瘤直接侵及周围组织，导致胆囊或脏器穿孔

N 区域淋巴结

NX 区域内淋巴结不能测定

N0 无淋巴结转移

N1 区域淋巴结转移

M 远处转移

MX 远处转移不能测定

M0 无远处转移

M1 有远处转移

（2）解剖分期/预后分组

| Ⅰ期 | T1 | N0 | M0 |
| Ⅱ期 | T2 | N0 | M0 |

ⅢA 期	T3a	N0	M0
ⅢB 期	T3b	N0	M0
ⅢC 期	T4	N0	M0
ⅣA 期	任何 T	N1	M0
ⅣB 期	任何 T	任何 N	M1

7. 肝脏储备功能评估（表8-1）

表 8-1　肝功能 Child-Pugh 分级

	评分		
	1	2	3
总胆红素（μmol/L）	<34	34～51	>51
血清白蛋白（g/L）	>35	28～35	<28
凝血酶原时间延长	1～3 秒	4～6 秒	>6 秒
腹水	无	轻度	中等量
肝性脑病（级）	无	1～2	3～4

注：按积分法 5～6 分为 A 级，7～9 分为 B 级，10～15 分为 C 级

8. 肝癌诊断流程（图8-1）

二、治 疗 基 础

1. **手术治疗**　手术治疗主要是肝切除和肝移植手术。对于局限性肝癌，如果患者不伴有肝硬化，则应首选肝切除术；如果合并肝硬化，肝功能失代偿（Child-Pugh C 级），且符合移植条件，应首选肝移植术。但是，对于可切除的局限性肝癌且肝功能代偿良好（Child-Pugh A 级），是否进行肝移植，目前争议较大。

2. **局部治疗**　中晚期患者往往失去了手术机会，采用非手术的局部治疗，可能使部分患者的症状减轻、生活质量改善和生存期延长。

（1）局部消融治疗：局部消融治疗包括射频消融（RFA）、微波消融（MWA）、冷冻治疗、高功率超声聚焦消融（HIFU）以及无水乙醇注射治疗（PEI），具有微创、安全、简便和易于多次施行的特点。影像引导技术包括 US、CT 和 MRI，治疗途径有经皮、经腹腔镜手术和经腹手术三种。

1）适应证：通常适用于单发肿瘤，最大直径≤5cm；或肿瘤数量≤3 个，且最大直径≤3cm。无血管、胆管和邻近器官侵犯以及远处转移。肝功能分级为 Child-Pugh A 或 B 级，或经内科护肝治疗达到该标准。

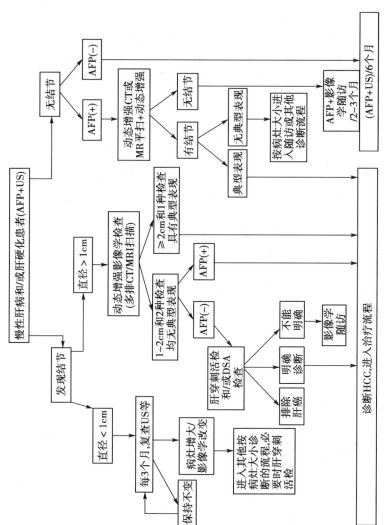

图 8-1 肝癌诊断流程

2）禁忌证：肿瘤巨大或弥散型肝癌；合并门脉主干至二级分支癌栓或肝静脉癌栓、邻近器官侵犯或远处转移；位于肝脏脏面，其中 1/3 以上外裸的肿瘤；肝功能分级为 Child-Pugh C 级，经保肝治疗无法改善者；治疗前 1 个月内有食管胃底静脉曲张破裂出血；不可纠正的凝血功能障碍和具有明显出血倾向者；顽固性大量腹水，恶病质；合并感染，尤其是胆管系统炎症等；肝、肾、心、肺和脑等重要脏器功能衰竭；意识障碍或不能配合治疗的患者。

（2）肝动脉介入治疗：由于正常肝脏具有双重血运即肝动脉和门静脉，并有丰富的侧支循环，所以肝动脉栓塞不会引起肝功能衰竭。主要适用于不能切除的中晚期肝癌，特别是以右叶为主或多发病灶或术后复发而不能手术切除者。

1）适应证：巨块型肿瘤占整个肝脏的比例 <70%；多发结节型肝癌；门静脉主干未完全阻塞，或虽完全阻塞但肝动脉与门静脉间代偿性侧支血管形成；外科手术不彻底或术后复发者；肝功能分级（Child-Pugh）A 或 B 级，ECOG 评分（ZPS）0～2 分；肝肿瘤破裂出血及肝动脉-门脉静分流造成门静脉高压出血。

2）禁忌证：肝功能严重障碍（Child-Pugh C 级）；凝血功能严重减退，且无法纠正；门静脉主干完全被癌栓栓塞，且侧支血管形成少；合并感染（如肝脓肿）且不能同时治疗者；肿瘤远处广泛转移；估计生存期 <3 个月者；恶病质或多器官功能衰竭者；肿瘤占全肝比例 ≥70%；外周血白细胞和血小板数量显著减少，白细计数 $<3.0 \times 10^9/L$，血小板计数 $<60 \times 10^9/L$。

3）分类：①肝动脉灌注化学治疗（TAI）。经肝动脉造影明确肿瘤供血动脉及肿瘤血管的分布情况。然后，超选择插管至肿瘤供血动脉内给予灌注化学治疗，常用化学治疗药物有多柔比星（ADM）或表柔比星（EADM）、顺铂（PDD）、5-氟尿嘧啶（5-FU）以及丝裂霉素（MMC）等。②肝动脉栓塞（TAE）。临床上常用，应尽可能采取超选择插管，并且注意选择合适的栓塞剂。一般采用超液化碘油与化学治疗药物充分混合成乳剂，碘油用量应根据肿瘤的大小、血供情况、肿瘤供血动脉的多寡酌情掌握，也可以选用其他栓塞剂，如明胶海绵、永久性颗粒和微球等。③肝动脉栓塞化学治疗（TACE）。同时进行肝动脉灌注化学治疗（TAI）和肝动脉栓塞（TAE）治疗，以提高疗效。TACE 作为一线非根治性治疗，国内临床上最常用。TACE 能有效阻断肝癌的动脉供血，同时持续释放高浓度的化学治疗药物打击肿瘤，使其缺血坏死并缩小，而对正常肝组织影响较小。肝癌切除术后 40 天左右可做预防性灌注化学治疗栓塞。

3. 放射治疗　放射治疗可应用于下述情况。

（1）肿瘤局限，因肝功能不佳不能进行手术切除。

（2）肿瘤位于重要解剖位置，在技术上无法切除。

（3）患者拒绝手术。

（4）对已发生远处转移的患者可行姑息性放射治疗，以控制疼痛或缓解压迫等。

在治疗技术上推荐采用三维适形或调强放射治疗技术。螺旋断层放射治疗（TOMO）系统是目前最先进的放射治疗设备之一，可同时针对肝内、肝外（肺、肾上腺、软组织转移）多个病灶照射，精准度高，毒副反应少。

4. 系统治疗　系统治疗主要适用于：已经发生肝外转移的晚期患者；虽为局部病变，但不适合手术切除、射频或微波消融和 TACE 治疗，或者局部治疗失败进展者；弥散型肝癌；合并门静脉主干癌栓和（或）下腔静脉瘤栓者。

（1）分子靶向药物治疗

1）甲苯磺酸索拉菲尼是一种口服的具有双重抑制、多靶点阻断作用的抗 HCC 药物，用于治疗不能手术切除和远处转移的 HCC。

应用时需注意对肝功能的影响，要求患者肝功能为 Child-Pugh A 或相对较好的 B 级；肝功能情况良好、分期较早、及早用药者的获益更大。

甲苯磺酸索拉菲尼可用于消融治疗或肝动脉介入治疗后肝功能恢复的患者，如果证据表明残留或复发肿瘤不适宜继续行局部治疗则只要黄疸恢复到基线水平即可开始甲苯磺酸索拉菲尼治疗。甲苯磺酸索拉菲尼与肝动脉介入治疗或全身化学治疗联合应用，可使患者获益更多。

2）甲苯磺酸索拉菲尼用法：甲苯磺酸索拉菲尼的剂量为每次 0.4g（0.2g×2）、每日 2 次，空腹或伴低脂或中脂饮食服用。持续治疗直至病情有进展或有不可耐受的毒副作用发生。

（2）全身化学治疗：全身化学治疗是临床常用的姑息性治疗手段，单药有效率比较低（一般 <10%），目前多采用联合化学治疗方案，如 FOLFOX 方案。方案由奥沙利铂和 5-FU 组成，对 HCC 具有一定敏感性。

1）适应证：①合并有肝外转移的晚期患者；②虽为局部病变，但不适合手术治疗和肝动脉介入栓塞化学治疗者，如肝脏弥散性病变或肝血管变异；③合并门静脉主干或下腔静脉瘤栓者；④多次肝动脉栓塞化学治疗（TACE）后肝血管阻塞或介入治疗后复发的患者。

2）禁忌证：①ECOG >2 分，Child-Pugh >7 分；②白细胞 $<3.0 \times 10^9/L$ 或中性粒细胞 $<1.5 \times 10^9/L$，血小板 $<60 \times 10^9/L$，血红蛋白 $<90g/L$；③肝肾功能明显异常：氨基转移酶（AST 或 ALT）大于 5 倍正常值和（或）胆红素显著升高大于两倍的正常值，血清白蛋白 $<28g/L$，肌酐（Cr）≥正常值上

限，内生肌酐清除率（Ccr）≤50ml/min；④具有感染发热、出血倾向、中或大量腹腔积液和肝性脑病。

　　3）常用化学治疗（免疫治疗）方案

［**多柔比星**］

多柔比星	$60mg/m^2$	iv	d1

每 3 周重复

［**吉西他滨 + 奥沙利铂**］

吉西他滨	$1000mg/m^2$	iv	d1
奥沙利铂	$100mg/m^2$	iv（2h）	d1

每 2 周重复

［**吉西他滨 + 脂质体多柔比星**］

吉西他滨	$1000mg/m^2$	iv（30min）	d1、8
脂质体 多柔比星	$100mg/m^2$	iv（2h）	d1

每 4 周重复（最多 8 个周期）

［**卡培他滨 + 顺铂**］

卡培他滨	$1000mg/m^2$	po bid	d1 ~ 14
顺铂	$60mg/m^2$	iv	d1

每 3 周重复（直至病情有进展或不可耐受的毒副作用发生）

［**FOLFOX**］

亚叶酸钙	$200mg/m^2$	iv（2h）	d1
奥沙利铂	$85mg/m^2$	iv（2h）	d1（与亚叶酸钙同时给药）
5-FU	$400mg/(m^2 \cdot d)$	iv	d1 和
	$2400mg/(m^2 \cdot d)$	iv（46h）	d1 ~ 2

每两周重复一次（在有治疗反应的情况下持续 6 个月）

［**5-FU + 干扰素**］

5-FU	$200mg/(m^2 \cdot d)$	iv（持续）	d1 ~ 21 [*]
干扰素	$4 \times 10^6 U/m^2$	H	每周 3 次

每 4 周重复

　　*使用便携式输液泵

　　4）术后化学治疗：对于术后无残留病灶（R0 切除）的患者，推荐观察或临床试验、氟尿嘧啶同步化放射治疗、氟尿嘧啶为基础或吉西他滨为基础的化学治疗，对于术后有残留的 R1 或 R2 切除患者，推荐氟尿嘧啶同步化放射治疗、氟尿嘧啶为基础或吉西他滨为基础的化学治疗。

　　5. 肝癌治疗流程（图 8-2）

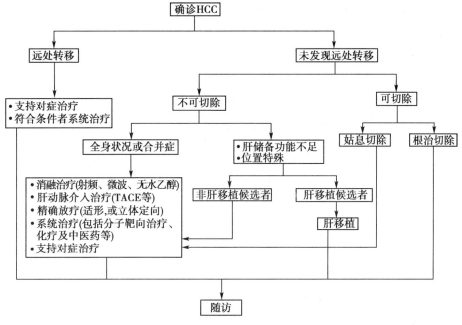

图 8-2　肝癌治疗流程

第二节　病例诊治演习

一、病例介绍

病例 1

患者，男性，57 岁，2007 年 5 月因休克，于新疆某医院剖腹探查术后考虑为肝癌瘤体破裂，行"肝左外叶瘤体破裂肝左外叶切除术，肠粘连松解术"。术后病理示：（肝左外叶）肝细胞性肝癌及结节性肝硬化，肿瘤组织面积缺血性坏死。术后复查 CT 示：肝右叶一类圆形低密度影。于某医院行无水酒精瘤体注射两次，动脉化学治疗栓塞术 4 次及部分性脾脏栓塞术，术中注入表柔比星 40mg，丝裂霉素 10mg，氟尿嘧啶 1000mg，碘化油乳剂 2ml。2010 年 6 月 18 日 CT 增强扫描示：肝左外叶切除术后，右后叶下段见一类圆形混杂密度影，直径约 5cm，右后叶介入术后改变，下腔静脉及门静脉癌栓形成，胆囊结石。AFP：6.47ng/ml。既往有乙肝，肝硬化病史。

病例 2

患者文某某，男性，45 岁，2009 年 2 月因右上腹痛，CT 检查示：左叶巨块形肝癌伴子灶，门脉广泛癌栓，门脉海绵样变，右下肺转移瘤，肝硬化，脾大。血 AFP：1210ng/ml。2009 年 2 月 10 日行 TAE 术（吡柔比星 40mg，奥沙利铂 100mg），3 月 12 日再行 TAE 术（表柔比星 40mg，丝裂霉素 20mg，氟尿嘧啶 1000mg）。6 月复查 CT 示：肝脏左叶 TAE 术后，其内可疑肿瘤复发，肝右叶多发低密度影，考虑为肝癌，门脉左支栓子形成，肝硬化，脾大，腹水，双肺多发结节影，转移。给予口服甲苯磺酸索拉非尼 400mg 每日两次。2009 年 8 月 8 日死亡。既往乙肝、肝硬化病史。

二、相关问题讨论

病例 1 为休克伴发急腹症而急诊手术，病理诊断为原发性肝细胞癌。

病例 2 因右上腹疼痛、腹部 CT 示肝脏巨块型肿瘤、血 AFP 明显升高而临床诊断为原发性肝癌。两者均不是早期发现。

问题 1：原发性肝癌的早期筛查和检测指标是什么？

问题 2：原发性肝癌的诊断标准是什么？

参考答案

1. 原发性肝癌的早期筛查和检测指标主要有血清甲胎蛋白（AFP）和肝脏超声检查等。

解说：

原发性肝癌的早期筛查和检测指标包括血清甲胎蛋白（AFP）和肝脏超声检查两项。对于 35 岁及以上的男性，具有 HBV 和（或）HCV 感染，嗜酒的高危人群，一般是每隔 6 个月进行 1 次检查。

对 AFP > 400μg/L 而超声检查未发现肝脏占位者，应注意排除妊娠、活动性肝病以及生殖腺胚胎源性肿瘤；如能排除，应作 CT 和（或）MRI 等检查。

如 AFP 升高但未达到诊断水平，除了应该排除上述可能引起 AFP 增高的情况外，还应密切追踪 AFP 的动态变化，将超声检查间隔缩短至 1 ~ 2 个月，需要时进行 CT 和（或）MRI 检查。若高度怀疑肝癌，建议做 DSA 肝动脉碘油造影检查。

推荐答案：

2. 原发性肝癌的诊断标准包括病理学诊断和临床诊断标准。病理诊断是确诊的金标准；没有取得病理，但是影像医学配合血清 AFP 也可以做出临床诊断。

解说：

肝癌的诊断标准包括病理学诊断标准和临床诊断标准。

病理诊断：肝组织学检查证实为原发性肝癌者；肝外组织学检查证实为肝细胞癌者。

临床诊断：AFP≥400μg/L，持续 4 周以上，并能排除妊娠、活动性肝炎、生殖腺胚胎性肿瘤及转移性肝癌者。影像学检查有明确肝内实质性病变，能排除肝血管瘤和转移性肝癌，并具有下列条件之一者：AFP≥200μg/L；典型的原发性肝癌影像学表现；无黄疸而碱性磷酸酶或 r-谷氨酰转肽酶明显升高；远处有明显的转移病灶或有血性腹水或在腹水中找到癌细胞；明确的乙型肝炎阳性的肝硬化。

AASLD 指南建议：对于肝硬化患者，如果符合以下标准即可诊断肝细胞癌：一种影像学检查（CT，MRI 或者第二代增强超声）显示肝脏结节直径 >2cm，并伴有动脉期增强剂摄取和门静脉期或者静脉期末快速清洗；或者两项影像学检查显示直径在 1~2cm 范围内的肿瘤结节并具有上述影像学表现（表 8-2）。

8

表 8-2 国际上应用的 AASLD 诊断流程

超声发现肝占位的诊断流程图			
占位 <1cm	诊断	肝癌的可能性小，无特异性检查	
	随访	重复影像学检查，每 3 个月 1 次 在 1~2 年内无增大→非肝癌 若增大→按肝癌处理	
占位 1~2cm	诊断	2 种检查 （CT 和 MRI）	均典型
			一种典型另一种不典型
			都不典型
	肝活检后随访	活检证实肝癌	按肝癌处理
		非肝癌	重复影像学检查，每 3 个月 1 次 在 1~2 年内无增大→非肝癌 若增大→按肝癌处理

按肝癌处理 / 考虑肝活检 / 考虑肝活检或密切随访

续表

	诊断	1 种检查 （CT 或 MRI）	典型	按肝癌处理
占位 >2cm			不典型	肝活检
	肝活检后 随访	活检证实肝癌	按肝癌处理	
		非肝癌	重复影像学检查，每 3 个月 1 次 在 1～2 年内无增大→非肝癌 若增大→按肝癌处理	

病例 1 的病理学诊断为肝细胞癌。

病例 2 在 CT 上表现为巨块型肝癌，这是肝癌的大体病理分型之中的一个类型。

问题 3：原发性肝癌的大体病理分型有哪些？
问题 4：原发性肝癌的病理学分类有哪些？
问题 5：原发性肝癌病理分期有哪些标准？

推荐答案：

3. 原发性肝癌的大体病理分型有弥散型、小癌型、结节型、块状型，巨块型 5 型。

解说：

原发性肝癌的大体病理分型有弥散型、小癌型、结节型、块状型，巨块型 5 型，具体的分型标准如下。

（1）弥散型：小癌结节弥散分布于全肝。

（2）小癌型：单个瘤体直径小于 3cm；或相邻两个结节直径之和小于 3cm。

（3）结节型，瘤体直径在 3～5cm，据结节数量和形态，又可分为：单结节型、融合结节型、多结节型。

（4）块状型：瘤体直径在 5～10cm，根据肿块数量和形态，又分为：单块型、融合块状型、多块状型。

（5）巨块型：瘤体直径大于 10cm。

推荐答案：

4. 原发性肝癌的病理学分类主要有肝细胞癌、肝内胆管癌、混合型肝癌等。

解说：

肝细胞癌占原发性肝癌的90%以上，是最常见的一种病理类型；肝内胆管癌起源于肝内胆管上皮细胞，占原发性肝癌的比例不超过5%；肝细胞癌和肝内胆管癌共同存在的是混合型肝癌，比较少见。另外，还有更少的其他几种类型，如透明细胞型、巨细胞型、硬化型和肝纤维板层癌（fibrolamellar carcinoma of liver，FLC）等。

推荐答案：

5. 原发性肝癌病期分期有 TNM 分期、BCLC 分期等标准。

解说：

TNM 分期主要根据肿瘤的大小、数量、血管侵犯、淋巴结侵犯和有无远处转移而分为Ⅰ～Ⅳ期，由低到高反映了肿瘤的严重程度；其优点是对肝癌的发展情况做了详细描述，最为规范。然而 TNM 分期在国际上被认可程度却较低，原因在于：①多数肝癌患者合并有严重的肝硬化，该分期没有对肝功能进行描述，而治疗 HCC 时非常强调肝功能代偿，肝功能显著地影响治疗方法的选择和预后的判断；②对于 HCC 治疗和预后至关重要的血管侵犯，在治疗前（特别是手术前）一般难以准确判断。

BCLC 分期与治疗策略，比较全面地考虑了肿瘤、肝功能和全身情况，与治疗原则联系起来，并且具有循证医学高级别证据的支持，目前已在全球范围被广泛采用（表8-3）。

表8-3　肝癌的 BCLC 分期

期别	PS 评分	肿瘤状态		肝功能状态
		肿瘤数量	肿瘤大小	
0 期：极早期	0	单个	<2cm	无门脉高压
A 期：早期	0	单个	任何	Child-Pugh A～B
		3 个以内	<3cm	Child-Pugh A～B
B 期：中期	0	多结节肿瘤	任何	Child-Pugh A～B
C 期：进展期	1～2	门脉侵犯或 N1、M1	任何	Child-Pugh A～B
D 期：终末期	3～4	任何	任何	Child-Pugh C

但是，亚洲（不包括日本和印尼）与西方国家的 HCC 具有高度异质性，在病因学、分期、生物学恶性行为、诊治（治疗观念和临床实践指南）以及预后等方面都存在明显差异；同时，我国有许多外科医师认为 BCLC 分期与治疗策略对于手术指征控制过严，不太适合中国的国情和临床实际，仅作为重要参考。

早期原发性肝癌的手术切除是根治治疗的主要方法，但是病例 1 是在急诊手术中切除的肝脏肿瘤。

问题 6：原发性肝癌的手术治疗有哪几类、适应证是什么？

推荐答案：

6. 原发性肝癌的手术治疗根据能否完全切除肿瘤，分为根治性手术和姑息性手术两大类。

8

解说：

原发性肝癌的手术治疗分为根治性手术和姑息性手术两大类，是根据肿瘤局部病变情况而定的。

1. 原发性肝癌切除术的基本原则，一是彻底性，最大限度地完整切除肿瘤，使切缘无残留肿瘤组织；二是安全性，最大限度地保留正常肝组织，降低手术死亡率及手术并发症。

所以对拟接受手术的患者有严格的要求，基本条件有：①肝脏病灶可以切除；无不可切除的肝外转移性肿瘤。②全身状况可以耐受手术；预留肝脏功能可以充分代偿。具体包括：一般情况良好，无明显心、肺、肾等重要脏器器质性病变。③肝功能正常，或仅有轻度损害（Child-Pugh A 级），或肝功能分级属 B 级，经短期护肝治疗后恢复到 A 级。④肝储备功能（如 ICGR-15）基本在正常范围以内；一般认为 ICGR-15 <14%，可作为安全进行肝大面积切除术而肝功能衰竭发生几率低的界限。

2. 原发性肝癌根治性手术的切除标准及适应证。

（1）原发性肝癌根治性手术的切除标准：一般认为，根据手术完善程度，可将其分为 3 级。

Ⅰ级标准：完整切除肉眼所见肿瘤，切缘无残留肿瘤组织。

Ⅱ级标准：在Ⅰ级标准基础上增加 4 项条件：肿瘤数量≤2 个；无门脉主

干及一级分支、总肝管及一级分支、肝静脉主干及下腔静脉癌栓；无肝门淋巴结转移；无肝外转移。

Ⅲ级标准：在Ⅱ级标准基础上，增加术后随访结果的阴性条件，即术前血清AFP增高者，术后两个月内AFP应降至正常和影像学检查未见肿瘤残存。

（2）原发性肝癌根治性手术的适应证

a. 单发肝癌，表面较光滑，周围界限较清楚或有假包膜形成，受肿瘤破坏的肝组织 <30% ；或受肿瘤破坏的肝组织 >30% ，但是无瘤侧肝脏明显代偿性增大，达到标准肝体积的 50% 以上。

b. 多发性肿瘤，结节 <3 个，且局限在肝脏的一段或一叶内。对于多发性肝癌，相关研究均显示，在满足手术条件下，肿瘤数量 <3 个的多发性肝癌患者可从手术显著获益；若肿瘤数量 >3 个，即使已手术切除，其疗效也并不优于肝动脉介入栓塞等非手术治疗。

3. 原发性肝癌姑息性手术的适应证（表8-4）

（1）姑息性肝切除涉及以下几种情况：肝癌合并门静脉癌栓（PVTT）和（或）腔静脉癌栓、肝癌合并胆管癌栓、肝癌合并肝硬化门脉高压、难切性肝癌的切除。

每种情况均有其对应手术治疗适应证。

（2）局部病灶的切除标准：①3～5个多发性肿瘤，超越半肝范围者，行多处局限性切除；②肿瘤局限于相邻的2～3个肝段或半肝内，无瘤肝组织明显代偿性增大，达到标准肝体积的 50% 以上；③肝中央区（中叶或Ⅳ、Ⅴ、Ⅷ段）肝癌，无瘤肝组织明显代偿性增大，达到标准肝体积的 50% 以上；④肝门部有淋巴结转移者，切除肿瘤的同时行淋巴结清扫术或术后治疗；⑤周围脏器受侵犯者一并切除。

表8-4　原发性肝癌姑息性肝切除适应证

肝癌病变情况	姑息性肝切除适应证
肝癌合并门静脉癌栓（PVTT）和（或）腔静脉癌栓	门静脉主干切开取癌栓术，同时行姑息性肝切除术 按原发性肝癌肝切除手术适应证的标准判断，肿瘤是可切除的 癌栓充满门静脉主支和（或）主干，进一步发展，很快将危及患者生命 估计癌栓形成的时间较短，尚未发生机化 如作半肝切除，可开放门静脉残端取癌栓 如癌栓位于肝段以上小的门静脉分支内，可在切除肝肿瘤的同时连同该段门静脉分支一并切除

续表

肝癌病变情况	姑息性肝切除适应证
肝癌合并门静脉癌栓（PVTT）和（或）腔静脉癌栓	如术中发现肿瘤不可切除，可在门静脉主干切开取癌栓术后，术中作选择性肝动脉插管栓塞化学治疗或门静脉插管化学治疗、冷冻或射频治疗等 合并腔静脉癌栓时，可在全肝血流阻断下，切开腔静脉取癌栓，并同时切除肝肿瘤
原发性肝癌合并胆管癌栓	患者一般情况 基本要求同肝切除术 这种患者有阻塞性黄疸，不能完全按 Child-Pugh 分级判断肝功能，应强调患者全身情况、A/G 比值和凝血酶原时间等 局部病变情况 胆总管切开取癌栓术，同时行姑息性肝切除术 按原发性肝癌肝切除手术适应证的标准判断，肿瘤是可切除的 癌栓位于左肝管或右肝管、肝总管、胆总管 癌栓未侵及健侧二级以上胆管分支 估计癌栓形成的时间较短，尚未发生机化 如癌栓位于肝段以上小的肝管分支内，可在切除肝肿瘤的同时连同该段肝管分支一并切除 如术中发现肿瘤不可切除，可在切开胆总管取癌栓术后，术中做选择性肝动脉插管栓塞化学治疗、冷冻治疗或射频治疗等
原发性肝癌合并肝硬化门静脉高压症	可切除的肝癌 有明显脾肿大、脾功能亢进表现者，可同时行脾切除术 有明显食道胃底静脉曲张，特别是发生过食道胃底曲张静脉破裂大出血者，可考虑同时行贲门周围血管离断术 有严重胃黏膜病变者，可考虑行脾肾分流术或其他类型的选择性门腔分流术 不可切除的肝癌 有明显脾肿大、脾功能亢进表现、无明显食道胃底静脉曲张者，行脾切除术的同时，在术中做选择性肝动脉栓塞化学治疗、冷冻治疗或射频治疗等 有明显食道胃底静脉曲张，特别是发生过食道胃底静脉破裂大出血，无严重胃黏膜病变者，可行脾切除术或脾动脉结扎加冠状静脉缝扎术；是否行断流术，根据患者术中所见决定。对于肝癌术中可做射频或冷冻治疗，不宜做肝动脉插管栓塞化学治疗

8

4. 手术禁忌证

（1）心肺功能差或合并其他重要器官严重疾病，不能耐受手术者。

（2）肝硬化严重，肝功能差 Child- Pugh C 级。

（3）已经存在肝外转移。

　　与原发性肝癌的手术切除肿瘤治疗相对应，还有肝移植手术可以选择。

问题 7：原发性肝癌进行肝移植手术时，可以参照哪些标准？

推荐答案：

　　7. 肝移植已成为肝癌治疗的一个重要手段，主要适用于小肝癌合并严重肝硬化的患者，但静脉癌栓、肝内播散或肝外器官转移者应列为禁忌。原发性肝癌进行肝移植手术时，可以参照的标准有意大利 Milan 标准、美国加州旧金山大学（UCSF）标准、上海复旦标准。

解说：

　　肝切除和肝移植手术应该如何选择，目前尚无统一的标准。一般认为，对于局限性肝癌，如果患者不伴有肝硬化，则应首选肝切除术；如果合并肝硬化，肝功能失代偿（Child- Pugh C 级），且符合移植条件，应该首选肝移植术。

　　但是，对于可切除的局限性肝癌且肝功能代偿良好（Child- Pugh A 级），是否进行肝移植，目前争议较大。如欧洲的专家支持首选肝移植，理由是肝切除的复发率高，符合 Milan 标准的肝移植患者长期生存率和无瘤生存率显著优于肝切除患者。但国内有专家认为，对于肝脏功能较好，能够耐受肝切除手术的患者暂不列入肝移植适应证中。就某一患者而言，强调根据具体情况，综合评价分析，制订手术方案。

　　病例 1、2 均进行了肝动脉介入治疗。

问题 8：原发性肝癌的肝动脉介入治疗有哪几类？

问题 9：原发性肝癌的肝动脉介入治疗药物有哪些？

问题 10：原发性肝癌 TACE 治疗的局限性和不良反应有哪些？TACE 治

疗的随访及治疗间隔是多长时间？

推荐答案：

8. 原发性肝癌的肝动脉介入治疗主要分为肝动脉灌注化学治疗（TAI）、肝动脉栓塞（TAE）、肝动脉栓塞化学治疗（TACE）3 类（表 8-5）。

解说：

原发性肝癌患者除手术治疗外，还有肝动脉介入治疗可以选择。肝动脉介入治疗主要有肝动脉灌注化学治疗（TAI）、肝动脉栓塞（TAE）两种，至于肝动脉栓塞化学治疗（TACE）则是由肝动脉灌注化学治疗加肝动脉栓塞而成。

下面列表详细说明 TAI、TAE 的适应证和禁忌证。

表 8-5　TAI、TAE 的适应证和禁忌证

	适应证	禁忌证
肝动脉化学治疗	失去手术机会的原发性或继发性肝癌 肝功能较差或难以超选择性插管者 肝癌手术后复发或术后预防性肝动脉灌注化学治疗	肝功能严重障碍者 大量腹水者 全身情况衰竭者 白细胞和血小板数量明显减少者
肝动脉栓塞	肝肿瘤切除术前应用，可使肿瘤缩小，利于切除，同时能明确病灶数量，控制转移 无肝肾功能严重障碍、门静脉主干完全阻塞、肿瘤占据率小于 70% 外科手术失败或切除术后复发者 控制疼痛、出血及动静脉瘘 肝癌切除术后的预防性肝动脉化学治疗栓塞 肝癌肝移植术后复发者	肝功能严重障碍，属 Child-Pugh C 级 凝血功能严重减退，且无法纠正 门静脉高压伴逆向血流以及门脉主干完全阻塞、侧支血管形成少者（若肝功能基本正常可采用超选择性导管技术对肿瘤靶血管进行分次栓塞） 感染，如肝脓肿 全身已发生广泛转移，估计治疗不能延长生存期 全身衰竭者 癌肿占据全肝 70% 或以上者（若肝功能基本正常可采用少量碘油分次栓塞）

推荐答案：

9. 肝动脉介入治疗的药物包括肝动脉灌注化学治疗的化学治疗药物，以及肝动脉栓塞时混合栓塞剂中与碘油混合的化学治疗药物。

解说：

肝动脉介入治疗的药物包括以下两类。

1. 肝动脉灌注化学治疗的化学治疗药物有 DDP、L-OHP、ADM、EPI、THP、5-FU 等。通常选择 2～3 种药物联合使用。

2. 肝动脉栓塞常用的栓塞剂为碘油和明胶海绵，碘油通常和化学治疗药物混合成栓塞剂。

推荐答案：

10. TACE 治疗原发性肝癌的局限性与患者状态、肿瘤情况及治疗本身的局限有关；栓塞后综合征是 TACE 的主要不良反应；一般建议第一次肝动脉介入治疗后 4～6 周时复查 CT 和（或）MRI 等；至于后续复查则视患者的具体情况而定，可间隔 1～3 个月。

解说：

有些原发性肝癌患者虽进行了 TACE 治疗，但是疗效尤其是远期疗效并不显著。影响 TACE 远期疗效的主要因素如下。

1. 患者的全身状态，尤其是肝功能状态、肝硬化程度。

2. 肿瘤本身情况，包括大小、分级、病理类型、门静脉癌栓以及动静脉瘘等。

3. TACE 治疗本身有一定局限性，主要表现为以下几方面。

（1）由于栓塞不彻底和肿瘤侧支血管建立等原因，TACE 常难以使肿瘤达到病理上完全坏死。

（2）TACE 治疗后由于肿瘤组织缺血和缺氧，残存肿瘤的缺氧诱导因子（HIF）水平升高，从而使血管内皮生长因子（VEGF）高表达。这些因素可导致肝内肿瘤复发和远处转移。

（3）TACE 治疗也有不良反应，最常见不良反应是栓塞后综合征，主要表现为发热、疼痛、恶心和呕吐等。发热、疼痛发生的原因是肝动脉栓塞后引起局部组织缺血、坏死，而恶心、呕吐主要与化学治疗药物有关。

此外，还有穿刺部位出血、白细胞数量下降、一过性肝功能异常、肾功能损害以及排尿困难等其他常见不良反应。

一般来说，介入治疗术后的不良反应会持续 5～7 天，经对症治疗后大多数患者可以完全恢复。

介入治疗的频率应依随访结果而定，若介入术后 4～6 周时，影像学检查显示肝脏的瘤灶内的碘油沉积浓密、瘤组织坏死并且无增大和无新病灶，暂时不再做介入治疗。最初 2~3 次介入治疗间隔可以较短，此后在肿瘤无进展的情况下应延长治疗间隔，以保证肝功能的恢复。在治疗间隔期，可利用 CT 和（或）MRI 动态增强扫描评价肝脏肿瘤的存活情况，以决定是否需要再次进行介入治疗。如经过数次介入治疗后，肿瘤仍继续进展，应考虑换用或联合其他治疗方法，如外科手术、局部消融和系统治疗等。

病例 1 进行了无水酒精注射的肝癌消融治疗。

问题 11：在原发性肝癌治疗中，肿瘤消融治疗有哪些？如何评价局部疗效？

推荐答案：

11. 在原发性肝癌治疗中，肿瘤消融治疗有射频或微波消融、酒精消融等。局部疗效评价分为完全消融、不完全消融两类。

解说：

在原发性肝癌治疗中，肿瘤消融治疗有射频或微波消融、酒精消融等可以选择。

1. 适应证与禁忌证　适应证：①对于直径≤5cm 的单发肿瘤或最大直径≤3cm 的多发结节（3 个以内），无血管、胆管侵犯或远处转移，肝功能 Child-Pugh A 或 B 级的早期肝癌患者，射频或微波消融是外科手术以外最好的选择。②对于单发肿瘤直径≤3cm 的小肝癌多可获得根治性消融，酒精消融也可能达到同样的目的。③对于无严重肝肾心脑等器官功能障碍、凝血功能正常或接近正常的肝癌，不愿接受手术治疗的小肝癌以及深部或中心型小肝癌，手术切除后复发或中晚期癌等各种原因不能手术切除的肝癌，肝脏转移性肿瘤化学治疗后、等待肝移植前控制肿瘤生长以及移植后复发转移等患者均可采取消融治疗。

禁忌证：①位于肝脏脏面，其中 1/3 以上外裸的肿瘤；②肝功能 Child-Pugh C 级，TNM Ⅳ期或肿瘤呈浸润状；③肝脏显著萎缩，肿瘤过大，需消融范围达 1/3 肝脏体积者；④近期有食管（胃底）静脉曲张破裂出血；⑤弥散性肝癌，合并门脉主干至二级分支癌栓或肝静脉癌栓；⑥主要脏器严重的功能衰竭；⑦活动性感染尤其是胆系炎症等；⑧不可纠正的凝血功能障碍及血常规严重异常的血液病；⑨顽固性大量腹水；⑩意识障碍或恶病质。

2. 局部治疗的效果评价　评估局部疗效的规范方法是在消融后 1 个月左

右，治疗后 1 个月，复查肝脏Ⅲ期 CT/MRI 扫描或者超声造影，以评价消融疗效。疗效可分为两种。①完全消融（complete response，CR）：经肝脏Ⅲ期 CT/MRI 扫描或超声造影随访，肿瘤所在区域为低密度（超声表现为高回声），动脉期未见强化；②不完全消融（incomplete response，ICR）：经肝脏Ⅲ期 CT/MRI 扫描或超声造影随访，肿瘤病灶内局部动脉期有强化，提示有肿瘤残留。

对治疗后有肿瘤残留者，可以进行再次消融治疗；若两次消融后仍有肿瘤残留，视为消融治疗失败，应放弃消融疗法，改用其他疗法。

原发性肝癌除肝动脉介入治疗以外，还可进行全身化学治疗。

问题 12：原发性肝癌的全身化学治疗常用药物和方案有哪些？

推荐答案：

12. 原发性肝癌的有效化学治疗药物以卡培他滨，吉西他滨等新一代细胞毒性药物为主以及与奥沙利铂等铂类组成联合化学治疗方案。

解说：

既往常规的全身化学治疗药物有氟尿嘧啶、多柔比星、顺铂、丝裂霉素等，但是单一用药及联合用药疗效不明显。

新一代细胞毒性药物卡培他滨、吉西他滨、奥沙利铂、伊立替康等相继问世，推动了肝癌系统性全身化学治疗研究。

新的联合化学治疗有：卡培他滨联合顺铂、卡培他滨联合顺铂和多柔比星、吉西他滨联合铂类、吉西他滨联合奥沙利铂和埃罗替尼、吉西他滨联合顺铂和 5- FU/甲酰四氢叶酸、奥沙利铂和 5- FU/甲酰四氢叶酸等。

最近一项研究表明，与 ADM 相比，FOLFOX4 显著提高了中国晚期 HCC 患者的 OS、PFS、RR 和 DCR。FOLFOX4 治疗耐受性好，安全性高，不良反应易于处理。该研究首次证实含奥沙利铂联合方案的系统化学治疗能够延长晚期 HCC 患者的生存时间。

病例 2 应用了原发性肝细胞癌的分子靶向治疗药物- 索拉非尼。

问题 13：原发性肝癌分子靶向治疗药物按靶点有哪些分类？

推荐答案：

13. 原发性肝癌的分子靶向治疗药物按靶点有抗表皮生长因子受体（EG-FR）药物、抗血管生成药物、信号传导通路抑制剂以及多靶点抑制剂等分类。

解说：

近年来，分子靶向药物治疗肝癌已成为新研究热点，主要包括以下几种。

1. 抗表皮生长因子受体（EGFR）药物，如厄洛替尼和西妥昔单抗。

2. 抗血管生成药物，如贝伐珠单抗和 Brivanib（布立尼布）等。

3. 信号传导通路抑制剂，如 mTOR 抑制剂依维莫司。

4. 多靶点抑制剂，如索拉非尼和舒尼替尼等。

索拉非尼是一种口服多靶点、多激酶抑制剂，既可通过抑制血管内皮生长因子受体（VEGFR）和血小板源性生长因子受体（PDGFR）阻断肿瘤血管生成，又可通过阻断 Raf/MEK/ERK 信号传导通路抑制肿瘤细胞增殖，从而发挥双重抑制、多靶点阻断的抗 HCC 作用。2008 版美国国立综合癌症网络（NC-CN）指南已将索拉非尼列为晚期 HCC 的一线治疗药物；随后欧洲药品管理局（EMEA）、美国 FDA 和我国 SFDA 也已相继批准索拉非尼用于治疗不能手术切除和远处转移的 HCC。因此，索拉非尼可作为晚期 HCC 患者的标准用药。同时索拉非尼可与含奥沙利铂联合化学治疗方案互为一、二线治疗。

舒尼替尼也已开展Ⅲ期临床研究，有望成为下一个肝癌靶向治疗药物；而其他分子靶向药物临床试验也在进行中。

以上两例原发性肝癌患者均未应用放射治疗，但是临床上有些患者接受过放射治疗。

问题 14：原发性肝癌放射治疗的适应证是什么？放射治疗的并发症有哪几类？

推荐答案：

14. 原发性肝癌放射治疗适用于肿瘤局部（包括手术后残留病灶）放射治疗和转移部位的放射治疗。放射治疗治疗的并发症有急性期（放射治疗期间）毒副反应及放射治疗的后期损伤两类。

解说：

原发性肝癌放射治疗也可分为根治性放射治疗和姑息性放射治疗两类。放射治疗的并发症包括急性期（放射治疗期间）毒副反应及放射治疗后期（4个月内）的肝损伤。

1. 肝癌的放射治疗指征

（1）肿瘤局限、因肝功能不佳不能进行手术切除，或肿瘤位于重要解剖位置，在技术上无法切除，或患者拒绝手术。患者一般情况好，如 KPS（生活质量评分）≥70 分。

（2）术后有残留病灶。

（3）需要进行局部肿瘤处理，否则会产生一些并发症，如对胆管的梗阻、门静脉和肝静脉的瘤栓进行放射治疗。对胆管梗阻患者可以先进行引流，缓解黄疸，再进行放射治疗。

（4）对远处转移灶，如淋巴结转移、肾上腺转移以及骨转移，放射治疗可减轻患者症状、改善生活质量。

2. 肝癌放射治疗的并发症、耐受剂量的确定

（1）急性期（放射治疗期间）毒副反应：①厌食、恶心、呕吐，较严重的有上消化道出血，特别是放射野累及较大体积的十二指肠、空肠和胃的患者；②急性肝功能损害：表现为胆红素上升，血清 ALT 上升；③骨髓抑制，特别是在大体积肝脏受照的患者，或伴脾功能亢进的患者。

（2）放射治疗的后期损伤：主要是放射性肝病（RILD），其临床表现和诊断标准如下。

1）接受过肝脏高剂量放射治疗。

2）在放射治疗结束后发生。

3）临床表现有 2 种：①典型的 RILD：发病快，患者在短期内迅速出现大量腹水和肝脏肿大，伴 AKP 升高到大于正常值的 2 倍，或 ALT 上升至大于正常值的 5 倍；②非典型 RILD：仅有肝脏功能损伤：AKP 大于正常值的 2 倍，或 ALT 上升至大于正常值的 5 倍，无肝脏肿大和腹水。

4）能排除肝肿瘤发展造成的临床症状和肝功能损害。RILD 是一种严重的放射并发症，一旦发生，70% 以上的患者可在短期内死于肝衰竭；主要是对症治疗，包括使用肾上腺糖皮质激素和利尿剂，同时积极给予保护肝脏的药物和支持疗法。

（3）肝脏的耐受剂量（全肝平均剂量）：Chlild-Pugh A 级患者为 23Gy，Chlild-Pugh B 级患者为 6Gy。对于容易发生 RILD 的患者更应小心，包括原有的肝功能差，如肝脏功能为 Child-Pugh B 级；正常肝脏的受照体积大，剂量高；患者同时伴发血管的癌栓，如门静脉和下腔静脉的癌栓。如果同时使用 TACE，则 TACE 和肝脏放射治疗的间隔时间短于 1 个月。另外，在放射治疗期间出现急性肝功能损伤的患者，应停止放射治疗。

　　总之，急性肝损伤往往可逆、易修复；而后期肝损伤常常不可逆，是严重的放射性损伤，一旦发生，死亡率高达80%。主要诱因包括肝脏基础病变重（Child B级或 C 级）、正常肝组织照射体积过大、剂量过大等。预防是关键，照射剂量限制在耐受范围内（一般认为，中国人为22Gy）。

　　以上两例原发性肝癌患者均有乙型病毒性肝炎、肝硬化既往史。

问题 15：在进行原发性肝癌治疗时，如何看待抗肝炎病毒治疗？

推荐答案：

15. 进行肝癌治疗时，必须关注基础肝病的治疗，必要时应进行抗肝炎病毒治疗。

解答：

治疗肝癌必须同时关注基础肝病的治疗。HBV/HCV 持续感染是肝细胞癌发生、发展的重要因素，而抗肿瘤治疗特别是化学治疗、放射治疗、TACE 和分子靶向治疗均有可能激活肝炎病毒。应注意检测病毒载量，针对患者的具体情况选用核苷（酸）类似物或干扰素，制订合理的治疗方案，及时采取有效的抗病毒治疗抑制 HBV/HCV 的复制和再激活，有助于改善肝功能，减少根治性治疗后的复发，控制肝癌的发生和病情进展，改善生活质量，延长生存期。

8

第九章

胰 腺 癌

第一节　诊断治疗基础

一、诊断基础

1. 临床表现

（1）症状：早期可仅表现为上腹部不适、隐痛。

典型症状有上腹疼痛，黄疸，腰背部疼痛，体重下降＞10％，食欲减退等。

其他可见脂肪泻，自发性胰腺炎发作等临床表现。

（2）体格检查：初期缺乏特异性体征。中、晚期可出现梗阻性黄疸并可触及腹部肿块。

2. 实验室检查

（1）血液肿瘤标志物检查：血清中 CA19-9、CEA 可升高。CA19-9 对胰腺癌具有高度敏感性和特异性。

（2）血液生化检查：梗阻性黄疸引起血胆红素升高，伴有谷丙转氨酶、天门冬氨酸氨基转移酶等酶学改变。40％左右的患者可出现血糖升高和糖耐量异常。

3. 影像检查

（1）超声检查：超声是胰腺癌诊断的首选方法，能较好地显示胰腺内部结构、胆道有无梗阻及梗阻部位、梗阻原因。但受胃、肠道内气体、体型等影响，有时难以清楚地观察胰腺，特别是胰尾部。

（2）CT 检查：CT 检查可用于胰腺癌的诊断和分期，显示胰腺肿物的大小、部位、形态、内部结构及与周围组织的关系，明确有无肝转移及显示肿大淋巴结。

（3）MRI 及磁共振胰胆管成像（MRCP）检查：MRI 不作为诊断胰腺癌的首选方法，但当患者对 CT 增强造影剂过敏时，可采用 MRI 代替 CT 扫描进行诊断和临床分期；另外，MRCP 对诊断胆道有无梗阻及梗阻部位、梗阻原因具有明显优势。对于胰头癌，MRI 可作为 CT 扫描的有益补充。

（4）PET/CT 检查：对胰腺肿物的良、恶性鉴别有意义。

4. 病理学检查　包括手术取病理、肿瘤组织穿刺活检、经皮或内镜脱落细胞学检查、胰液或胆汁脱落细胞学检查等方法。

5. 病理分型

（1）起源于胰腺导管上皮的恶性肿瘤：导管腺癌、腺鳞癌、胶样癌（黏液性非囊性癌）、肝样腺癌、髓样癌、印戒细胞癌、未分化癌、未分化癌伴破骨巨细胞样反应。

（2）起源于非胰腺导管上皮的恶性肿瘤：腺泡细胞癌、腺泡细胞囊腺癌、导管内乳头状黏液性肿瘤伴浸润性癌、混合性腺泡-导管癌、混合性腺泡-神经内分泌癌、混合性腺泡-神经内分泌-导管癌、混合性导管-神经内分泌癌、黏液性囊性肿瘤伴浸润性癌、胰母细胞瘤、浆液性囊腺癌、实性-假乳头状肿瘤。

6. 临床分期

（1）TNM 分期

T 原发肿瘤

TX 不能测到原发肿瘤

T0 无原发肿瘤证据

Tis 原位癌

T1 肿瘤局限于胰腺，最大直径≤2cm＊

T2 肿瘤局限于胰腺，最大直径＞2cm＊

T3 肿瘤扩展至胰腺外，但未累及腹腔干动脉或肠系膜上动脉

T4 肿瘤侵犯腹腔干动脉和肠系膜上动脉（不可切除）

N 区域淋巴结

NX 不能测到区域淋巴结

N0 无区域淋巴结转移

N1 区域淋巴结转移

M 远处转移

MX 不能测到远处转移

M0 无远处转移

M1 远处转移

注：＊经 CT 测量（最大直径）或切除标本经病理学分析

（2）解剖分期/预后分组

0 期	Tis	N0	M0

Ⅰ A 期	T1	N0	M0
Ⅰ B 期	T2	N0	M0
Ⅱ A 期	T3	N0	M0
Ⅱ B 期	T1、T2、T3	N1	M0
Ⅲ 期	T4 任何 N	M0	
Ⅳ 期	任何 T	任何 N	M1

7. 诊断流程（图 9-1）

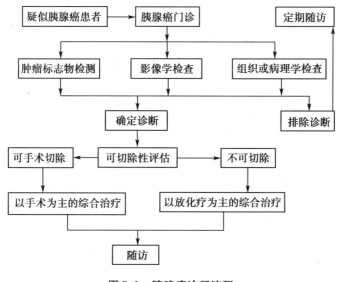

图 9-1　胰腺癌诊断流程

二、治 疗 基 础

胰腺癌的治疗主要包括手术治疗、放射治疗、化学疗法以及介入治疗等。综合治疗是任何分期胰腺癌治疗的基础。

1. 可以手术切除的胰腺癌　胰腺癌手术切除是患者获得最好效果的治疗方法。

（1）适应证

1）肿瘤本身条件：癌肿局限于胰腺内、未侵犯腹腔干动脉和肠系膜上动脉等重要血管、无肝脏转移及腹水等远处转移和播散情况。

2）患者条件：全身状况良好、年龄 <75 岁。

（2）辅助治疗

1）根治性切除：可给予术后辅助化学治疗，术后辅助化学治疗方案推荐氟尿嘧啶类（包括 S-1 及 5-FU/LV）或吉西他滨单药。体能状态良好的患者，可考虑联合化学治疗。

推荐：

[**替吉奥胶囊（S-1）单药**]

替吉奥胶囊　　　　80~120mg/d　　　po bid　　　　d1~28

每6周重复，给药至6个月

[**吉西他滨单药**]

吉西他滨　　　　1000mg/m^2　　　iv　　　　　d1，d8，d15

每4周重复，给药至6个月

[**5-FU/LV**]

5-氟尿嘧啶　　　425mg/m^2　　　iv　　　　　d1~5

亚叶酸钙　　　　20mg/m^2　　　iv　　　　　d1~5

每4周重复，给药至6个月

部分体力状态较好的患者，可采用联合化学治疗方案

一般在术后4~8周患者身体状况基本恢复后进行

2）新辅助治疗：对于可切除的胰腺癌患者，如体能状况良好，采用联合化学治疗方案或单药治疗，降期后行手术切除。通过新辅助治疗不能手术切除者，即采用晚期胰腺癌的一线化学治疗方案。

3）非根治性切除：有肿瘤残存患者，应当给予术后同步放化学治疗。

2. 局部进展期胰腺癌　　局部进展期胰腺癌又叫局部晚期胰腺癌，是指肿瘤侵犯腹腔干动脉和肠系膜上动脉等重要血管而不能完全切除肿瘤，但又无远处转移的胰腺癌。

患者一般状态较好（PS　0-1），应当给予同步放化学治疗，期望取得可手术切除的机会或延长患者生存时间。放化学治疗联合治疗采用5-氟尿嘧啶或吉西他滨的化学治疗方案。靶向药物厄洛替尼联合吉西他滨已被 FDA 批准用于局部晚期无法切除或转移性胰腺癌的一线治疗，可作为体力状态良好的局部晚期或转移性胰腺癌的治疗选择之一。

3. 有远处转移的胰腺癌

（1）姑息化学疗法：化学疗法的目的是延长生存期和提高生活质量。吉西他滨和其他化学治疗药物联合用于体力状态良好患者的治疗。

1）对体力状况良好者，一线治疗推荐化学治疗方案：①吉西他滨＋白蛋白结合型紫杉醇；②FOLFIRINOX 方案及其改良方案；③吉西他滨＋厄洛替尼；④吉西他滨单药；⑤替吉奥胶囊（S-1）；⑥吉西他滨＋替吉奥胶囊（S-1）；⑦其他方案：吉西他滨＋卡培他滨，吉西他滨＋顺铂，固定剂量吉西他滨、多西他赛、卡培他滨（GTX 方案），氟尿嘧啶＋奥沙利铂。

2）对体力状况较差者，一线治疗推荐化学治疗方案：①吉西他滨单药；②氟尿嘧啶类单药，替吉奥胶囊（S-1）（Grade A），卡培他滨（Grade B）或持续灌注5-FU（Grade B）。

3）对体力状况良好者，二线治疗推荐化学治疗方案：①既往未接受吉西他滨化学治疗的患者首选吉西他滨为基础的化学治疗；②对于一线接受以吉西他滨为基础化学治疗的患者，二线治疗可选择以氟尿嘧啶类药物为基础的化学治疗方案，包括S-1单药、卡培他滨单药、5-FU/LV/奥沙利铂，S-1/奥沙利铂或卡培他滨/奥沙利铂；对于术后发生远处转移者，若距离辅助治疗结束时间＞6个月，除选择原方案全身化学治疗外，也可选择替代性化学治疗方案。

（2）姑息性手术：对术前判断不可切除的胰腺癌患者，如同时伴有黄疸、消化道梗阻，全身条件允许的情况下可行姑息性手术，行胆肠、胃肠吻合术。但是，随着经皮或经胃镜的胆道支架、经皮穿刺引流等被广泛应用，胆肠吻合手术已经明显减少。

（3）动脉灌注化学治疗：胰腺癌的介入治疗主要是指动脉灌注化学治疗，包括胰头、胰颈部肿瘤经胃十二指肠动脉灌注化学治疗，胰体尾部肿瘤多经腹腔动脉、肠系膜上动脉或脾动脉灌注化学治疗。如伴有肝脏转移，需同时行肝动脉灌注化学治疗和（或）栓塞治疗。动脉灌注化学治疗通常采用铂类、多柔比星类、吉西他滨单药或联合应用。

禁忌证有：肝肾功能严重障碍；大量腹水、全身多处转移；全身脏器衰竭者。

（4）其他姑息治疗

1）控制疼痛，包括严重腹痛、骨或其他部位转移灶引起疼痛。

2）梗阻性黄疸（引流术、内支架置入术）。

3）肠梗阻的治疗。

4）体重下降的控制。

5）胰腺功能不全的治疗。

6）出血的治疗。

7）心理抑郁的治疗。

4. 常用化学治疗、化放射治疗方案

（1）单药化学治疗

①吉西他滨　　　　　　1000mg/m^2　　　　iv

每周1次，连续给药7周，休息1周，之后连续3周，休息1周，每4周重复

②替吉奥胶囊（S-1）

| 替吉奥胶囊 | 80~120mg/d | po | bid | d1~28 |

每6周重复

（2）联合化学治疗

[**吉西他滨 + 顺铂**]

| 吉西他滨 | 1000mg/m^2 | iv | | d1，15 |
| 顺铂 | 50mg/m^2 | iv | | d1，15 |

每4周重复

[**吉西他滨 + 卡培他滨**]

| 吉西他滨 | 1000mg/m^2 | iv | | d1，8 |
| 卡培他滨 | 650mg/m^2 | po | bid | d1~14 |

每3周重复，或者

| 吉西他滨 | 1000mg/m^2 | iv | | d1，8，15 |
| 卡培他滨 | 830mg/m^2 | po | bid | d1~21 |

每4周重复（直至病情有进展或不可耐受的毒副作用发生）

[**吉西他滨 + 奥沙利铂**]

| 吉西他滨 | 1000mg/m^2 | iv | d1 |
| 奥沙利铂 | 130mg/m^2 | iv | d1 |

每2周重复

[**FOLFRINOX**]

奥沙利铂	85mg/m^2	iv	d1
伊立替康	180mg/m^2	iv	d1
亚叶酸钙	400mg/m^2	iv	d1
5-氟尿嘧啶	400mg/m^2	iv	d1，之后
5-氟尿嘧啶	2400mg/m^2	iv	（持续46h）

每2周重复（在有治疗反应的情况下持续六个月）

[**吉西他滨 + S-1**]

| 吉西他滨 | 1000mg/m^2 | iv | | d1，8 |
| 替吉奥胶囊 | 60~100mg/d | po | bid | d1~14 |

每3周重复

[**吉西他滨 + 白蛋白结合型紫杉醇**]

| 吉西他滨 | 1000mg/m^2 | iv | d1，8，15 |
| 白蛋白结合型紫杉醇 | 125mg/m^2 | iv | d1，8，15 |

每4周重复

（3）化学治疗 + 靶向治疗

[吉西他滨 + 厄洛替尼]

吉西他滨	1000mg/m²	iv	每周 1 次*或
	2000mg/m²	iv	每周 4 次**
厄洛替尼	100mg/m²	po	qd***

在第 1 个周期中（8 周）中，治疗 7 周，然后停 1 周；之后所有的 4 个周期在第*1、8、15 天给药。

＊＊至少连续给药 12 个周期（6 个疗程）；＊＊＊直至病情有进展或不可耐受的毒副作用发生

（4）放化学治疗

吉西他滨	400mg/m²	iv	d1

每周 1 次，治疗 4 周，结合放射治疗，达到总剂量 30Gy（每日分割剂量 3Gy，周一至周五，给予 2 周，在给予首剂吉西他滨 48 ~ 72 小时后开始）

5. 治疗流程（图 9-2）

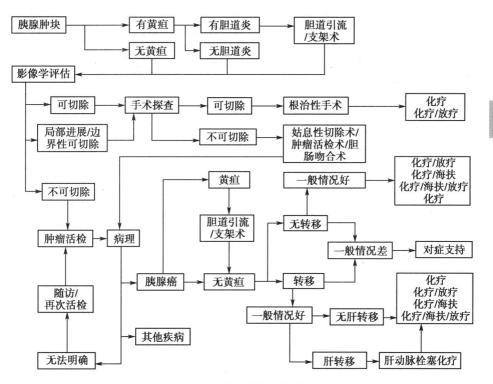

图 9-2　胰腺癌治疗流程

第二节 病例诊治演习

一、病例介绍

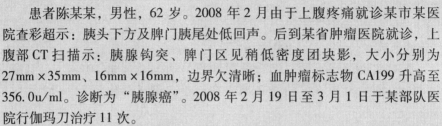

病例

　　患者陈某某，男性，62 岁。2008 年 2 月由于上腹疼痛就诊某市某医院查彩超示：胰头下方及脾门胰尾处低回声。后到某省肿瘤医院就诊，上腹部 CT 扫描示：胰腺钩突、脾门区见稍低密度团块影，大小分别为 27mm×35mm、16mm×16mm，边界欠清晰；血肿瘤标志物 CA199 升高至 356.0u/ml。诊断为"胰腺癌"。2008 年 2 月 19 日至 3 月 1 日于某部队医院行伽玛刀治疗 11 次。

　　2008 年 3 月在我医院肿瘤科住院。因上腹部及两侧胁肋部疼痛，先后给予盐酸曲马多缓释片口服、硫酸吗啡缓释片口服、芬太尼透皮贴外用等镇痛治疗。其间，吉西他滨 3 周方案化学治疗 6 个周期。2009 年 2 月 27 日因腹痛加重，于省某医院行 CT 引导下腹腔神经丛损毁术，疼痛明显减轻。该患者于 2009 年 5 月开始消瘦、逐渐发展至恶病质状态，于 7 月 22 日临床死亡。

9

二、相关问题讨论

　　该患者 CT 扫描示：胰腺钩突、脾门区见稍低密度团块影，大小分别为 27mm×35mm、16mm×16mm，边界欠清晰；血肿瘤标志物 CA199 升高至 356.0u/ml。诊断为"胰腺癌"。

问题 1：胰腺癌的诊断依据有哪些？

推荐答案：

　　1. 根据上腹痛等临床表现、影像检查有胰腺占位、血清中 CA199 升高等可临床诊断为胰腺癌，病理学检查是确诊依据。

解说：

早期胰腺癌没有特异性症状，有些患者可出现上腹部不适，隐痛等表现。中、晚期可出现上腹疼痛、黄疸、腰背部疼痛、体重下降、食欲减退等胰腺癌典型症状。有黄疸者多为胰头肿物压迫胆道造成胆道梗阻性黄疸。

超声能较好地显示胰腺内部结构、胆道有无梗阻及梗阻部位、梗阻原因。CT 检查可用于胰腺癌的诊断和分期，显示胰腺肿物的大小、部位、形态、内部结构及与周围组织的关系，明确有无肝转移及显示肿大淋巴结。

MRI 及磁共振胰胆管成像（MRCP）检查可作为 CT 扫描的有益补充。PET/CT 检查对胰腺肿物的良、恶性鉴别有意义。

CA199 是一种唾液酸 Lewis-a 血型抗原，通常在胰腺和肝胆系统疾病以及很多恶性肿瘤中表达并脱落，因此并没有肿瘤特异性。然而，CA199 上升的程度有助于鉴别胰腺的炎症和胰腺癌。

影像学检查提示胰腺肿物、CA199 明显升高，可临床诊断为胰腺癌。但是，确诊胰腺癌需要病理学证据。

另外，有研究发现，术后血清 CA199 水平较低以及手术后 CA199 水平连续下降与胰腺癌手术切除者的生存期具有相关性，但其预测价值目前尚未达成一致。

本病例因为病期较晚，所以没有进行手术治疗。但早期胰腺癌可以进行手术切除治疗，并进行辅助化学治疗。

9

问题 2：在决定手术切除胰腺癌前，需做出哪些判断？
问题 3：胰腺癌手术后辅助化学治疗药物有哪些？

推荐答案：

2. 在决定手术切除胰腺癌前，需做出肿瘤是否局限和侵犯腹腔相关动、静脉，是否有远处转移等判断。

解说：

此前有很多关于各种胰腺切除手术导致高死亡率的顾虑，目前已经有所缓解，因为研究显示，在有经验的治疗中心手术相关死亡率已经降到可接受的范围（<5%）。

在最佳条件下，接受切除术的患者中位生存期为 15～19 个月，5 年生存率约为 20%。切缘阴性（R0 切除）、肿瘤 DNA 含量低、肿瘤体积小，以及没有淋巴结转移是最强的长期生存预后因素。

　　但是，仅有少数早期胰腺癌可以获得手术切除的机会。多数胰腺癌在初诊时已经失去手术机会。

　　1. 无法手术切除胰腺癌的判断标准

　　1）胰头：①有远处转移；②肿瘤围绕肠系膜上动脉（SMA）大于180°或侵犯腹腔干（任何度数）；③肠系膜上静脉（SMV）/门静脉闭塞且无法重建；④肿瘤侵犯或围绕腹主动脉。

　　2）胰体：①有远处转移；②肿瘤围绕 SMA 或腹腔干大于180°；③SMV/门静脉闭塞且无法重建；④肿瘤侵犯腹主动脉。

　　3）胰尾：①有远处转移；②肿瘤围绕 SMA 或腹腔干大于180°。

　　4）淋巴结状态：淋巴结转移范围超出手术所能切除范围视作不可切除。

　　2. 可以手术切除胰腺癌的判断标准，包括局限性可切除和有可能切除两种情况，前者可做到根治性切除，后者是姑息性切除。

　　（1）局限性可切除的判定标准

　　1）无远处转移。

　　2）无肠系膜上静脉（SMV）和门静脉被肿瘤组织围绕、变形、瘤栓形成或无静脉被肿瘤组织包绕的影像学证据。

　　3）腹腔干、肝动脉、SMA 周围有清晰的脂肪层。

　　（2）有可能切除的判定标准

　　1）无远处转移。

　　2）SMV/门静脉受累提示肿瘤组织包绕血管，侵及管壁并伴管腔狭窄；肿瘤组织包裹 SMV/门静脉但未包裹周围动脉；或者由于肿瘤组织包裹或癌栓导致小段静脉闭塞，但在受累静脉近侧和远侧有合适的血管可进行安全切除及重建。

　　3）胃十二指肠动脉至肝动脉有小段动脉被肿瘤组织包裹，或肝动脉直接被包裹，但尚未侵及腹腔干。

　　4）以血管本身圆周为界，肿瘤围绕 SMA 未超过180°。

推荐答案：

　　3. 胰腺癌手术后辅助化学治疗药物有吉西他滨、氟尿嘧啶类（5-FU 或卡培他滨、替吉奥胶囊）等药物。

解说：

　　传统的化学治疗药物 5-FU 以及新近应用的口服氟尿嘧啶化学治疗药物是消化系统肿瘤化学治疗药的基石，吉西他滨是近十几年普遍应用的胰腺癌化学治疗药物。这些药物可以组成以下几个胰腺癌手术后辅助化学治疗方案。

　　1. 初始氟尿嘧啶类（5-FU 推注或卡培他滨）或吉西他滨为基础的 CRT，

随后给予5-FU或吉西他滨维持化学治疗。

2. 吉西他滨或CI5-FU（1周期），然后给予CI5-FU/RT，再给予吉西他滨或CI5-FU维持化学治疗。

3. 吉西他滨或5-FU推注/LV。

4. 吉西他滨或5-FU推注/LV，2～6个周期，随后给予氟尿嘧啶类（CI5-FU或卡培他滨）为基础的CRT。

该病例在初诊为胰腺癌后进行了放射治疗。

问题4：胰腺癌放射治疗有哪几类？

推荐答案：

4. 胰腺癌放射治疗分为术后辅助放射治疗、局部进展期肿瘤的放射治疗、远处转移瘤的姑息放射治疗3类。

解说：

胰腺癌放射治疗分为术后辅助放射治疗、局部进展期肿瘤的放射治疗、远处转移瘤的姑息放射治疗3类。

1. 胰腺癌术后的辅助放射治疗。放射治疗方案：瘤床、吻合口、邻近淋巴引流区分割剂量为每次1.8～2.0Gy，总剂量45～46Gy；随后给予瘤床、吻合口加量5～9Gy。

2. 局部进展期肿瘤的放射治疗。局部进展期胰腺癌又叫局部晚期胰腺癌，是指肿瘤侵犯腹腔干动脉和肠系膜上动脉等重要血管而不能完全切除肿瘤，但又无远处转移的胰腺癌。患者一般状态较好（PS 0-1），应当给予放射治疗或同步放化学治疗，期望取得可手术切除的机会（此时的放射治疗为手术的新辅助放射治疗）或延长患者生存时间。放化学治疗联合治疗采用5-氟尿嘧啶或吉西他滨为基础的化学治疗方案。

3. 远处转移瘤的姑息放射治疗。目的是减轻症状、提高生存质量。

该病例在放射治疗后，进行了吉西他滨3周方案化学治疗6个周期。

未手术的局部晚期或转移性胰腺癌的治疗是以化学治疗为主。

问题5：以吉西他滨为基础的化学治疗方案有哪些？

问题6：吉西他滨化学治疗的给药方式有哪些，目前哪种更具有优势？

问题7：FOLFIRINOX 方案与吉西他滨相比，优势与劣势在哪里？

推荐答案：

5. 吉西他滨可与顺铂、卡培他滨、多西他赛、白蛋白结合型紫杉醇、替吉奥胶囊等药组成化学治疗方案。

解说：

未手术的局部晚期或转移性胰腺癌的化学治疗，一般以吉西他滨为基础，可以单药化学治疗，也可以与其他化学治疗药物组成联合化学治疗方案。

1. 对于体力状态良好的患者，可以接受的联合化学治疗方案如下。

（1）吉西他滨 + 卡培他滨。

（2）吉西他滨 + 顺铂（尤其适用于可能为遗传性肿瘤的患者）。

（3）固定剂量率的吉西他滨、多西他赛、卡培他滨方案（GTX 方案）。

（4）吉西他滨 + 白蛋白结合型紫杉醇。

（5）吉西他滨 + S-1。

2. 吉西他滨也可与靶向治疗药物厄洛替尼联合应用。

3. 对于既往未接受吉西他滨治疗的患者，二线治疗可包含吉西他滨。

其他不含吉西他滨化学治疗药物或方案的还可以选择：卡培他滨单药（$1000mg/m^2$，口服，每日 2 次，d1 ~ 14，21 天为 1 个周期）；5-FU、亚叶酸、奥沙利铂方案；CapeOX 方案（奥沙利铂 + 卡倍他滨）。

推荐答案：

6. 吉西他滨的给药方式包括 30 分钟给药和固定剂量率给药（FDR）两种方法，后者更具优势。

解说：

吉西他滨的给药方式包括 30 分钟给药和固定剂量率给药（FDR）两种方法，后者更具优势。

吉西他滨是一种前体药物，必须被磷酸化后才能发挥抗肿瘤活性。研究表明，吉西他滨固定剂量率［（FDR）$350mg/(m^2 \cdot min)$］可将磷酸化吉西他滨的细胞内浓度最大化。在一项针对晚期胰腺癌患者的Ⅲ期、随机 ECOG-6201 试验中，接受吉西他滨 FDR 给药组与吉西他滨标准给药组相比中位生存期有了提高（6. 2 个月与 4. 9 个月，$P = 0.04$）。

因此，当晚期患者使用吉西他滨时，NCCN 专家组将吉西他滨 FDR 给药

［350mg/（m² · min）］视为标准的吉西他滨 30 分钟输注方案的合理替代用法。

推荐答案：

7. FOLFIRINOX 方案与吉西他滨相比，生存期可能延长，但是 3/4 级的血液毒性反应也较多。

解说：

最近，随机、Ⅲ期 PRODIGE 4/ACCORD 11 试验公布了中期分析结果。该研究评估了 FOLFIRINOX 方案相对于吉西他滨单药治疗远处转移且体力状态良好的胰腺癌患者情况，结果显示 FOLFIRINOX 方案在中位无进展生存期（6.4个月与 3.4 个月；P＜0.0001）和中位总生存期方面（10.5 个月与 6.9 个月；P＜0.001）均显著优于吉西他滨单药治疗。

鉴于这些强有力的证据，目前将 FOLFIRINOX 方案列为了体力状态良好、伴有远处转移或局部晚期无法切除胰腺癌患者的一线治疗。然而对于 FOLFIRINOX 的毒性反应也存在一定顾虑。3/4 级毒性反应情况如下：腹泻12.3%、恶心 15.6%、呕吐 17.2%、乏力 24%、中性粒细胞数量减少47.9%、中性粒细胞数量减少伴发热 5.7%。

该病例，因为腹部等部位疼痛，先后给予盐酸曲马多缓释片口服、硫酸吗啡缓释片口服、芬太尼透皮贴外用等镇痛治疗。最终，进行了 CT 引导下腹腔神经丛损毁术，疼痛明显减轻。

但是没有出现梗阻性黄疸及胃幽门梗阻。

9

问题 8：胰腺癌的癌痛治疗除 WHO 三阶梯方案以外，还有哪些治疗方法？

问题 9：胰腺癌肿瘤压迫引起的空腔脏器梗阻主要有哪些，如何处理？

推荐答案：

8. 胰腺癌的癌痛治疗除 WHO 三阶梯方案以外，对于顽固性癌痛者还有吗啡持续注射、神经丛损毁术等治疗方法。

解说：

按照 WHO 三阶梯方案治疗，可以解除大部分患者的癌痛。但是，胰腺癌的癌痛治疗，部分晚期患者用 WHO 三阶梯方案包括吗啡的增量、辅助药物使用等治疗后，仍有不同程度的疼痛残留。对于这部分顽固性癌痛者，可以应用吗啡持续注射、神经丛损毁术等治疗方法，可以使顽固性癌痛减轻。

推荐答案：

9. 胰腺癌肿瘤压迫引起的空腔脏器梗阻主要包括胆管梗阻和胃幽门梗阻，介入治疗可以解除大部分梗阻。

解说：

胰腺癌常发生的空腔脏器梗阻部位包括胆管梗阻和胃幽门梗阻，介入治疗可以解除大部分梗阻，必要时可以进行手术（包括腹腔镜手术）治疗。

1. 胆管梗阻处理方法

（1）内镜下胆管支架置入（首选方法）。

（2）经皮胆管引流及随后内引流。

（3）开腹胆-肠旁路术。

2. 胃幽门梗阻

（1）体力状态良好：①胃空肠吻合术（开腹手术或腹腔镜手术）±J-管；②考虑肠道支架置入。

（2）体力状态差：①肠道支架置入；②经皮内镜胃造口（PEG）置管。

9

该患者于 2009 年 5 月开始消瘦、逐渐发展至恶病质状态，于 7 月 22 日临床死亡。

问题 10：什么是恶病质？

推荐答案：

10. 6 个月内体重下降 >5% 或基础 BMI <20 者体重下降 >2%，可定为恶病质。

解答：

营养不良甚至恶病质在胰腺癌终末期患者中极其多见。应首先对患者进行恶病质诊断和分期：恶病质前期，即体重下降 <5% 并存在厌食或糖耐量下降等；恶病质期，即 6 个月内体重下降 >5%，或基础 BMI <20 者体重下降 >2%，或有肌肉减少症者体重下降 >2%；以及难治期，即预计生存 <3 个月，PS 评分低，对抗肿瘤治疗无反应的终末状态。

在肿瘤的治疗中，胰腺癌的治疗成绩比较差。所以，预防是最重要的。

问题 11：胰腺癌的危险因素有哪些？

推荐答案：

11. 胰腺癌的危险因素有吸烟、过量饮酒、职业暴露、肥胖等。

解说：

胰腺癌的发病与以下危险因素有一定关联。

1. 胰腺癌和吸烟有确定的相关性。

2. 过多食用红肉和奶制品与胰腺癌的发病风险增加有关。

3. 体重指数的增加和胰腺癌发病风险增高相关。

4. 过量饮酒以及化学物质如 β-萘胺及对二氨基联苯的职业暴露也和胰腺癌发病风险升高有关。

在日常生活、工作中，尽量避免上述危险因素的影响，可能对预防胰腺癌的发生有一定帮助。

9

10

第十章

肾 癌

第一节 诊断治疗基础

一、诊 断 基 础

1. 临床表现 肾细胞癌简称肾癌，早期患者可无明显症状或体征，而由健康体检或其他原因检查而偶然发现。

（1）典型局部症状：血尿、腰痛、腹部肿块被称为"肾癌三联征"，常预示病变已至晚期，而且多出现其中一个或两个症状。

1）血尿：可为肉眼血尿，也可为镜下血尿。大量血尿有血块形成时可出现肾绞痛、尿痛、排尿困难，甚至尿潴留。

2）肿块：肿瘤较大或位于肾下极时，可扪及腹部肿块。

3）疼痛：腰痛是因肿瘤长大后肾包膜张力增加或侵犯周围组织而发生，表现为持续性钝痛。肿瘤出血致肾被膜下血肿也可出现钝痛或隐痛。肿瘤侵犯邻近组织器官如腰大肌或神经可引起持续而严重的腰背部疼痛。

（2）全身表现

1）发热：肿瘤广泛转移、出血、坏死可致发热。

2）贫血：贫血可由失血或造血功能障碍等原因引起。

3）体重减轻、恶病质。

4）精索静脉曲张或腹壁静脉扩张：肿瘤侵犯肾静脉或下腔静脉，形成癌栓使静脉回流受阻，可出现精索静脉曲张、腹壁、下肢静脉扩张和下肢水肿。

5）肝功能异常：此为肾源性肝功能异常，又称 Stauffer 综合征，表现为肝功能试验异常、白细胞数量减少、发热和肝内区域性坏死，但无肝内转移。肾切除后肝功能恢复正常。

6）内分泌紊乱的症状：肾癌能分泌多种内分泌物质引起一系列症状，包括红细胞增多症、高血压、高钙血症、高血糖、男性乳腺增大及女性闭经等。

（3）转移瘤症状：常见转移部位是肺、淋巴结、骨、肝、肾上腺、脑等。

可由于肿瘤转移所致的骨痛、骨折、咳嗽、咯血等症状就诊。

2. 实验室检查

（1）尿常规：可检测出镜下血尿。

（2）血常规：贫血多见。极少数可见血红蛋白升高，可高达 200g/L 以上。

（3）肝功能：肾癌无肝转移而出现肝功能异常，包括血浆白蛋白降低、α2 球蛋白增高、碱性磷酸酶升高、凝血酶原时间延长、间接胆红素增高等。

（4）肾功能：肾癌时多伴有肾功能异常，治疗有效后肾功能多可恢复正常，可作为肾癌治疗的评价指标。

（5）血钙：肾癌是引起高血钙的典型肿瘤，大多为晚期病变，可能为肾性转移或肾癌组织分泌甲状旁腺素所引起。

（6）激素改变：肾素升高，表现为红细胞增多症；甲状旁腺功能亢进，表现为高血钙；异位绒毛膜促性腺激素分泌，男性表现为乳房发育、女性化或性征丧失。

3. 影像学检查

（1）超声检查：超声扫描是发现肾肿块的首选检查方法，不但能确定有无肾肿瘤，而且还可以确定肿瘤的大小、形态，估计肾肿瘤进展程度及肾周围状况，并可与囊性占位等其他肾脏病变作出鉴别诊断。

（2）CT 检查：CT 尤其是增强 CT 扫描可以发现体积较小的肾癌，能准确测定肿瘤密度，了解肾周及肝、后腹膜淋巴结有无转移等。

（3）MRI 检查：MRI 对肾癌诊断的敏感度及准确性与 CT 相仿，但在显示肾静脉或下腔静脉受累、周围器官受侵犯及与良性肿瘤或囊性占位鉴别等方面优于 CT。

（4）X 线检查：包括静脉尿路造影、肾动脉造影，但由于超声、CT 的普及，现已经很少应用。

（5）PET/CT：PET/CT 在肾癌中的应用主要有三个方面。原发肿瘤定性诊断及准确分期；肿瘤转移灶的诊断；对治疗方案选择干预及监测化学治疗或免疫治疗的效果。

4. 肾穿刺活检

（1）肾肿物穿刺活检的适应证：对不能手术的晚期肾肿瘤患者，选择穿刺活检以获取病理结果，以指导化学治疗、靶向治疗等治疗的选择。

（2）肾穿刺活检禁忌证

1）孤立肾、肾功能不全和有解剖异常的患者。

2）影像学示肾脏肿瘤呈浸润性生长。

3）怀疑为癌肉瘤或尿路上皮癌的患者，因癌肉瘤或尿路上皮癌发生穿刺道种植可能性较大。

5. 肾癌的病理分型 临床常分为透明细胞癌和非透明细胞癌两大类别。除嫌色细胞癌预后较好外，其他类型预后均不良。

（1）透明细胞癌：透明细胞癌占 75%～85%。

（2）非透明细胞癌

1）乳头状肾癌约占 15%；

2）嫌色细胞癌约占 5%；

3）集合管癌年轻人好发，侵袭性强，往往发现时已出现转移，免疫治疗无效。

6. 临床分期 肾癌的分期方法有 AJCC（American joint committee on cancer）分期法和 ROBSON 外科分期法。

（1）AJCC 肾癌 TNM 分期

1）TNM 评价标准

原发肿瘤（T）

TX 原发肿瘤无法评估

T0 无原发肿瘤证据

T1 肿瘤局限于肾脏且最长直径≤7cm

T1a 肿瘤局限于肾脏且最长直径≤4cm

T1b 肿瘤局限于肾脏且最长直径>4cm 但≤7cm

T2 肿瘤局限于肾脏且最长直径>7cm

T3 肿瘤侵犯大静脉或侵犯肾上腺或肾周组织但未超过肾周（Gerota）筋膜

T3a 肿瘤直接侵犯至肾上腺或肾周和（或）肾窦脂肪但未超过肾周（Gerota）筋膜

T3b 肿瘤大体侵犯至肾静脉或其包含肌层的分支段或横膈膜以下的下腔静脉

T3c 肿瘤大体侵犯至横膈膜以上的下腔静脉或侵犯下腔静脉壁

T4 肿瘤侵犯范围超过肾周（Gerota）筋膜

区域淋巴结（N）

NX 区域淋巴结无法评估

N0 无区域淋巴结转移

N1 单个区域淋巴结转移

N2 多个区域淋巴结转移

远处转移（M）

MX 远处转移无法评估

M0 无远处转移

M1 有远处转移

2）解剖学分期/预后分组

Ⅰ期	T1	N0	M0
Ⅱ期	T2	N0	M0
Ⅲ期	T1～2	N1	M0
	T3	N0～1	M0
Ⅳ期	T4	N0～1	M0
	任何 T	N2	M0
	任何 T	任何 N	M1

（2）ROBSON 肾癌分期

Ⅰ：肿瘤局限于肾实质内

Ⅱ：肿瘤延伸至肾旁间隙，但局限在肾周筋膜内

Ⅲa：肿瘤侵犯肾静脉和下腔静脉

Ⅲb：肿瘤有局部淋巴结转移

Ⅲc：肿瘤同时累及肾静脉、下腔静脉、淋巴结

Ⅳa：肿瘤直接侵犯除肾上腺外的邻近器官

Ⅳb：远处转移

二、治 疗 基 础

1. 手术治疗　手术切除仍是局限性肾癌的唯一有效治疗手段，手术的选择包括根治性肾切除术和保留肾单位手术。经典根治性肾切除术的切除范围包括患侧肾脏及肾周筋膜、肾周脂肪、区域淋巴结及同侧肾上腺。

（1）局限性肾癌的治疗

1）ⅠA 期肾癌的治疗：对于临床分期ⅠA 期肾癌患者首选肾部分切除术，肾部分切除术最适用于单侧的小肾肿瘤或需保留肾功能的患者，如孤立肾或肾功能不全的肾癌患者、双侧肾癌或家族性肾癌患者。

但是，对不适合肾部分切除术的局限性肾癌患者，建议行根治性肾切除术。

对于预期寿命不长或有严重并发症、无法行外科手术的患者，也可选择严格检测病情经过或行射频消融术治疗。

2）ⅠB 期肾癌的治疗：根治性肾切除手术或肾部分切除术（可行时）是临床分期 T1b 期肾癌患者的标准治疗方案。

3）Ⅱ、Ⅲ期肾癌的治疗：根治性肾切除术是肿瘤侵犯下腔静脉时的首选治疗，也是Ⅱ、Ⅲ期肾癌的标准治疗。

4）Ⅰ～Ⅲ期肿瘤手术切除后的治疗：手术切除后，20%～30% 的局限性肿瘤患者会发生复发，肺是最常见的远处转移部位，占发生转移患者的 50%～60%。中位无病生存期为术后 1～2 年，绝大多数转移出现在术后 3 年内。

10

目前，在肿瘤完整切除患者中术后辅助治疗的地位尚未得到确认，还没有一种全身治疗能降低复发的可能性，严密观察随访仍是肾癌术后的标准处理方法。

（2）转移性肾癌的治疗

1）肿瘤切除术：小部分原发灶和单一孤立转移灶有手术切除可能的患者也可接受肾切除加转移灶切除术。包括初始诊断时有原发病灶和单一的孤立转移灶；在肾切除后出现孤立性复发或转移灶。这种孤立的病灶包括肺、骨和脑。原发肿瘤和转移灶可同时或分次手术切除。

2）全身治疗前的减瘤性手术：对于那些有多发可切除转移灶、原发灶有手术切除可能的患者，可推荐在全身治疗前进行减瘤性肾切除术。全身治疗包括免疫治疗和靶向治疗。

最有可能从全身治疗前的肾切除手术中获益的是那些仅有肺部转移灶、较好预后因素且体力状态评分良好的患者。

减瘤性肾切除术对于接受除高剂量 IL-2 之外的其他形式免疫治疗的患者有利。

对于伴有血尿或与原发肿瘤相关的其他症状的转移性肾癌患者，若有手术指征，应给予姑息性肾切除术。

2. 药物治疗

（1）透明细胞为主型肾癌的一线治疗：转移性肾透明细胞癌的药物治疗包括免疫治疗和靶向治疗。

1）大剂量 IL-2：IL-2 为基础的免疫治疗可使小部分患者获得持久的完全或部分缓解，但在使用 IFN-α 治疗的患者中，持续的完全缓解则较为罕见。选择部分患者给予高剂量 IL-2 治疗需综合考虑患者的一般状况、并发症、肿瘤组织学类型（透明细胞为主型）、生存风险评分。

IL-2　　　　　　$6 \sim 7.2 \times 10^5 \, IU/kg$　　　iv（15min）tid　　　d1 ~ 5

每 2 周重复

注：可耐受剂量的最多用药次数（如 d1 ~ 5 和 d15 ~ 19，最多给药 28 次，每 12 周）

2）IFN-α

IFN-α　　　　$5 \sim 10 MIU/m^2$　　　　　　sc 或 im　　　　　　qd 或每周 3 次

注：直到肿瘤进展（有效者最多用 1 年）

3）靶向治疗：FDA 已经批准了 6 种靶向治疗药物用于晚期 RCC：舒尼替尼、索拉非尼、帕唑帕尼、替西罗莫斯、依维莫司和贝伐珠单抗联合 IFN-α。这些药物已经广泛用于一线和二线治疗。

①索拉非尼

索拉非尼　　　　400mg　　　　　po bid　　　　qd

直到肿瘤进展或不可耐受的毒性反应发生

②舒尼替尼

| 舒尼替尼 | 50mg | po qd | * |

一个疗程包括服药 4 周，停药 2 周。直到肿瘤进展或不可耐受的毒性反应发生。

③贝伐珠单抗 + 干扰素

| 贝伐珠单抗 | 10mg/kg | iv qiw | |
| IFN-α | 9MIU/m^2 | SC | 每周 3 次 |

直到肿瘤进展或不可耐受的毒性反应发生

（2）透明细胞为主型肾癌的后续治疗

1）依维莫司作为后续治疗：依维莫司（RAD001）是一种口服 mTOR 抑制剂。它于 2009 年 3 月 30 日获得 FDA 批准用于晚期 RCC 患者在索拉非尼或者舒尼替尼治疗失败之后的治疗。

| 依维莫司 | 10mg | po qd | |

直到肿瘤进展或不可耐受的毒性反应发生

2）酪氨酸激酶抑制剂作为后续治疗：索拉非尼对既往细胞因子治疗后进展的患者有效，舒尼替尼也已证实用于细胞因子治疗后进展的转移性 RCC 患者的二线治疗有明显的抗肿瘤作用。两个酪氨酸激酶抑制剂之间无交叉性耐药，不论舒尼替尼治疗失败后续索拉非尼治疗，还是索拉非尼治疗失败后续舒尼替尼治疗均可使患者继续获益。

（3）非透明细胞型肾癌的全身治疗

1）替西罗莫斯不但对于透明细胞型肾癌有效，对于非透明细胞型肾癌同样有效，是目前唯一对非透明细胞癌有效的药物，尤其对于预后不佳的非透明细胞癌患者。

| 替西罗莫斯 | 25mg | iv（30min） | qw |

直到肿瘤进展或不可耐受的毒性反应发生。在每次输注前约 30 分钟给予苯海拉明 25～30mg，以预防过敏反应。

2）吉西他滨联合多柔比星对肉瘤患者具有一定疗效，为复发或因内科因素不能手术切除的 IV 期非透明细胞肾癌的一线化学治疗方案。

| 吉西他滨 | 1000mg/m^2 | iv（30min） | d1，8 |
| 多柔比星 | 50mg/m^2 | iv | d1 |

每 3 周重复

| 吉西他滨 | 1000mg/m^2 | iv（30min） | d1，8 |
| 卡培他滨 | 650mg/m^2 | po bid | d1～14 |

每 3 周重复

10

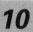

三、诊断治疗流程（图 10-1）

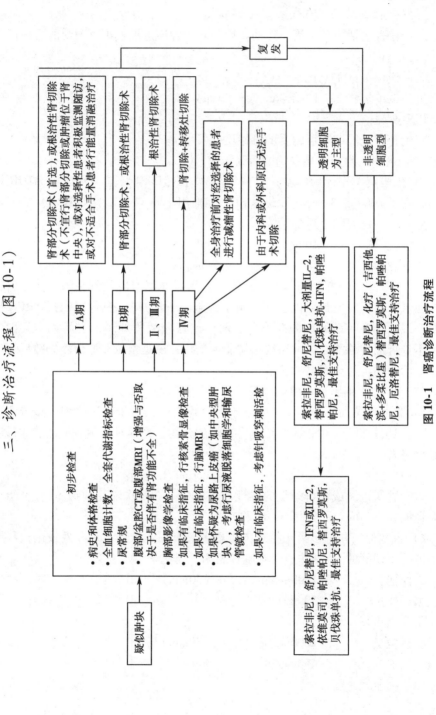

图 10-1　肾癌诊断治疗流程

第二节 病例诊治演习

一、病例介绍

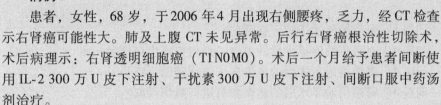

病例 1

患者，女性，68 岁，于 2006 年 4 月出现右侧腰疼，乏力，经 CT 检查示右肾癌可能性大。肺及上腹 CT 未见异常。后行右肾癌根治性切除术，术后病理示：右肾透明细胞癌（T1N0M0）。术后一个月给予患者间断使用 IL-2 300 万 U 皮下注射、干扰素 300 万 U 皮下注射、间断口服中药汤剂治疗。

病例 2

患者，男性，61 岁，于 2010 年 4 月相继出现乏力、血尿，经 CT 及 MRI 检查证实右肾占位病变，7.2cm×3cm。肺部 CT 扫描示：左肺下小结节影。诊断：右肾癌（c T2N0M1）肺转移。患者 KPS 评分 50 分，冠状动脉粥样硬化性心脏病史 5 年（心房颤动）。患者拒绝手术治疗，2010 年 5 月中旬口服舒尼替尼，50mg/d，连用 4 周，停 2 周。期间因尿血、双侧眼睑水肿、喘促，停用一个月。该患者至 2010 年 10 月初 CT 示肝肺转移，病情进展，停用舒尼替尼。2010 年 11 月中旬患者死亡。

病例 3

患者，女性，33 岁，于 2011 年 10 月无明显诱因发现左锁骨上淋巴结肿大，在某医院取淋巴结活检，病理诊断为淋巴结转移癌（乳头状腺癌），查 PET/CT 示：左肾占位、左颈部、左锁骨上、腹膜后多发肿大淋巴结影，代谢增高，第 2 腰椎、右侧耻骨密度减低、代谢增高。诊断：肾癌，左颈部、锁骨上及腹腔淋巴结转移癌，骨转移癌。2011 年 11 月开始行化学治疗数周期（方案含吉西他滨、多柔比星等药）。2012 年 2 月患者出现腰痛，开始口服索拉非尼 0.4g 每日 2 次靶向治疗，至 2013 年 10 月，其间行左侧颈部放射治疗，并定期应用双膦酸盐治疗。2013 年 10 月患者出现呼吸困难、气短、喘促，于我院复查 CT 示：左肾占位，肝内多发转移，以及双侧肾上腺、子宫、肠系膜、骨多发转移，并出现腹腔积液、双侧胸腔积液、心包积液。于我院予以胸腔积液穿刺放液等对症治疗，停用索拉非尼，改用口服依维莫司靶向治疗两个月。后又进行了 IL-2 的免疫治疗。2014 年 5 月临床死亡。

10

二、相关问题讨论

病例 1 为右肾透明细胞癌术后患者，未见区域淋巴结及全身远处转移（T1N0M0）。

问题 1：肾癌的手术适应证有哪些？
问题 2：对肾癌根治手术后的患者，如何判断生存预后？
问题 3：肾癌根治手术后的患者应该进行辅助治疗吗？
问题 4：肾癌根治手术后的患者如何进行随访观察？

推荐答案：
1. 身体状况良好的Ⅰ期至Ⅲ期患者应该接受手术治疗。

解说：
身体状况良好的Ⅰ期至Ⅲ期患者应该接受手术治疗。然而，少数老年或体弱患者，如果肿瘤较小，可以选择严密观察随访或接受能量消融治疗，如射频消融或冷冻消融。

1. 局限性肾癌唯一有效治疗手段仍是手术切除，手术的选择包括根治性肾切除术和保留肾单位手术。经典根治性肾切除术的范围包括：肾脏及肾周筋膜、肾周脂肪、区域淋巴结及同侧肾上腺。

淋巴结清扫被认为并不具有治疗意义，但却能提供重要的预后信息，因为即便进行了淋巴结清扫，所有淋巴结转移的患者最终仍会发生远处转移。在进行根治性肾切除术时，仅在肾上极肿瘤、巨大肿瘤或 CT 显示肾上腺异常时需要切除同侧肾上腺。

2. 当肿瘤侵犯至下腔静脉时，根治性肾切除术是首选治疗方法。大约有一半的此类患者能够长期生存。

切除下腔静脉或心房内癌栓通常需要心血管外科医生帮助，并使用静脉-静脉或心肺旁路，需要或不需要循环暂停技术。因为下腔静脉或心房内癌栓取出术的死亡率接近 10%，这类手术必须由经验丰富的治疗团队进行，手术死亡率的高低取决于原发肿瘤的局部侵犯程度和下腔静脉的受累水平。

3. 最初，保留肾单位手术仅适用于根治性肾切除术会导致功能性无肾、必须透析的患者。这部分 RCC 患者包括：孤立肾、对侧肾功能不全、双侧同时发生 RCC 的患者。

然而，保留肾单位手术目前在 T1a 和 T1b 期（最大径≤7cm）、对侧肾功能正常患者中的应用日益增多，且治疗效果与根治性肾切除术相似。保留肾单位手术最适合肿瘤位于肾脏上、下极或边缘的患者。遗传型 RCC 患者，如 VHL 病，也应当考虑保留肾单位手术。

推荐答案：

2. 将肾癌根治手术后未见区域淋巴结及全身远处转移（T1N0M0）患者，根据病理分期、病理分级和东部肿瘤协作组（ECOG）生活质量评分的不同组合，分为低危、中危、高危 3 组，其手术后五年生存率有所不同。

解说：

UISS 评分系统 美国加州大学洛杉矶分校（UCLA）学者建立了 UCLA 整合分期系统（UISS）（图 10-2）。

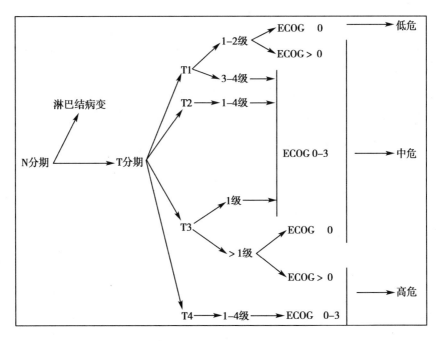

图 10-2 肾癌 UISS 评分系统危险分层

该肾癌预后多因素评分系统依据肾癌病理分期、病理分级和东部肿瘤协作组（ECOG）生活质量评分的不同组合，最初是将肾癌风险分级分成 5 组。

此后，对该评分系统作了修订，无淋巴结或全身转移的肾癌患者，肿瘤 T1 期、核分级 1~2 分、ECOG 评分 0 分者为低危组；肿瘤 T3 期、核分级 2~4 分、ECOG 评分≥1 分者或肿瘤为 T4 期者均为高危组；其余则为中危组。

低危组、中危组和高危组患者的 5 年生存率分别为 92%、67% 和 42%。

推荐答案：

3. 肾癌根治术后进行辅助治疗的证据仍不充分，随访、严密观察是目前的标准处理方法。

解说：

手术切除后，20%~30% 的局限性肿瘤患者将出现转移或复发。肺是最常见的远处转移部位，占发生转移患者的 50%~60%。手术后中位无转移时间为术后 1~2 年，绝大多数转移出现在术后 3 年内。从手术到发现术后转移之间的无病期间越长，预计生存期也越长。

目前，在肿瘤完整切除患者中术后辅助治疗的地位尚未得到确认，还没有一种全身治疗能降低转移或复发的可能性。在肿瘤能够完整切除的局部进展性肾癌患者中比较 IFN-α 或大剂量 IL-2 与单独观察疗效的随机试验并未显示辅助治疗在延缓至转移或复发时间和延长生存期上具有优势。

肾癌术后放射治疗并无益处，即便是对于淋巴结转移或肿瘤切除不彻底的患者。

因此，随访、严密观察仍是肾癌术后的标准处理方法。

推荐答案：

4. 肾癌手术后最初 2 年内每 6 个月对患者进行 1 次随访，之后每年 1 次。根据危险因素的不同，随访观察的内容有所不同。

解说：

应当根据原发肿瘤的大小、肾外受累的程度、组织学类型以及相对复发风险为患者制订个体化的随访计划。

对于病灶完全切除术后的患者，随访内容包括：术后 4~6 个月左右行腹部和胸部 CT 检查作为基线资料，随后按需进行检查。胸部 X 线和腹部超声检查也可用于患者评价，尤其对于复发风险较低的小肾肿瘤患者。

术后最初两年内每 6 个月对患者进行 1 次随访，之后每年 1 次。每次随访内容包括病史采集、体格检查以及全套代谢指标检查（如血尿素氮、血清肌酐、钙水平、LDH、肝功能检查）。

作为另一种可选的随访方案，NCCN 肾癌指南专家组推荐使用美国加利福尼亚大学洛杉矶分校制订的多因素整合分期（UCLA Integrated StagingSystem，UISS）风险评分系统制订的监测方案（参见 KID-B 2-1）。这是一个循证监测方案，根据 1997 年 TNM 分期、分级以及东部肿瘤协作组（ECOG）体力状态评分评价局限期或者局部进展性 RCC 患者的术后复发或者转移风险，将其分为低危、中危和高危组。采用该方案有利于对患者选择性地进行影像学检查，并能够找出最需要加强监测的患者人群。例如，按照 UISS 方案，对于低危组患者，需要在术后 5 年内每年进行 1 次胸部 CT 扫描，并在术后 24 个月和 48 个月时进行腹部 CT 检查。然而，对于存在淋巴结转移的患者，胸部和腹部 CT 检查在术后 3、6、12、18、24 和 36 个月及随后每年均需进行。

病例 2、3 均为Ⅳ期肾癌患者，均没有接受根治性手术。

问题 5：Ⅳ期肾癌患者什么情况下可考虑手术治疗？

推荐答案：
5. Ⅳ期肾癌患者可进行原发灶和孤立转移灶手术切除或接受全身治疗前进行减瘤性肾切除手术，以及姑息性肾切除手术。

解说：
1. Ⅳ期肾癌患者因为有肾外的远处转移，一般情况下失去了根治性肾切除手术的机会。但是，小部分原发灶和单一孤立转移灶有手术切除可能的患者也可接受肾切除加转移灶切除术。这部分患者包括：①初始诊断时有原发 RCC 和单一孤立转移灶；②在肾切除术后出现孤立性复发或转移灶。易于进行这种手术的孤立转移灶部位包括肺、骨和脑。原发肿瘤和转移灶可同时或分次手术切除。大部分行孤立转移灶切除术的患者都可能出现原发部位或转移部位的复发。然而，仍有一些患者获得了长期生存。某些情况下，对骨转移可进行放射治疗。

2. 对于合并多发转移灶、原发灶有手术切除可能的患者，可推荐在接受全身治疗前进行减瘤性肾切除术。

筛选出能从减瘤性手术中获益的患者尤为重要。最有可能从全身治疗前的肾切除手术获益是仅有肺部转移灶、较好预后因素且体力状态评分良好的患者。

随机试验已证实减瘤性肾切除术后给予 IFN 治疗可使患者获益。西南肿瘤协作组（SWOG 8949）和欧洲癌症研究治疗组织（EORTC）所进行的临床试验将患者随机分组分别接受肾切除术后加 IFN 治疗和单用 IFN 治疗。这些试验的联合分析显示，手术联合 IFN 组的中位生存期较长（13.6 个月与 7.8 个月）。

选择适当的患者先行减瘤性肾切除术，再辅助靶向治疗的疗效值得进一步评价。

3. 因原发肿瘤导致血尿或其他症状的患者可以考虑进行姑息性肾切除术。

病例 2 为男性患者，61 岁，于 2010 年 4 月相继出现乏力、血尿，经 CT 及 MRI 检查证实右肾占位病变，7.2cm×3cm。肺 CT 示：左肺下小结节影。诊断：右肾癌（cT2N0M1）肺转移。患者 KPS 评分 50 分，贫血，冠状动脉粥样硬化性心脏病史 5 年（心房颤动）。2010 年 11 月死亡，生存期为半年多。

病例 3 为女性患者，33 岁，于 2011 年 10 月无明显诱因发现左锁骨上淋巴结肿大，在某医院取淋巴结活检，病理诊断为淋巴结转移癌（乳头状腺癌），查 PET/CT 示：左肾占位、左颈部、左锁骨上、腹膜后多发肿大淋巴结影，代谢增高，第 2 腰椎、右侧耻骨密度减低、代谢增高。诊断：肾癌，左颈部、锁骨上及腹腔淋巴结转移癌，骨转移癌。患者 KPS 评分 90 分，2014 年 5 月死亡，生存期为两年半多。

问题 6：转移性肾癌患者在初诊时如何判断生存预后？

推荐答案：

6. 根据 KPS 评分、血 LDH、HGB、血钙、有无肾癌手术史的不同组合，可把晚期肾癌分为低危、中危、高危 3 组，其中位生存期有所不同。

解说：

判断肾癌患者的预后，一般按有无转移分别采用不同评分系统进行评价。

问题 2 回答的是肾癌根治手术后未见区域淋巴结及全身远处转移（T1N0M0）患者生存预后的预测指标。

而对于转移性肾癌患者，美国国立综合癌症网络（NCCN）制订的《肾癌临床实践指南》和中华医学会泌尿外科学分会制订的《肾细胞癌诊治指南》均推荐采用修订后的莫策（Motzer）评分系统评价其预后。

MSKCC（Memorial Sloan-Kettering Cancer Center Criteria）评分预测晚期肾癌的预后，最早由 Motzer 在 1999 年提出，对 20 年中 670 例使用过细胞因子或

化学治疗的晚期肾癌患者进行生存分析，得出了 Motzer 五项与预后相关的危险因素，分别为

1. KPS 评分≤70 分。

2. 血 LDH 大于 1.5 倍正常上限。

3. HGB 低于正常下限。

4. 纠正血钙 >10mg/dl（2.5mmol/L）。

5. 无肾癌手术史（诊断到全身治疗的时间小于 1 年）。

根据这 5 项危险因素，可把患者分为三个层次：低危（0 个）、中危（1 ~ 2 个）和高危（ >2 个）。

危险分层对于治疗的选择是重要的，MSKCC 危险因素评分是最常用的预后分层模型。

如低危、中危和高危的中位生存期分别为 20 个月、10 个月和 4 个月。即无上述危险因素的患者预后好，1 ~ 2 项为中等，≥3 项为预后差。

2002 年 Motzer 将"无肾癌手术史"改为"从诊断到 IFN 治疗的时间小于 1 年"，也有人改为"诊断到全身治疗的时间小于 1 年"。

从年代来看，Motzer 提出的 MSKCC 评分系统是细胞因子治疗时代的金标准，但是否完全合乎靶向治疗时代还待进一步临床研究。

病例 2、3 均进行了靶向治疗。病例 2 进行过舒尼替尼的靶向治疗；病例 3 进行过索拉非尼及依维莫司的靶向治疗。

10

问题 7：复发或不能手术切除以及 IV 期肾癌药物治疗有什么变化趋势？

问题 8：晚期肾癌一线靶向治疗失败后，可选择哪些二线靶向治疗药物？

问题 9：有靶向治疗适应证的晚期肾癌患者，均可以使用靶向治疗药物吗？

推荐答案：

7. 免疫治疗在晚期肾癌治疗中的一线治疗地位，正在被靶向治疗所取代。

解说：

在过去 15 年间，有多个针对转移、复发或无法切除的透明细胞癌患者的 IL-2 与干扰素不同剂量不同形式联合的临床试验。这些研究显示高剂量 IL-2 的有效率高于低剂量。高剂量 IL-2 对于部分患者可以获得较高的有效率，包括能获得完全缓解。因此，行为状况好（KPS >80），特别是瘤负荷小或主要

是肺转移的患者，可以采用高剂量 IL-2 治疗。

尽管细胞因子一度是晚期肾癌的标准治疗，但如今靶向治疗已成为了主要的一、二线治疗。美国食品药品管理局（FDA）已审批了五种治疗转移性RCC 的靶向药物：舒尼替尼、索拉非尼、替西罗莫斯、依维莫司、贝伐珠单抗联合干扰素。

在晚期肾癌治疗前，应该根据是否为肾透明细胞癌以及患者的状态，合理、有序地选择靶向治疗、免疫治疗、化学治疗、姑息治疗，有条件的患者可以加入临床试验。晚期肾癌的一线治疗和后续治疗的具体选择（图10-3）。

推荐答案：

8. 晚期肾透明细胞癌一线靶向治疗失败后，可选择依维莫司等作为二线靶向治疗药物。

解说：

1. 对于透明细胞为主型的肾癌患者来说，如果舒尼替尼、索拉非尼、贝伐珠单抗等一线靶向治疗失败，可选择依维莫司作为二线靶向治疗药物。

因为，依维莫司是目前唯一得到证实的二线治疗有效的靶向治疗药物，并被 NCCN 肾癌治疗指南推荐作为 VEGF /TKI 抑制剂失败后的二线治疗，舒尼替尼、索拉非尼和贝伐珠单抗无效后的患者都可以换用依维莫司。

依维莫司（everolimus）是一种口服 mTOR 抑制剂。

依维莫司用法为 10mg，每日口服 1 次，28 天为 1 周期重复。

另外，原靶向治疗药物加量或联合贝伐珠单抗、以及换用阿昔替尼，也是在一线靶向治疗失败后可做的其他选择。

具体的二线靶向治疗药物选择，有如下几种情况。

（1）索拉非尼失败后的患者可改用依维莫司或阿昔替尼或索拉非尼加量。

（2）舒尼替尼失败后的患者可改用依维莫司或阿昔替尼或联合贝伐珠单抗。

（3）贝伐珠单抗联合 IFN 失败后的患者可改用依维莫司治疗。

2. 对于非透明细胞为主型：西罗莫司治疗失败后的患者尚无有效的二线治疗。

推荐答案：

9. 靶向治疗药物虽然相对化学治疗药物来说比较安全，但某些特定人群

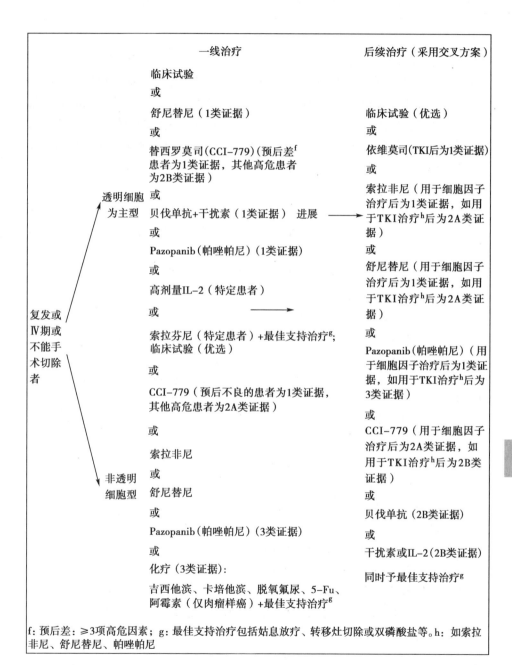

一线治疗		后续治疗（采用交叉方案）
临床试验		
或		
舒尼替尼（1类证据）		临床试验（优选）
或		或
替西罗莫司（CCI-779）（预后差[f]患者为1类证据，其他高危者为2B类证据）		依维莫司(TKI后为1类证据)
或		或
贝伐单抗+干扰素（1类证据）		索拉非尼（用于细胞因子治疗后为1类证据，如用于TKI治疗[h]后为2A类证据）
或		或
Pazopanib（帕唑帕尼）（1类证据）		舒尼替尼（用于细胞因子治疗后为1类证据，如用于TKI治疗[h]后为2A类证据）
或		
高剂量IL-2（特定患者）		或
或		Pazopanib（帕唑帕尼）（用于细胞因子治疗后为1类证据，如用于TKI治疗[h]后为3类证据）
索拉芬尼（特定患者）+最佳支持治疗[g]；临床试验（优选）		
或		或
CCI-779（预后不良的患者为1类证据，其他高危者为2A类证据）		CCI-779（用于细胞因子治疗后为2A类证据，如用于TKI治疗[h]后为2B类证据）
或		
索拉非尼		或
或		贝伐单抗（2B类证据）
舒尼替尼		或
或		干扰素或IL-2（2B类证据）
Pazopanib（帕唑帕尼）（3类证据）		同时予最佳支持治疗[g]
或		
化疗（3类证据）：吉西他滨、卡培他滨、脱氧氟尿、5-Fu、阿霉素（仅肉瘤样癌）+最佳支持治疗[g]		

f：预后差：≥3项高危因素；g：最佳支持治疗包括姑息放疗、转移灶切除或双磷酸盐等。h：如索拉非尼、舒尼替尼、帕唑帕尼

图10-3　复发或不能手术切除或IV期肾癌治疗一线和二线治疗

10

可能对一些靶向治疗药物产生较严重的不良反应，应该慎用。

解说：

化学治疗可能有比较严重的消化系统和血液系统等副作用。靶向治疗药物相对化学治疗药物来说比较安全，比如基本没有严重消化系统和血液系统的副作用，所以，应用靶向治疗药物的患者群逐渐扩大，有些患者应用的时间也很长。但是，某些特定人群可能对一些靶向治疗药物产生较严重的不良反应，因此，在决定应用靶向治疗之后，还应该探讨该患者是否为靶向治疗的禁用或慎用对象。

1. 需一般注意的药物

（1）索拉非尼引起的手足皮肤反应和胃肠道毒副反应发生率高，而致死性毒性发生率相对较低，不适用慢性消化系统疾病、爱好运动及注重生活质量的患者。

（2）依维莫司不良反应主要为血液毒性及生化异常、黏膜炎及疲乏等。

2. 需要特殊注意的药物

（1）舒尼替尼应慎用于以下方面。

1）内分泌及代谢紊乱，如甲状腺功能紊乱、高血糖和慢性胰腺炎。

2）高血压未控制和低体重指数。

3）LVEF 明显下降、慢性心脏疾病（慢性心力衰竭、冠状动脉粥样硬化性心脏病等）。

4）对外观要求高（皮肤变黄、毛发脱色素）。

5）骨髓功能储备差或合并骨髓疾病。

（2）贝伐珠单抗主要副反应表现为高血压、动静脉血栓、蛋白尿和消化道穿孔，故应慎用于以下方面。

1）有消化道转移或消化道溃疡病史。

2）高血压未控制。

3）出凝血功能障碍及血栓性疾病。

4）近期有出血性疾病或有创操作。

5）慢性肾病患者。

（3）西罗莫司尤其要注意合并间质性肺炎和感染的问题。应慎用于以下方面。

1）双肺多发转移，肺功能较差，血氧低。

2）阻塞性肺炎或其他活动性感染。

3）同时服用其他容易引起间质性肺炎的药物，如抗甲亢类药物。

4）血栓性疾病或合并瘤栓。

病例3为乳头状肾癌，属于肾非透明细胞癌，在靶向治疗前进行过吉西他滨、多柔比星方案的化学治疗数周期，在靶向治疗失败后进行过IL-2免疫治疗。

问题10：转移性肾透明细胞癌的主要免疫治疗药物有哪些？

问题11：IL-2的副作用一般为一过性的发热，但也有比较严重的副作用，为什么？

问题12：哪些晚期肾癌患者可以应用蒽环类化学治疗药物？

推荐答案：

10. 晚期肾透明细胞癌主要的免疫治疗药物是大剂量的IL-2，以及IFN-α。

解说：

晚期肾透明细胞癌主要的免疫治疗药物是大剂量的IL-2，以及IFN-α。

1. 白介素-2（IL-2）方案：

（1）大剂量方案

IL-2 $6 \sim 7.2 \times 10^5$ IU/（kg·8h）

15分钟内静脉注射，第1～5天，第15～19天。

间隔9天后重复1次。

（2）小剂量方案 I

1）IL-2 2.5×10^5 IU/kg 皮下注射，

第1周应用5天，

IL-2 1.25×10^5 IU/kg 皮下注射，每周应用5天，连用6周，每8周为1个周期。

2）小剂量方案 II：

IL-2 18MIU/d 皮下注射，每周应用5天，连用8周。

IL-2的副作用通常与剂量、用药间隔、输注速度和疗程的长短有关。大剂量IL-2相关的剂量限制性副作用是提高疗效的主要障碍。但IL-2小剂量和大剂量的界限并不明确，多数文献将每天剂量小于1×10^6 IU/m² 称为小剂量。

2. 干扰素α（IFN-α）方案

中华医学会泌尿外科学分会《肾细胞癌诊治指南》对IFN-α推荐治疗

剂量：

IFN-α 9MIU/次，肌内或皮下注射，3次/周，共12周。

可从3MIU/次开始逐渐增加，第1周每次3MIU，第2周每次6MIU，第3周以后每次9MIU。

治疗期间每周检查血常规1次，每月查肝功能1次，白细胞 $< 3 \times 10^9 / L$ 或肝功能异常时应停药，待恢复后再继续进行治疗。

如患者不能耐受9MIU/次剂量，则应减量至6MIU/次甚至3MIU/次。

推荐答案：

11. IL-2 小剂量使用时几乎无副作用；中等剂量应用常仅有一过性流感样症状；大剂量应用时均出现严重毒副作用，甚至危及生命。因此，在应用IL-2时应该严密观察临床经过，及时应对毒副作用的发生。

解说：

IL-2 的毒副作用多在大剂量应用时出现，中等剂量应用常仅有一过性流感样症状。有资料证实，使用 $3 \times 10^5 IU/d$ 剂量以下无副作用，$1 \times 10^6 IU/d$ 有轻微副作用，$1 \times 10^7 IU/d$ 以上时，几乎均出现严重毒副作用，甚至危及生命。

1. 毒副作用的发病机制

（1）IL-2引起体内干扰素（IFN）的释放：IFN释放可导致发热、寒战、肌肉痛、关节痛，也可引起心力衰竭和心律失常。但IL-2注射期间引起上述反应时，测定体内IFN水平并不都高于正常。

（2）大剂量IL-2可诱发内源性TNF-α产生：TNF是内源性休克的主要因素，如给予TNF抗体输注，可明显减轻毒性作用。

（3）IL-2激活补体系统：研究发现应用IL-2时，激活的C3片段水平与每日体重增加成正相关。与血清白蛋白水平成负相关。补体系统的激活可能参与IL-2引起的血管渗漏综合征的发生。

（4）IL-2激活效应细胞产生其他活性物质：当IL-2与淋巴细胞或巨噬细胞一同孵育时，其上清液中可分离出皮肤反应因子、淋巴管及血管通透因子，活化的巨噬细胞通过游离氧自由基或者前列腺素的分泌可以引起血管通透性增加。IL-2引起的一系列反应最终导致毛细血管渗漏综合征（capillery leak syndrome）的发生，表现为毛细血管通透性增加，组织间隙水肿，体重增加。同时有效循环血容量减少，加上全身血管阻力下降，以致血压降低，冠状动脉灌注不足，心肌水肿，可引起严重心脏损害、肺水肿和肾脏损害。

2. 临床表现：IL-2的毒副作用与其剂量强度呈正相关，并可不同程度地影响到身体的各个系统。

（1）全身症状：使用 IL-2 的患者可能发热、寒战、肌肉痛，胃肠道反应。寒战、恶心呕吐常见，这些症状类似 IFN 的流感样症状，对症处理即可控制。

（2）肝肾功能损害：胆红素水平升高，谷丙转氨酶或碱性磷酸酶升高。肾损害为肾前性，如一过性氮质血症，血清肌酐水平升高，少尿，排钠量减少。

（3）低血压及心脏损害：输注大剂量 IL-2 的患者会发生低血压和心动过速。心脏毒性还可表现为心律失常，ST-T 波改变，严重者出现心肌梗死。

（4）腔隙积液以及水肿：腹水、胸腔积液和全身水肿在大剂量时偶有发生。

（5）肺间质水肿：可出现呼吸窘迫综合征的表现，如呼吸困难、X 线上双侧肺间质浸润。常同时伴有全身性体液潴留。

（6）神经精神系统：IL-2 可引起嗜睡、昏迷、定向障碍、疲劳以及抑郁。研究发现 IL-2 可引起脑血管通透性增加，内皮损伤，神经元和神经质突起被破坏，细胞间隙扩大。

（7）骨髓抑制：白细胞短期暂时减少，严重者还出现贫血或血小板减少，嗜酸性粒细胞可增多。停药后可恢复正常。但体外试验，IL-2/LAK 细胞对造血干细胞无明显抑制作用。

（8）皮肤症状：弥散性红斑皮疹相当多见，尤以躯干及面部明显，伴不同程度的瘙痒，抗组胺药物能使之缓解，提示与过敏反应有关。

（9）甲状腺功能减退较为罕见。

3. 预防及治疗

（1）对症处理：对一般性副作用如发热、乏力、皮疹等，可预防性口服对乙酰氨基酚片、萘普生片或吲哚美辛肠溶片，如有此类药物禁忌证或控制不理想时，可在输注 IL-2 前半小时肌内注射盐酸异丙嗪 25mg，对有寒战、肌肉震颤者，输前 30 分钟皮下注射吗啡 5mg。恶心呕吐者肌内注射甲氧氯普胺 10～20mg 或应用 5-HT$_3$ 受体阻断剂昂丹司琼等。对于较重的毒性反应一般不主张应用皮质类固醇激素，应停用 IL-2/LAK 细胞疗法，给予及时抢救，必要时应给予升压药。如发生间质肺水肿，引起呼吸窘迫，可考虑气管插管。皮质类固醇激素可用以减少渗出，控制症状。

（2）减少用药剂量或改变用药途径：小剂量 IL-2 与其他细胞因子如 IFN 等合用可增加疗效，减少毒性。将单次大剂量静脉点滴改为小剂量持续静脉输注，使患者更易耐受。皮下或肌内注射，药物作用时间长，毒性作用减少，但可使体内产生 IL-2 抗体。

推荐答案：

12：肾透明细胞癌中含肉瘤成分的患者，以及肾非透明细胞癌患者可以应用蒽环类化学治疗药物。特殊情况下，化学治疗药物（多柔比星、顺铂）也可以与靶向治疗药联合应用。

解说：

单纯透明细胞癌以靶向治疗和免疫治疗为主，细胞因子有效率在15%～20%，但临床还可遇到含肉瘤成分的患者，这种类型并不少见，以往的NCCN指南推荐首选多柔比星类药物化学治疗；而肾非透明细胞癌患者可以应用含蒽环类化学治疗药物方案，如多柔比星、吉西他滨方案。

近年来有研究尝试把靶向治疗药与化学治疗药（多柔比星、顺铂）联合起来应用于晚期肾癌，如肾透明细胞癌中含肉瘤成分患者应用靶向治疗联合多柔比星化学治疗。

由于多柔比星的心脏毒性和血液学毒性较为突出，而舒尼替尼的3～4度血液毒性的发生率是这几种靶向药物中较高的，2008年Telli等报道接受舒尼替尼治疗的患者心功能障碍发生率为15%。因此不建议化学治疗联合舒尼替尼。

目前靶向药物中需要联合化学治疗时，建议选用索拉非尼。

另外肾癌肺转移的患者占50%～60%，合并胸腔积液的患者也很常见，需要胸腔局部灌注顺铂同时联合靶向治疗，顺铂的血液学毒性也较为突出，因此联合索拉非尼的安全性也更好。

病例3 在2012年2月至2013年10月期间应用索拉非尼进行靶向治疗，其间行左侧颈部淋巴结转移部位的放射治疗。

问题13：肾癌除放射治疗以外，还有哪些局部治疗方法？

推荐答案：

13. 肾癌的局部治疗方法主要有局部消融技术。

解说：

目前肾恶性肿瘤的局部消融技术主要有冷冻消融（cryotherapy）、射频消融（radiofrequency ablation，RFA）、微波凝固（microwave coagulation t herapy，MCT）、激光间质热疗（laser inducedinterstitial thermotherapy，LITT）及高强度聚焦超声（highintensity focused ultrasound，HIFU）等。其中冷冻消融以其针对性强、疗效确切、创伤小、安全独特的优越性得到广泛应用。

冷冻消融治疗是利用液氮或氩气作为冷冻剂，在直视或影像学引导下以冷冻探针作用于肿瘤组织，导致凝固性坏死。冷冻方法有手术中（开放式）、腹腔镜下和经皮冷冻消融，以后两种最为常用。

腹腔镜下冷冻消融治疗的主要优势是可对冷冻探针进行准确定位，于直视或超声下监测冰球的形成和发展，可确保冰球能够充分覆盖肿瘤。

经皮穿刺冷冻消融治疗通常在超声、CT、扫描架敞开式的 MRI 引导下完成。常出现的不良反应有局部疼痛、肾周围出血、肠道损伤和尿瘘。

10

第十一章

卵巢癌

第一节　诊断治疗基础

一、诊断基础

1. 临床表现

（1）症状：卵巢癌发病早期可无或有较轻的症状，表现为下腹不适感，以及消化不良、恶心及上腹隐约不适等非特异性症状。而卵巢癌的特异性症状为由卵巢肿瘤蒂扭转以及肿瘤破裂、出血或感染所致的急腹症，但临床上少见。

（2）体格检查：腹部肿块、腹水为卵巢癌的常见体征，由于巨大的卵巢肿瘤及大量腹水均可引起相应的压迫症状，如呼吸困难、心慌、腹痛、下肢水肿、尿潴留、肾盂积水、直肠下坠感及大便不畅等。

2. 辅助检查

（1）实验室检查：肿瘤标志物 CA125 对诊断卵巢上皮性癌有参考价值，治疗前 CA125 明显增高的患者，如随手术等治疗疗效达 CR 或 PR 后，CA125 也恢复正常，则定期复查 CA125 对预测疾病进展与否有临床价值。

同时一部分非恶性妇科疾病如急性盆腔炎、子宫内膜异位症、腹盆腔结核、卵巢囊肿、子宫肌瘤及一些非妇科疾病的 CA125 值也有升高，诊断时应注意。

其他肿瘤标记物如 CEA、人绒毛膜促性腺激素（β-hCG）、AFP 等，可作为参考。

（2）影像学检查

1）B 超检查：B 超为盆腔肿瘤首选的筛选诊断技术，它可以显示盆腔肿块的部位、大小和质地，是囊性还是实性。也可以区分腹水和巨大卵巢囊肿。此外还可帮助确定卵巢癌的扩散部位如肝结节、主动脉旁淋巴结肿大、大网膜转移灶等，有助于临床分期。

2）CT、MRI 检查：CT 及 MRI 检查对判断肿瘤大小、性质（囊肿或实性）、转移部位、有无腹水及发现盆腔或主动脉旁淋巴结增大有一定价值。

（3）腹腔镜检查：通过腹腔镜可以对可疑部位做活检，吸取腹腔内液体做细胞学检查，观察腹膜及脏器表面的情况及了解横膈膜的情况。但为创伤性检查，临床应用受到限制。

（4）剖腹探查：通过各种检查仍不能诊断的病例，可行剖腹探查术明确诊断，并行相应的手术切除术。

3. 病理分型

（1）组织学分型

1）表面上皮-间质肿瘤

a. 浆液性肿瘤

良性：囊腺瘤和乳头状囊腺瘤、表面乳头状瘤、腺纤维瘤和囊腺纤维瘤。

交界性（低度恶性潜能）：囊性肿瘤和乳头状囊性肿瘤、表面乳头状瘤、腺纤维瘤和囊腺纤维瘤。

恶性：腺癌、乳头状腺癌和乳头状囊腺癌、表面乳头状腺癌、纤维腺癌和纤维囊腺癌（恶性腺纤维瘤和囊腺纤维瘤）。

b. 黏液性肿瘤

良性：囊腺瘤、腺纤维瘤和囊腺纤维瘤。

交界性（低度恶性潜能）：囊性肿瘤、腺纤维瘤和囊腺纤维瘤。

恶性：腺癌和囊腺癌、纤维腺癌和纤维囊腺癌（恶性腺纤维瘤和囊腺纤维瘤）。

c. 子宫内膜样肿瘤

良性：囊腺瘤、囊腺瘤伴鳞状化生、腺纤维瘤和囊腺纤维瘤、腺纤维瘤和囊腺纤维瘤伴鳞状化生。

交界性（低度恶性潜能）：囊性肿瘤、囊性肿瘤伴鳞状化生、腺纤维瘤和囊腺纤维瘤、腺纤维瘤和囊腺纤维瘤伴鳞状化生。

恶性：腺癌和囊腺癌、腺癌和囊腺癌伴鳞状化生、纤维腺癌和纤维囊腺癌（恶性腺纤维瘤和囊腺纤维瘤）、纤维腺癌和纤维囊腺癌伴鳞状化生（恶性腺纤维瘤和囊腺纤维瘤伴鳞状化生）。

上皮-间质性和间质性：腺肉瘤，同源性和异源性恶性中胚叶（苗勒）混合性肿瘤（癌肉瘤），同源性和异源性间质肉瘤。

d. 透明细胞肿瘤

良性：囊腺瘤、腺纤维瘤和囊腺纤维瘤。

11

交界性（低度恶性潜能）：囊性肿瘤、腺纤维瘤和囊腺纤维瘤。

恶性：腺癌、纤维腺癌和纤维囊腺癌（恶性腺纤维瘤和囊腺纤维瘤）。

e. 移行细胞肿瘤：勃勒纳瘤（Brenner tumors）、交界性（增生性）勃勒纳瘤、恶性勃勒纳瘤、移行细胞癌（非勃勒纳型）。

f. 鳞状细胞肿瘤

g. 混合性上皮肿瘤（注明特殊类型）：良性、交界性（低度恶性潜能）、恶性。

h. 未分化癌。

2）性索-间质肿瘤

①粒层-间质细胞肿瘤

粒层细胞瘤：成年型、幼年型。

卵泡膜瘤-纤维瘤肿瘤：卵泡膜瘤（经典型、黄素化型）、纤维瘤、富于细胞性纤维瘤、纤维肉瘤、伴少量性索成分的间质瘤、硬化性间质瘤、间质黄体瘤、未分类、其他。

②支持-间质细胞肿瘤，男性母细胞瘤。

高分化型：支持细胞瘤（管状男性母细胞瘤）、支持-莱狄细胞瘤、莱狄细胞瘤中分化的支持-莱狄细胞瘤：变异型-伴异源成分（注明特殊类型）

低分化（肉瘤样）支持-莱狄细胞瘤：变异型-伴异源成分（注明特殊类型）

网状型：变异型-伴异源成分（注明特殊类型）

③环管状性索瘤

④两性母细胞瘤

⑤未分类

⑥类固醇（脂质）细胞肿瘤

间质黄体瘤

莱狄细胞瘤：门细胞瘤、莱狄细胞瘤（非门细胞型）

未分类（非特异性）

3）生殖细胞肿瘤

①无性细胞瘤：变异型——伴合体滋养细胞

②卵黄囊瘤（内胚窦瘤）：变异型（多囊性卵黄瘤、肝样型、腺型）

③胚胎性癌

④多胚瘤

⑤绒毛膜癌

⑥畸胎瘤

未成熟性

成熟性：实性、囊性（皮样囊肿）、伴有继发性肿瘤（注明特殊类型）、胎儿型（小人型）。

单胚层性：卵巢甲状腺肿（变异型—伴有继发性肿瘤）、类癌（岛状型、梁状型）、甲状腺肿类癌、杯状细胞类癌、神经外胚层肿瘤（注明特殊类型）、皮脂腺肿瘤、其他。

⑦混合性生殖细胞肿瘤（注明特殊类型）。

4）性腺母细胞瘤：变异型——伴无性细胞瘤或其他生殖细胞瘤。

5）非性腺母细胞瘤型生殖细胞-性索-间质肿瘤：变异型——伴无性细胞瘤或其他生殖细胞瘤。

6）卵巢网肿瘤

①腺瘤/囊腺瘤

②腺癌

7）间皮肿瘤

①腺瘤样肿瘤

②间皮瘤

8）起源未定的肿瘤和杂类肿瘤

①小细胞癌

②可能为午非（Wolffian）来源的肿瘤

③肝样癌

④黏液癌

9）妊娠滋养细胞疾病

10）卵巢非特异性软组织肿瘤

11）恶性淋巴瘤、白血病和浆细胞瘤

12）未分类肿瘤

13）继发性（转移性）肿瘤

14）瘤样病变

孤立性卵泡囊肿

多发性卵泡囊肿（多囊卵巢病，硬化性囊性卵巢）

妊娠和产褥期大孤立性黄素化卵泡囊肿

高反应黄体（多发性黄素化滤泡囊肿）

变异型—伴黄体（过度刺激综合征）

黄体囊肿

妊娠黄体瘤

异位妊娠

间质增生症

间质卵泡膜增生症

重度卵巢水肿

纤维瘤病

子宫内膜异位症

囊肿，未分类（单纯性囊肿）

炎性病变

（2）组织学分级

GX 分级无法评估

GB 恶性边界

G1 高分化

G2 中分化

G3~4 低分化或未分化

4. 临床分期

（1）TNM 分期

T 原发肿瘤

TX 原发肿瘤无法评估

T0 无原发肿瘤证据

T1 肿瘤局限于卵巢（单侧或双侧）

T1a 肿瘤局限于一侧卵巢，包膜完整，表面无肿瘤，腹水或腹腔冲洗液无癌细胞*

T1b 肿瘤局限于双侧卵巢，包膜完整，表面无肿瘤，腹水或腹腔冲洗液无癌细胞*

T1c 肿瘤局限于一侧或双侧卵巢，并具备下列任何一种：包膜破裂，表面有肿瘤，腹水或腹腔冲洗液找到癌细胞

T2 肿瘤侵及一侧或双侧卵巢，并向盆腔内扩散和（或）种植转移

T2a 肿瘤扩散和（或）种植至子宫和（或）输卵管，腹水或腹腔冲洗液无癌细胞

T2b 肿瘤扩散和（或）种植至盆腔其他组织，腹水或腹腔冲洗液无癌细胞

T2c 肿瘤扩散和（或）种植（T2a 或 T2b）伴腹水或腹腔冲洗液找到癌细胞

T3 肿瘤累及一侧或双侧卵巢，镜下证实盆腔外腹膜转移

T3a 镜下证实盆腔外腹膜转移（无肉眼可见肿瘤）

T3b 肉眼可见的盆腔外腹膜转移灶最大直径≤2cm

T3c 盆腔外腹膜转移灶最大直径＞2cm 和（或）区域淋巴结转移

N 区域淋巴结

NX 区域淋巴结无法评估

N0 无区域淋巴结转移

N1 有区域淋巴结转移

M 远处转移

MX 远处转移无法评估

M0 无远处转移

M1 有远处转移（不包括腹腔内转移）

*注：肝包膜转移属于 T3 或Ⅲ期；肝实质转移属于 M1 或Ⅳ期；出现胸腔积液必须有细胞学阳性证据才列为 M1 或Ⅳ期

（2）解剖分期/预后分组

Ⅰ期：肿瘤局限于卵巢。

Ⅰa 期：肿瘤局限于一侧卵巢，无腹水，包膜完整，表面无肿瘤。

Ⅰb 期：肿瘤局限于双侧卵巢，无腹水，包膜完整，表面无肿瘤。

Ⅰc 期：Ⅰa 或Ⅰb 期病变已累及卵巢表面；或包膜破裂；或腹水或腹腔冲洗液发现恶性细胞。

Ⅱ期：病变累及一侧或双侧卵巢，伴盆腔转移。

Ⅱa 期：蔓延和（或）转移至子宫或输卵管。

Ⅱb 期：蔓延至其他盆腔组织。

Ⅱc 期：Ⅱa 或Ⅱb 期病变已累及卵巢表面；或包膜破裂；在腹水中或腹腔冲洗液发现恶性细胞。

Ⅲ期：肿瘤侵及一侧或双侧卵巢，伴盆腔以外腹膜种植或腹膜后或腹股沟淋巴结转移；肝脏表面转移。

Ⅲa 期：肿瘤局限在盆腔未侵及淋巴结，但腹腔腹膜面有镜下种植。

Ⅲb 期：腹腔腹膜种植瘤直径 <2cm，淋巴结阴性。

Ⅲc 期：腹腔腹膜种植瘤直径 >2cm，或伴有腹膜后、或腹股沟淋巴结转移。

Ⅳ期：肿瘤侵及一侧或双侧卵巢并有远处转移，胸腔积液存在时需找到恶性细胞；肝转移需累及肝实质。

二、治 疗 基 础

1. 上皮性卵巢癌的处理

（1）初次治疗

1）早期癌分期手术：早期（Ⅰ期）上皮性卵巢癌以全面分期探查术（comprehensive staging laparotomy）治疗为主，ⅠA 或ⅠB 期（G1）单纯手术生存率在90%以上，而术后辅助化学治疗并不能提高其生存率，所以这部分患者可术后观察，不必化学治疗。

但如具备高危因素者术后应进行以铂为基础的辅助化学治疗，高危因素包括组织学上属预后不良类型，如透明细胞癌、移行细胞癌等；细胞低分化（G3）；ⅠC期。化学治疗以 3~6 个周期为宜。

2）晚期癌的肿瘤细胞减灭术：晚期癌应施行最大限度的肿瘤细胞减灭术，给予术后联合化学治疗。术后残余肿瘤最大直径≤2cm 为理想的细胞减灭术。如无法做到理想的细胞减灭术，则以是否有利于减瘤、同时又可最大限度地减少机体创伤、有利于术后恢复及尽早开始化学治疗为原则。

3）晚期癌的中间性肿瘤细胞减灭术与术前化学治疗。分为以下几种情况。

①对于某些晚期卵巢癌病灶估计手术难以切净或有肺、肝等脏器转移的患者，可先给予几个疗程的化学治疗，再行肿瘤细胞减灭术；②对初次手术时因病灶无法切除仅行开腹活检的患者，应先给予几个疗程（通常 3 个）化学治疗，再行肿瘤细胞减灭术；③对初次非理想的细胞减灭术患者，可先行几个疗程化学治疗，再进行二次肿瘤细胞减灭术。

4）初次化学治疗。不能手术，以及早期癌分期手术伴有高危因素或晚期癌肿瘤细胞减灭术后的患者，应该接受联合化学治疗。一线化学治疗首选紫杉醇/卡铂方案。晚期患者（Ⅱ~Ⅳ期）推荐给予 6~8 个周期化学治疗；早期患者推荐给予 3~6 个周期化学治疗。如果符合化学治疗条件，需向患者告知现有的不同选择即经静脉化学治疗（iv），经腹腔（ip）和静脉（iv）的联合化学治疗。

①ip 和 iv 联合给药方案：（在采用该方案之前，需向患者告知与单独的 iv 化学治疗相比，联合给药方案的毒性增加。）

紫杉醇	135mg/m²	iv（3h 或 24h）	d1
顺铂	75~100mg/m²	ip	d2
紫杉醇	60mg/m²	ip	d8

每 3 周重复一次，共 6 个周期

②上皮性卵巢癌一线化学治疗的推荐方案

a. 紫杉醇 + 卡铂

| 紫杉醇 | 175mg/m² | iv（3h） | d1 |
| 卡铂 | AUC = 5~7.5 | iv（1h） | d1 |

每 3 周重复，共 6 个周期

b. 剂量密集紫杉醇方案

| 紫杉醇 | 80mg/m² | iv（1h） | d1, 8, 15 |
| 卡铂 | AUC = 6 | iv（1h） | d1 |

每 3 周重复，共 6 个周期

c. 紫杉醇 + 顺铂

紫杉醇	$135mg/m^2$	iv（3h）	d1
顺铂	$75mg/m^2$	iv（1h）	d1 或 d2

每 3 周重复

d. 多西他赛 + 卡铂

多西他赛	$60 \sim 75mg/m^2$	iv（1h）	d1
卡铂	AUC = 5 ~ 6	iv（1h）	d1

每 3 周重复，共 6 个周期

③含贝伐珠单抗的方案（根据 ICON-7 和 GOG-218 试验）

紫杉醇	$175mg/m^2$	iv（3h）	d1
卡铂	AUC = 6	iv（1h）	d1
贝伐珠单抗	75mg/kg	iv（30 ~ 90min）	d1

每 3 周重复一次，共 5 ~ 6 个周期。继续给予贝伐珠单抗 12 个周期。

或者，

紫杉醇	$175mg/m^2$	iv（3h）	d1
卡铂	AUC = 6	iv（1h）	d1

每 3 周重复一次，共 6 个周期。从第 2 个周期开始，给予

贝伐珠单抗	15mg/kg	iv（30 ~ 90min）	d1

每 3 周重复一次，共 22 个周期。

（2）未控和复发的处理

1）二次化学治疗

铂类敏感

①初次化学治疗后 6 个月或更长时间复发者，被认为是"铂类敏感"的患者。

②铂类为主的联合化学治疗是首选。

③如果患者不能耐受联合化学治疗，首选的单药是卡铂或顺铂。

铂类耐药

①初次化学治疗期间疾病进展或化学治疗后 6 个月内复发者，被认为"铂类耐药"，这部分患者预后差。

②对于"铂类耐药"的患者，或达到部分缓解的Ⅱ、Ⅲ或Ⅳ期患者，治疗选择包括单药治疗，临床实验或密切观察。

③对于"铂类耐药"的患者，化学治疗方案首选非铂类单药。

④应用一个化学治疗方案治疗时，一般不少于 2 个周期，不超过 8 个周期。

2）内分泌治疗：对不能耐受化学治疗或不敏感者可应用他莫昔芬或芳香化酶抑制剂（包括来曲唑、阿那曲唑或依西美坦）、醋酸甲地孕酮进行内分泌治疗。

3）近期的研究发现，一种名为 Olaparib（AZD2281）的聚腺苷二磷酸核糖聚合酶（PARP）抑制剂对铂敏感性患者具有显著的活性，但它只对部分化学治疗耐受性卵巢癌患者有效（与 BRCA 阴性患者相比，该药对具有 BRCA-1 和 BRCA-2 突变的患者更为有效）。

4）放射治疗：对有症状的特殊病灶部位放射治疗可起到减轻症状的姑息治疗效果。

5）手术：有较长的无病间期后（至少 6 个月）局部复发或低分级肿瘤可行二次减瘤术，并行术后二线化学治疗。

6）上皮性卵巢癌二线化学治疗的推荐方案

联合化学治疗方案

a. GP 方案

吉西他滨	$800 \sim 1000 mg/m^2$	iv	d1，d8
顺铂	$30 mg/m^2$	iv	d1，d8

每 3 周重复

b. 吉西他滨/脂质体多柔比星方案

吉西他滨	$1000 mg/m^2$	iv	d1，d8
脂质体多柔比星	$30 mg/m^2$	iv	d1

每 3 周重复

c. 奥沙利铂 + 紫杉醇方案

奥沙利铂	$130 mg/m^2$	iv	d1
紫杉醇	$135 \sim 175 mg/m^2$	iv	d1

每 3 周重复

单药化学治疗方案

a. 紫杉醇	$135 mg/m^2$ 或 $175 mg/m^2$	iv	d1

每 3 周重复

b. 拓扑替康	$1.5 mg/m^2$	iv	d1 ~ d5

每 3 周重复

c. 异环磷酰胺（IFO）	$1 \sim 1.2 g/(m^2 \cdot d)$	iv	d1 ~ d5

在用 IFO 的同时应并用美司钠（Mesna）以减轻 IFO 对膀胱的毒性。分别在第 0、4、8 小时静脉推注相当于 IFO 剂量 20% 的 Mesna。

d. Vp16 口服片	$100 mg/d$	po	d1 ~ d14

每 4 周重复

| e. 六甲密胺（HMM） | 0.2g/d | po | d1 ~ d14 |
| | | | |

每 4 周重复

| f. 多西他赛 | 100mg/m² | iv | d1 |
| | | | |

每 4 周重复

| g. 脂质体多柔比星 | 50mg/m² | iv | d1 |
| | | | |

每 4 周重复

| h. 拓扑替康 TPT | 1.5mg/m² | iv | d1 ~ 5 |
| | | | |

每 3 周重复

| i. 吉西他滨 | 800mg/m² | iv | d1，d8，d15 |
| | | | |

每 4 周重复

（3）随访及病情监测

1）所有期别的卵巢癌完成初次手术及化学治疗后应定期随访，前 2 年每 2 ~ 4 个月复查一次，随后 3 年每 6 个月复查 1 次，然后每年复查 1 次。若有异常症状或发现肿块及腹水，则应随时就诊。

2）复查内容包括询问病史和体格检查（包括盆腔检查）、实验室检查（血常规、如有指征查生化全项），如有必要应定期胸部 X 线摄片、胸部/腹部/盆腔 CT 或 PET/CT 扫描，如果初始 CA125 水平升高应在每次随访时进行检测。

3）初始 6 周期化学治疗中无肿瘤进展迹象者，化学治疗结束后应进行临床再评价。

4）对正在化学治疗中疾病进展者应转换到二线治疗方案。

2. 卵巢交界性上皮性肿瘤的处理

（1）初次治疗

1）手术及术后辅助化学治疗卵巢交界性上皮性肿瘤又称卵巢低度恶性潜能（LMP）上皮性肿瘤，其主要治疗手段是全面分期探查术和细胞减灭术。

I ~ IV 期，患者渴望生育，应实施保留生育手术和全面分期探查术；否则，应施行标准的全面分期探查术和肿瘤细胞减灭术。如无浸润性种植，可随访观察，如存在浸润性种植，可随访观察或考虑按上皮性卵巢癌治疗，通常给予 3 ~ 6 个周期化学治疗（方案同上皮性卵巢癌），但亦有资料表明，辅助化学治疗不提高生存率。

2）随访：①无浸润性种植患者前 2 年每 2 ~ 6 个月检查一次，随后 3 年每 3 ~ 6 个月一次，然后每年一次。②如最初 CA125 升高，每次随访时需复查。

（2）临床复发的治疗：可考虑进行手术探查术和细胞减灭术。

11

①有浸润性种植病灶的患者，考虑按上皮性卵巢癌治疗；②无浸润性种植病灶的患者，观察。

3. 恶性生殖细胞肿瘤的处理

（1）初次治疗

1）手术：对有生育愿望的患者，应考虑保留生育功能手术，否则应行全面分期探查术。经过全面分期探查术的临床 I 期无性细胞瘤和 I 期（G1）未成熟畸胎瘤患者，术后应随访观察。

2）手术及术后辅助化学治疗：内胚窦瘤、胚胎性癌、Ⅱ～Ⅳ期无性细胞瘤、I 期（G2、G3）和Ⅱ～Ⅳ期未成熟畸胎瘤患者术后应该接受联合化学治疗。

推荐的一线化学治疗方案是 BEP，通常化学治疗 3～4 个周期。

部分 I B～Ⅲ期无性细胞瘤患者可应用 EP 方案 3 个周期，可使毒性降至最低。

BEP 方案

博来霉素（BLM）	30mg/d	iv	d2，d9，d16
VP16	100mg/m^2	iv	d1～d5
顺铂（DDP）	20mg/m^2	iv	d1～d5

每 3 周重复，去除 BLM 即为 EP 方案

3）随访及病情监测

化学治疗后完全缓解者，可密切随访观察；

原来 AFP 和 β-hCG 升高者达到完全缓解后，应每 2～4 个月检测一次，持续 2 年。

影像学检查有残存肿块但 AFP 和 β-hCG 水平正常，可考虑手术切除或密切观察；

如一线化学治疗后 AFP 和（或）β-hCG 水平持续升高，可行 TIP 方案或高剂量化学治疗。

TIP 方案

紫杉醇	175mg/m^2	iv	d1
异环磷酰胺	1.2g/m^2	iv	d1～d5
顺铂（DDP）	20mg/m^2	iv	d1～d5

每 3 周重复，共 4 个周期

（2）未控和复发的处理：复发或多周期化学治疗后仍有残留病灶的不可治愈患者，可考虑给予以下治疗。

1）化学治疗：EP、VIP、VEIP、VAC、多西他赛/卡铂、紫杉醇/异环磷酰胺、紫杉醇/吉西他滨、多西他赛、紫杉醇方案。

VAC 方案

VCR　　　　1~1.5mg/m²　　　iv　　d1（最大剂量2.0mg/次）

放线菌素 D（ACD，KSM，更生霉素）　　0.5mg/d　iv　d1~d5

CTX　　　　150mg/m²　　　　iv　　d1~d5

每4周重复

2）内分泌治疗

他莫昔芬

3）放射治疗或支持治疗。

4. 性索-间质肿瘤

（1）良性肿瘤：多数性索间质肿瘤（如纤维瘤、泡膜细胞瘤、支持细胞瘤、硬化性间质瘤等）是良性的，应按良性卵巢肿瘤处理。

（2）低度恶性

1）手术：有些是低度或潜在低度恶性的肿瘤（如粒层细胞瘤、间质细胞瘤、环管状性索瘤等）。ⅠA、ⅠC期、有生育愿望患者，应行保留生育功能手术。其他所有患者都应进行全面分期探查术。

　　Ⅰ期低危患者应随访观察，Ⅰ期高危（肿瘤破裂、低分化、肿瘤超过10~15cm）可选择观察、放射治疗或考虑含 DDP 的联合化学治疗。

　　Ⅱ~Ⅳ期术后可选择局部病灶放射治疗或含 DDP 的联合化学治疗（紫杉醇/卡铂方案优选，多西他赛/卡铂方案也可应用）。临床复发时可选择支持治疗、化学治疗或亮丙瑞林，也可考虑二次减瘤术。

二、诊断治疗流程（图 11-1）

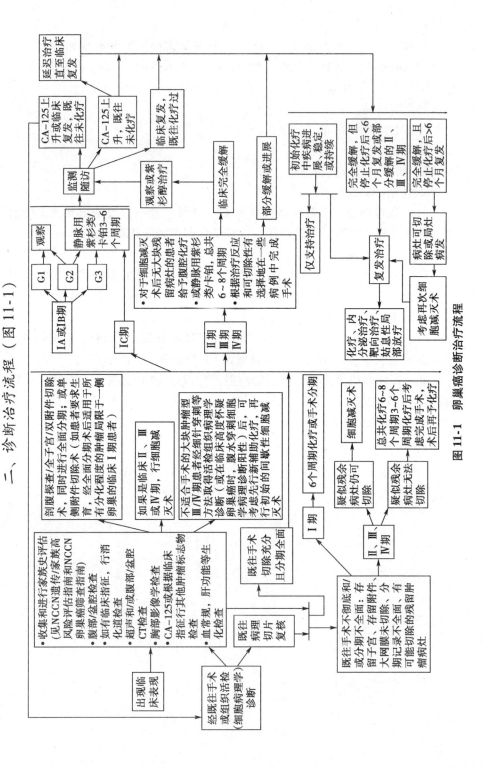

图 11-1 卵巢癌诊断治疗流程

第二节 病例诊治演习

一、病 例 介 绍

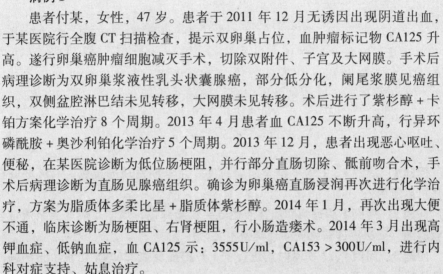

病例 1

患者付某，女性，47 岁。患者于 2011 年 12 月无诱因出现阴道出血，于某医院行全腹 CT 扫描检查，提示双卵巢占位，血肿瘤标记物 CA125 升高。遂行卵巢癌肿瘤细胞减灭手术，切除双附件、子宫及大网膜。手术后病理诊断为双卵巢浆液性乳头状囊腺癌，部分低分化，阑尾浆膜见癌组织，双侧盆腔淋巴结未见转移，大网膜未见转移。术后进行了紫杉醇＋卡铂方案化学治疗 8 个周期。2013 年 4 月患者血 CA125 不断升高，行异环磷酰胺＋奥沙利铂化学治疗 5 个周期。2013 年 12 月，患者出现恶心呕吐、便秘、在某医院诊断为低位肠梗阻，并行部分直肠切除、骶前吻合术，手术后病理诊断为直肠见腺癌组织。确诊为卵巢癌直肠浸润再次进行化学治疗，方案为脂质体多柔比星＋脂质体紫杉醇。2014 年 1 月，再次出现大便不通，临床诊断为肠梗阻、右肾梗阻，行小肠造瘘术。2014 年 3 月出现高钾血症、低钠血症，血 CA125 示：3555U/ml，CA153 ＞300U/ml，进行内科对症支持、姑息治疗。

病例 2

患者李某，女性，62 岁。患者于 2008 年 3 月无明显诱因出现腹痛、腹胀，在某医院就诊，经医学影像学检查及血肿瘤标记物 CA125 升高临床诊断为卵巢癌，行手术治疗。术后病理：双侧卵巢中分化浆液性乳头状腺癌，侵及阑尾及大网膜。肿瘤大小左右分别为 9cm×5cm，10cm×6cm。术后给予多西他赛＋卡铂化学治疗 6 个周期。2010 年 4 月复查血 CA125 升高至 258u/ml，腹腔 CT 扫描提示盆腔转移。予以紫杉醇＋顺铂化学治疗 8 个周期，CA125 降至正常，盆腔转移病灶消失。2012 年 8 月 CA125 再次升高至 480U/ml，予以多西他赛＋卡铂化学治疗 8 个周期，至 2013 年 2 月结束。肿瘤标志物检查示：癌胚抗原（CEA）：0.93ng/ml，糖类抗原 CA125：14.42U/ml，糖类抗原 CA199：8.74U/ml。全腹增强 CT 扫描未见复发转移。

11

二、相关问题讨论

　　病例 1 患者 2011 年 12 月，因为阴道出血症状出现，经医学影像学检查及血肿瘤标记物 CA125 升高而临床诊断为卵巢癌，并进行卵巢癌肿瘤细胞减灭手术，病理诊断证实为双侧卵巢浆液性乳头状囊腺癌、阑尾浆膜转移癌。

　　病例 2 患者于六年前，无明显诱因出现腹痛、腹胀，在某医科大学附属医院就诊，经医学影像学检查及血肿瘤标记物 CA125 升高临床诊断为卵巢癌，行手术治疗。术后病理：双侧卵巢中分化浆液性乳头状腺癌，侵及阑尾及大网膜。肿瘤大小左右分别为 9cm×5cm，10cm×6cm。

　　问题 1：病例 1、2 均不是早期卵巢癌。为早期发现卵巢癌，有哪些筛查方法可以应用？

　　问题 2：病例 1 病理为卵巢浆液性乳头状囊腺癌，病例 2 病理为浆液性乳头状腺癌。卵巢癌还有哪些病理类型？

　　问题 3：病例 1、2 初诊时均进行了 CT 扫描及血 CA125 化验。腹部肿瘤应该进行哪些检查？

　　问题 4：病例 1、2 均进行了卵巢癌肿瘤细胞减灭手术。还有哪些卵巢癌手术？

　　推荐答案：

　　1. 为早期发现卵巢癌，对新出现以及频繁发作性腹胀、盆腹部疼痛以及尿路刺激等症状者，应进行超声检查联合 CA125 检测等多重手段筛查。

　　解说：

　　卵巢癌的早期诊断比较困难。尽管如此，最近通过对新诊断卵巢癌患者症状的评价总结取得了较一致结果，可能有助于较早识别发生早期卵巢癌风险的高危症状。

　　提示有发生卵巢癌可能的症状包括：腹胀、盆腹部疼痛、进食困难或很快出现饱腹感，以及尿路刺激症状（尿急、尿频），尤其当这些症状是新出现以及频繁发作（＞12 天/月）时。医生在评估有上述多种症状的妇女时，要意识到可能是卵巢病变导致这些症状。

有研究将超声检查联合 CA125 检测的多重手段筛查、仅用超声筛查和不做筛查进行了比较。初步研究结果提示多重手段联合筛查的方法能更有效地检出早期卵巢癌。对那些具有高危因素（携带有 BRCA 基因突变或有家族史）的妇女，尤其应该进行。

推荐答案：

2. 卵巢恶性肿瘤的病理类型分为上皮性恶性肿瘤、性索-间质肿瘤、生殖细胞肿瘤、癌肉瘤等几类，在上皮性恶性卵巢肿瘤中又分为上皮性卵巢癌、交界性上皮性卵巢肿瘤（低度恶性潜能）两类。最多见的为上皮性卵巢癌。

解说：

卵巢肿瘤大致分为上皮性肿瘤、性索-间质肿瘤、生殖细胞肿瘤、癌肉瘤等几大类。在上皮性恶性卵巢肿瘤中又分为上皮性卵巢癌、交界性上皮性卵巢肿瘤（低度恶性潜能）两类。

上皮性卵巢癌占恶性卵巢肿瘤的 80% 左右。又分为浆液性癌、黏液性癌、子宫内膜样癌、透明细胞癌、移行细胞癌、鳞状细胞肿瘤、混合性上皮癌（注明特殊类型）、未分化癌等。

在治疗上，一般按照上皮性卵巢癌、交界性上皮性卵巢肿瘤（低度恶性潜能）、性索-间质肿瘤、生殖细胞肿瘤、癌肉瘤等病理分类分别进行。

推荐答案：

3. 腹部肿瘤患者除体格检查和适当的实验室检查以外，应接受超声检查和（或）腹盆腔 CT 扫描，必要时可采用细针穿刺（FNA）获得诊断。

解说：

患者因为腹部/盆腔体检发现可疑的盆腔肿块和（或）腹水、腹部膨胀，和（或）在没有明显的其他部位恶性肿瘤的情况下出现可疑症状（腹胀、盆腹部疼痛、进食困难或很快出现饱腹感，或尿路刺激症状）而初次就诊时，在腹/盆腔体格检查和适当的实验室检查之后，还应接受超声检查和（或）腹盆腔 CT 扫描。

超声检查通常用于初始评价，而 CT 对于转移的评价很有价值。

对于疑为早期卵巢癌者应尽可能避免采用细针穿刺（FNA）获得诊断，以免囊肿破裂而使恶性细胞播散至腹腔；但对于不适合手术的巨块型患者，FNA则是必要的。

11

其他需要排除的恶性肿瘤包括肠癌、子宫体癌、胰腺癌或淋巴瘤。

推荐答案：

4. 卵巢癌手术有早期癌的分期手术、晚期癌的肿瘤细胞减灭术以及中间性肿瘤细胞减灭术。

解说：

卵巢癌手术有早期癌的分期手术、晚期癌的肿瘤细胞减灭术以及中间性肿瘤细胞减灭术。

1. 早期（Ⅰ期）上皮性卵巢癌以全面分期探查术（comprehensive staging laparotomy）治疗为主，又叫早期癌的分期手术。除具备高危因素者［透明细胞癌、移行细胞癌、细胞低分化（G3）、ⅠC期等］，不需要术后辅助化学治疗。

2. 最大限度的肿瘤细胞减灭术，用于Ⅱ期以上的晚期卵巢癌。肿瘤细胞减灭术术后残余肿瘤最大直径≤2cm为理想的细胞减灭术。如无法做到理想的细胞减灭术，则以是否有利于减瘤、同时又可最大限度地减少机体创伤、有利于术后恢复及尽早开始化学治疗为原则。

3. 晚期癌的中间性肿瘤细胞减灭术，用于有难以切除的原发病灶或肺、肝等远处转移患者，可在化学治疗后进行手术，包括先给予几个疗程化学治疗，再行初次肿瘤细胞减灭术；初次手术时因病灶无法切除仅行开腹活检术，以及初次非理想的细胞减灭术患者，在给予几个疗程化学治疗后再进行肿瘤细胞减灭术或二次肿瘤细胞减灭术。

病例1在初次肿瘤细胞减灭手术后，进行了紫杉醇＋卡铂3周方案化学治疗8个周期。

病例2在肿瘤细胞减灭手术后，予多西他赛＋卡铂化学治疗6个周期。

问题5：卵巢癌手术后的患者中，哪些应该进行化学治疗？

问题6：与紫杉醇＋卡铂3周化学治疗方案相比，紫杉醇＋卡铂周疗有何优缺点？

推荐答案：

5. 除了卵巢癌早期分期手术低危患者以外，卵巢癌手术的患者均应该进行手术后的化学治疗。

解说：

卵巢癌的手术分为早期癌的分期手术、肿瘤细胞减灭术、中间性肿瘤细胞减灭术等几种情况。

早期癌的分期手术不需要术后辅助化学治疗。但是早期癌的分期手术患者如果伴有透明细胞癌、移行细胞癌、细胞低分化（G3）、IC 期等情况，应该视为高危因素，必须接受手术后的化学治疗。

初次进行肿瘤细胞减灭术的患者，必须进行手术后的化学治疗。

应该接受联合化学治疗，首选紫杉醇或多西他赛加铂类方案，一般进行6~8 个周期。

中间性肿瘤细胞减灭术的患者，因为已经在第二次手术前进行了术前化学治疗，所以，手术后的化学治疗可以适当减少周期数。

推荐答案：

6. 紫杉醇＋卡铂周疗方案与 3 周化学治疗方案相比，可能延长 PFS 和提高总生存率，但因为不可耐受的副作用而终止治疗的发生率也更高。

解说：

研究表明，与标准的每 3 周给药的卡铂/紫杉醇方案相比，剂量密集紫杉醇周疗联合卡铂方案显示可以延长 PFS（28 个月与 17 个月），并提高 3 年总生存率（72% 与 65%）。然而，剂量密集化学治疗方案的毒性反应也更大。与接受标准方案的患者相比，接受剂量密集紫杉醇治疗的患者终止治疗的发生率也更高。

病例 1 在初次手术后一年半，因 CA125 不断升高，进行了异环磷酰胺＋奥沙利铂化学治疗；在初次手术后 2 年，进行了部分直肠切除、骶前吻合术，手术后进行了脂质体多柔比星＋脂质体紫杉醇方案的化学治疗。

病例 2 在手术后 2 年 11 个月后因 CA125 升高、盆腔转移，予以紫杉醇＋顺铂化学治疗 8 个周期；手术后 5 年 5 个月后 CA125 又升高，予以多西他赛＋卡铂化学治疗 8 个周期。

问题7：卵巢癌不能手术及手术后复发、转移的患者，应该如何进行化学治疗？

问题8：卵巢癌血 CA125 水平不断升高，如何处理？

推荐答案：

7. 卵巢癌未手术患者，选择一线化学治疗方案；手术后患者，根据初次化学治疗结束后距复发、转移的时间长短，酌情选择二线或一线化学治疗方案。

解说：

卵巢癌不能手术的患者初次化学治疗，与卵巢癌术后患者一样，应该首选一线联合化学治疗，如紫杉醇或多西他赛加铂类方案，一般进行6~8个周期。如在一线化学治疗期间出现疾病进展，应该改用二线方案。

卵巢癌手术并经手术后化学治疗的患者，在选择二次化学治疗方案时，应该遵循以下几个原则。

1. 初次化学治疗期间疾病进展者。这类患者应该改用二线方案。

2. 化学治疗后6个月内复发者。这类患者预后差，对所用的初次治疗的一线化学治疗方案耐药，应选择不含铂类的二线化学治疗方案。

3. 初次化学治疗结束6个月以后复发者，这类患者对含铂方案敏感，可选择其他二线用药的单剂或与铂类、紫杉醇的配伍方案，联合化学治疗优于单药化学治疗。

4. 经化学治疗后疗效判断为部分缓解（PR）的Ⅱ、Ⅲ或Ⅳ期患者，治疗选择单药治疗，或选择密切观察。

5. 应用一个化学治疗方案治疗时，一般不少于2个周期，不超过8个周期。

推荐答案：

8. 卵巢癌患者 CA125 水平明显升高，可选择化学治疗、内分泌治疗或临床观察等方法处理。

解说：

治疗前 CA125 明显增高的患者，如随手术、化学治疗等治疗，疗效达到 CR 或 PR 后，CA125 可恢复正常。因此，定期复查 CA125 对预测疾病进展与否有临床价值。

根据 NCCN 卵巢癌指南的指导意见，对于 CA125 水平升高的处理应该分为以下几种情况。

1. 临床完全缓解的患者，在常规的随访和监测中发现 CA125 水平上升却没有肿瘤复发的症状、体征，如果是从未接受过化学治疗的患者（即初治患者），应当作为新诊断病例处理，进行适当的医学影像学检查，如临床有指征，行胸部、腹部或盆腔 CT、MRI、PET-CT 和细胞减灭术。

2. 从出现 CA125 水平升高到出现临床复发的中位时间为 2~6 个月。对于先前已经接受过化学治疗的患者，再次接受化学治疗的时机目前并没有一致意见。由于他莫昔芬和其他一些激素活性药物对于铂类化学治疗后肿瘤进展、复发的患者有确切的缓解作用，所以常常被用于以 CA125 水平上升为唯一肿瘤进展证据的患者，他莫昔芬、其他激素类药物，或其他复发治疗可作为被接受的治疗推荐。

3. 其他备选方案包括：参加临床试验，观察直至临床上出现症状，按照复发肿瘤立即治疗。

同时一部分非恶性妇科疾病如急性盆腔炎、子宫内膜异位症、腹盆腔结核、卵巢囊肿、子宫肌瘤及一些非妇科疾病的 CA125 值也有升高，诊断时应注意。

病例 1 在初次手术后一年半，CA125 不断升高，手术后二年，出现盆腔转移。

病例 2 在手术后 2 年 11 个月出现 CA125 升高、盆腔转移。

问题 9：卵巢癌手术及化学治疗后应如何随访？

11

推荐答案：

9. 卵巢癌手术及化学治疗后应该定期复查病史和体格检查、实验室检查、必要的胸部 X 线摄片、胸部/腹部/盆腔 CT 或 PET/CT 扫描。

解说：

所有期别的卵巢癌完成初次手术及化学治疗后应定期随访。

1. 随访时间

（1）初次手术及化学治疗后前 2 年，每 2~4 个月复查一次。

（2）初次手术及化学治疗后 3~5 年，每 6 个月复查一次。

（3）初次手术及化学治疗 5 年以后，每年复查一次。

（4）若有异常症状或发现肿块及腹水，则应随时就诊。

2. 复查内容

（1）询问病史和体格检查（包括盆腔检查）。

（2）实验室检查（血常规、如有指征查生化全项）。

（3）如有必要应定期胸部 X 线摄片、胸部/腹部/盆腔 CT 或 PET/CT
扫描。

（4）如果初始 CA125 水平升高应在每次随访时进行检测。

12

第十二章

宫 颈 癌

第一节　诊断治疗基础

一、诊断基础

1. 临床表现　子宫颈癌即宫颈癌，早期常无明显症状，也无特殊体征，与慢性宫颈炎无明显区别，一旦出现相应症状，其病程已发展到中晚期。

（1）症状

1）阴道出血：开始常为性交、排便、活动或妇科检查后出血，初期多为少量，并经常自行停止；到了晚期病灶较大时则表现为多量出血，甚至引起致命性大出血。年轻患者也有表现为经期延长、月经周期缩短、经量增多等，老年患者则常表现为绝经后不规则阴道出血。

2）阴道排液：患者有各种不同程度的白带增多，呈白色、淡黄、血性或脓血性，稀薄似水样或米泔水样，有腥臭味。晚期患者因癌组织破溃，组织坏死，继发感染等呈恶臭或脓性。

3）局部压迫症状：宫颈癌至晚期时，由于肿瘤增大，可出现各种压迫症状，疼痛是常见的压迫症状之一，且多见于Ⅲ、Ⅳ期患者。此外，根据病灶侵犯的脏器不同，可出现相应的系列继发症状。如病灶侵犯盆腔结缔组织、骨盆壁、压迫输尿管、直肠和坐骨神经时，压迫症状常见下腹痛、腰痛、尿频、尿急、肛门坠胀感、里急后重、下肢肿痛、坐骨神经痛等；癌灶压迫或侵犯输尿管，严重时可导致输尿管梗阻、肾盂积水、肾功能损害等，最后可导致尿毒症、死亡。

4）全身症状：患者至晚期时，往往出现消瘦、贫血、发热、全身衰竭、恶病质等非特异性临床表现。

5）转移症状：除淋巴转移外，较多见于肺转移及骨转移而出现相应的症状。

（2）体征：宫颈癌一般可分为外生型、内生型、溃疡型、颈管型等，其体征因各类型的差异而有所不同。

1）外生型：病灶向外生长，状如菜花又称菜花型。组织脆，起初为息肉样或乳头状隆起，继而发展为向阴道内突出的大小不等的菜花状赘生物，触之易出血。

2）内生型：癌灶向宫颈深部组织浸润，使宫颈扩张糜烂，整个宫颈段膨胀大如桶状。

3）溃疡型：外生及内生型如病灶继续发展，癌组织坏死脱落形成凹陷性溃疡或空洞形如火山口。

4）颈管型：癌灶发生在宫颈外口内，隐蔽在宫颈管，侵入宫颈及子宫下段供血层以及转移到盆壁的淋巴结，不同于内生型，内生型是由特殊的浸润性生长扩散到宫颈管。

如果出现远处转移，可出现相应的体征。

2. 实验室检查 根据病史和临床表现，尤其有接触性出血者，首先应想到有宫颈癌的可能，应做详细的全身检查及妇科检查，并采用辅助检查。

（1）子宫颈刮片细胞学检查：子宫颈刮片细胞学检查是发现宫颈癌前期病变和早期宫颈癌的主要方法。宫颈暴露在阴道顶端，易于观察和取材，所以目前在临床上对已婚妇女进行妇科检查或防癌普查时，都常规进行宫颈细胞刮片检查，作为筛查手段。这项检查使宫颈早期癌的诊断阳性率大幅提高。为了提高涂片诊断的准确率，特别注意要从宫颈癌好发部位即鳞状上皮与柱状上皮交界处取材。由于老年妇女鳞-柱状上皮交界区向颈管内上移，取材时除了从宫颈阴道处刮取涂片外，还应从宫颈管处取材涂片，以免漏诊。

（2）碘试验：正常宫颈或阴道鳞状上皮含有丰富的糖原，可被碘液染为棕色，而宫颈管柱状上皮、宫颈糜烂及异常鳞状上皮区（包括鳞状上皮化生、不典型增生、原位癌及浸润癌区）均无糖原存在，故不着色。临床上用阴道窥器暴露宫颈后，擦去表面黏液将浓度为2%的碘溶液直接涂在子宫颈和阴道黏膜上，不着色处为阳性，如发现不正常碘阴性区即可在此区处取活检送病理检查。

（3）宫颈和宫颈管活体组织检查：在临床上对宫颈所进行的各项检查都是诊断宫颈癌的重要环节，但活检是诊断的最可靠依据。宫颈刮片细胞学检查为Ⅲ～Ⅳ级以上涂片，但宫颈活检为阴性时，应在宫颈鳞-柱状上皮交界处的3、6、9、12点处取四点活检，或在碘试验不着色区及可疑癌变部位，取多处组织，并进行切片检查，或应用小刮匙搔刮宫颈管，将刮出物送病理检查。

（4）阴道镜：阴道镜不能直接诊断宫颈癌，但可协助选择活检部位进行宫颈活检。但阴道镜检查不能代替刮片细胞学检查及活体组织检查，因为不能发现鳞-柱状上皮交界处或延伸宫颈管内病变。

（5）肿瘤标志物

1）宫颈癌相关抗原（TA-4）及鳞形细胞癌相关抗原（SCC）：用放射免疫法测定宫颈癌患者的血清 TA-4 值，发现 61% 的患者 TA-4 阳性，水平在 5μg/L 或以上。SCC 是 TA-4 的亚成分，是宫颈鳞癌的特殊标记。早期宫颈癌 TA-4 无明显上升，SCC 可用于预测宫颈癌患者的治疗效果及有无复发。

2）血清肿瘤相关抗原（CA125）：宫颈癌患者的血清 CA125 可升高。

3. 影像学检查　目前广泛应用于宫颈癌临床诊断的影像学检查有超声、CT、MRI、PET/CT 等。CT、MRI 是一种解剖成像，对组织的解剖结构分辨率较高，PET/CT 既可解剖成像，又可功能成像，提高了对宫颈癌原发灶的诊断率，同时也提高了对肿瘤远处转移早期发现的可能性。

（1）超声检查：宫颈癌早期病灶较小，宫颈大小、形态、宫颈管结构仍正常，无论是经腹还是经阴道超声检查诊断意义都不大，癌肿增大造成宫颈形态学改变时，经阴道超声检查可有助于判断病变大小。彩色多普勒超声表现正常的宫颈组织内为少血流信号，宫颈癌时宫颈肿块内部血流信号增多，呈散在条状、分支状，合并感染时可出现高速高阻的血流频谱。

（2）CT 检查：平扫 CT 观察宫颈局部病变效果不好，尤其是分期较早的病变；增强 CT 扫描利于宫颈局部病变的显示，但仍有近50%的病变呈等密度，不能清晰显示。CT 检查可以客观评价宫颈病变与周围结构（膀胱、直肠等）的关系，以及淋巴结是否有转移，同时观察腹盆腔其他器官是否有转移。

（3）MRI 检查：盆腔 MRI 软组织分辨率高，是显示宫颈病变最佳的影像学检查，可以明确分辨病变与周围正常结构的界限，特别是明确病变与直肠、膀胱、阴道等结构的关系。依照 MRI 表现提高术前分期的准确率。同时也可观察双侧腹股沟、盆腔及腹膜后区淋巴结转移的情况。

（4）PET/CT：在宫颈癌中，PET/CT 不仅可以很好地显示宫颈病变和宫旁有无浸润，对淋巴结有无转移，特别是有无远处转移均能很好地显示。PET/CT 的缺点是价格昂贵，不适合用于宫颈癌的常规检查和普查。

4. 子宫颈癌及癌前病变的分类和分期

（1）组织学分类

上皮性肿瘤

鳞状上皮肿瘤及其癌前病变

鳞状细胞癌，非特殊类型

角化型

非角化型

基底细胞样

疣状

湿疣状

乳头状

淋巴上皮瘤样

鳞状上皮移行细胞癌

早期浸润性（微小浸润性）鳞状细胞癌

鳞状上皮内肿瘤

宫颈鳞状上皮内肿瘤（CIN）3 级

原位鳞状细胞癌

良性鳞状上皮病变

尖锐湿疣

鳞状上皮乳头状瘤

纤维上皮性息肉

腺上皮肿瘤及其癌前病变

腺癌

黏液腺癌

宫颈型

肠型

印戒细胞型

微小偏离型

绒毛腺型

子宫内膜样腺癌

透明细胞腺癌

浆液性腺癌

中肾管型腺癌

早期浸润性腺癌

原位腺癌

腺体不典型增生

良性腺上皮病变

苗勒氏管源性乳头状瘤

宫颈管内膜息肉

其他上皮性肿瘤

腺鳞癌

毛玻璃细胞亚型

腺样囊性癌

腺样基底细胞癌

神经内分泌肿瘤

类癌

非典型类癌

小细胞癌

大细胞神经内分泌癌

未分化癌

间叶性肿瘤和肿瘤样病变

平滑肌肉瘤

子宫内膜样间质肉瘤，低度恶性

未分化宫颈管肉瘤

葡萄状肉瘤

腺泡状软组织肉瘤

血管肉瘤

恶性外周神经鞘肿瘤

平滑肌瘤

生殖道型横纹肌瘤

手术后梭形细胞结节

上皮和间叶混合性肿瘤

癌肉瘤（恶性苗勒氏管源性混合瘤；化生性癌）

腺肉瘤

Wilms 肿瘤

腺纤维瘤

腺肌瘤

黑色素细胞肿瘤

恶性黑色素瘤

蓝痣

杂类肿瘤

生殖细胞型肿瘤

卵黄囊瘤

表皮样囊肿

成熟性囊性畸胎瘤

淋巴造血组织肿瘤

恶性淋巴瘤（特殊类型）

12

白血病（特殊类型）

继发性肿瘤

（2）CIN 分级

CIN1（轻度非典型增生）：细胞异型性轻，排列不整齐，但仍保持极性，异常增殖细胞限于上皮层下 1/3。

CIN2（中度非典型增生）：细胞异型性明显，排列较紊乱，异常增殖细胞占据上皮层下 2/3。

CIN3（重度非典型增生及原位癌）：重度非典型增生的上皮细胞异型性显著，极性消失，异常增殖细胞扩展至上皮的 2/3 或几乎全层，难以与原位癌区别。原位癌的上皮异型性细胞累及全层，极性消失，核异型性显著，核分裂相多见。上皮基底膜完整，无间质浸润。

（3）宫颈癌分期

目前采用的是国际妇产科联盟（FIGO）2009 年会议修改的子宫颈癌临床分期标准，由妇科检查确定临床分期。

Ⅰ　肿瘤严格局限于宫颈（扩展至宫体可以被忽略）

Ⅰa　镜下浸润癌。间质浸润≤5mm，水平扩散≤7mm

Ⅰa1　间质浸润≤3mm，水平扩散≤7mm

Ⅰa2　间质浸润＞3mm，但≤5mm，水平扩展≤7mm

Ⅰb　肉眼可见病灶局限于宫颈，或临床前病灶＞Ⅰa 期

Ⅰb1　肉眼可见病灶最大径线≤4cm

Ⅰb2　肉眼可见病灶最大径线＞4cm

Ⅱ　肿瘤超过子宫颈，但未达骨盆壁或未达阴道下 1/3

Ⅱa　无宫旁浸润

Ⅱa1　肉眼可见病灶最大径线≤4cm

Ⅱa2　肉眼可见病灶最大径线＞4cm

Ⅱb　有明显宫旁浸润，但未扩展至盆壁

Ⅲ　肿瘤扩展到骨盆壁和（或）累及阴道下 1/3 和（或）引起肾盂积水或肾无功能者

Ⅲa　肿瘤累及阴道下 1/3，没有扩展到骨盆壁

Ⅲb　肿瘤扩展到骨盆壁和（或）引起肾盂积水或肾无功能

Ⅳ　肿瘤侵犯邻近器官（膀胱及直肠）或肿瘤播散超出真骨盆。

Ⅳa　肿瘤侵犯膀胱或直肠黏膜（活检证实）。泡状水肿不能分为Ⅳ期。

Ⅳb　肿瘤播散至远处器官。

二、治疗基础

1. 癌前病变（子宫颈上皮内瘤变，CIN）的治疗

（1）CIN1 的处理

1）观察：阴道镜检查满意者可观察；阴道镜检查不满意者应作颈管内膜刮术（ECC），排除颈管内病变。

2）随访：6 个月后复查细胞学，如无异常一年后复查细胞学。如细胞学结果 > ASCUS 需行阴道镜检查。

（2）CIN2、3 的处理

1）观察：只限于妊娠期的 CIN2、3 观察，应每 2 个月行阴道镜检查一次，产后 6 ~ 8 周再次进行评估处理。

2）治疗：可选择宫颈环形电切术（LEEP）或冷刀宫颈锥形切除术，根据锥切病理结果选择进一步治疗方法，单纯子宫切除术不可作为首选治疗。（注：根据术后病理结果可判断手术范围是否足够，并决定下一步治疗方法，因此锥切病理的诊断水平非常重要，建议医疗条件不够的医疗单位可将标本固定后转到上级医院进行病理诊断）。

3）随访：每 3 ~ 6 个月行细胞学检查 1 次，连续 3 次正常后，可改为每年 1 次，必要时行阴道镜检查。HPV 检测也有助于 CIN 的随访，各医疗单位可结合自身及患者的具体情况酌情应用。

2. 宫颈癌的治疗方式 宫颈癌的治疗手段包括手术、放射治疗、化学治疗和多种方式联合的综合治疗。早期宫颈癌患者（Ⅰ ~ Ⅱa）单纯根治性手术与单纯根治性放射治疗两者治疗效果相当，5 年生存率、死亡率、并发症发生概率相似。各期宫颈癌均可选择放射治疗，对于Ⅱb 以上中晚期子宫颈癌应采用以顺铂为基础的同步放化学治疗。治疗方式应根据患者年龄、病理类型、分期综合考虑予以选择。

（1）手术治疗：宫颈癌手术治疗主要应用于早期即Ⅰa ~ Ⅱa 期宫颈癌。对于局部晚期、大癌灶Ⅰb ~ Ⅱa（ >4cm）患者治疗选择仍存在不同意见。手术类型包括Ⅰ型扩大子宫切除即筋膜外子宫切除术、Ⅱ型扩大子宫切除即次广泛子宫切除术（切除 1/2 骶、主韧带和部分阴道）、Ⅲ型扩大子宫切除即广泛子宫切除术（靠盆壁切除骶、主韧带和上 1/3 阴道）、Ⅳ型扩大子宫切除即超广泛子宫切除术、Ⅴ型扩大子宫切除即盆腔脏器廓清术。

（2）放射治疗：放射治疗适用于各期宫颈癌，但主要应用于Ⅱb 期以上中晚期患者及早期但不能耐受手术治疗者。放射治疗包括体外照射和腔内治疗，二者联合应用。手术患者如存在手术切缘不净、有淋巴转移等高危因素，术后需辅助放射治疗。

宫颈癌常用的放射治疗包括体外照射又叫外照射放射治疗（EBRT）、腔内治疗又叫近距离放射治疗两种方法，在根治性放射治疗和术后辅助放射治疗时，二者常联合应用。还有一种方法是在手术中进行放射治疗，叫术中放射治疗（IORT）。

1）外照射放射治疗（EBRT）：以 CT 为基础的放射治疗计划辅以适形挡板是进行 EBRT 的标准方案。判断肿瘤有无浸润周围软组织和宫旁组织时，MRI 的效果最佳。如果患者未接受手术，PET/CT 有助于判断淋巴结有无转移。

如果有肉眼可见病灶，EBRT 体积需要覆盖整个病灶。此外，还需包括宫旁组织和宫骶韧带、骶前淋巴结及其他可能发生转移的淋巴结，还要保证放射治疗野覆盖一定范围正常阴道组织（至少在病灶外 3cm）。

如果手术未发现淋巴结转移或影像学检查未发现肿大淋巴结，放射治疗野体积需要包括髂外淋巴结、髂内淋巴结和闭孔底部。

如果发生淋巴结转移的风险较大（如肿瘤体积较大、可疑或发现真骨盆下段有异常淋巴结），放射治疗野还需要覆盖髂总淋巴结区。

如果发生髂总或腹主动脉旁淋巴结转移，则需进行延伸野放射治疗，放射治疗野需包括腹主动脉旁，上界达到肾血管水平（放射治疗野可能需要进一步向头侧延伸，以包括受累淋巴结）。

如果宫颈癌发生远处转移并出现疼痛等症状，也可进行放射治疗，但这时的放射治疗属于姑息放射治疗范畴。

2）近距离放射治疗：以放射治疗为初始治疗的患者，近距离放射治疗是治疗方案的重要组成部分。近距离放射治疗常可通过腔内施源器完成。施源器由宫腔内管和阴道插植物保持器组成。在完成初始放射治疗后，可根据患者及肿瘤的解剖特点来选择近距离放射治疗时使用的阴道部件，包括卵圆体、环状体和阴道圆筒，这些阴道部件都与宫腔内管相连。近距离放射治疗前使用 MRI 有助于检测出残余肿瘤几何形状。如果患者需接受 EBRT，多数情况下可在放射治疗后期进行近距离放射治疗，这时肿瘤体积已明显缩小，近距离放射治疗器械容易到达适当位置。部分极早期患者（如 Ia2 期），单用近距离放射治疗即可治愈。

如果肿瘤形态较特殊无法进行近距离放射治疗，这时最好进行间质插植放射治疗。这种治疗方式最好由有相关治疗经验的专家完成。

子宫已切除的患者（尤其是阴道黏膜切缘阳性或近切缘的患者）可通过使用阴道圆筒完成外照射增强放射治疗。

体部立体定向放射治疗（SBRT）并非是一种可替代近距离放射治疗的恰当方法。

3）术中放射治疗（IORT）：IORT 是指在开腹手术时，对存在风险的瘤床区域或无法切除的孤立性残留病灶进行单次、靶向、大剂量放射治疗。这种治疗方式尤其适合放射治疗后复发的患者。进行 IORT 时，可直接将正常组织

（如肠管和其他脏器）从放射治疗危险区中排开。常使用直线加速器完成IORT，放射源的形态可提前设计（与手术确定的危险区域相匹配），可限制放射治疗的面积和深度，避免周围正常组织接受不必要的照射。

（3）化学疗法：化学治疗在宫颈癌治疗中的作用越来越被重视，主要应用于放射治疗患者的化学治疗增敏（同步放化学治疗）、新辅助化学治疗以及晚期远处转移、复发患者的姑息治疗等。治疗宫颈癌的有效药有顺铂、紫杉醇、5-氟尿嘧啶、异环磷酰胺、吉西他滨、拓扑替康等。

1）同步放化学治疗：目前 NCCN 治疗指南推荐在放射治疗期间增敏化学治疗的方案是：DDP：$50 \sim 70 mg/m^2$ + 5-FU：$4g/m^2$（96 小时持续静脉输注），放射治疗第 1 天和第 29 天。DDP 周疗：$40mg/m^2$，放射治疗第 1、8、15、22、29 和 36 天。

2）新辅助化学治疗：新辅助化学治疗目前主要用于局部肿瘤大的早期患者，常为以铂类为基础的联合方案，如 PVB 方案（顺铂 + 长春新碱 + 博来霉素）、PF 方案（顺铂 +5-FU）、BIP 方案（顺铂 + 博来霉素 + 异环磷酰胺 + 美司钠）等。给药途径：静脉全身化学治疗或动脉插管介入化学治疗，几种疗效相近。新辅助化学治疗的最佳方案及给药途径尚未达成统一意见。FIGO（2006）推荐 NAC 化学治疗方案：顺铂 $50mg/m^2$ iv，d1 + VCR $1mg/m^2$ iv，d1 + BLM 15mg，iv，d1 ~ 3 每 10 天重复，共 3 次。

3）姑息化学治疗：复发或转移的宫颈癌化学治疗主要用于既不能手术也不能放射治疗的患者，用于复发或转移癌的一线化学治疗方案有：卡铂/紫杉醇、顺铂/紫杉醇、顺铂/拓扑替康和顺铂/吉西他滨。可供选择的一线单药化学治疗药物有：卡铂、顺铂、紫杉醇、吉西他滨和拓扑替康。二线化学治疗药物有：多西他赛、表柔比星、5-氟尿嘧啶、异环磷酰胺、伊立替康、丝裂霉素等。

4）常用化学治疗方案

［顺铂］

| 顺铂 | $50 \sim 100mg/m^2$ | iv | d1（水化、利尿） |

每 21 天重复

［IP 方案］

顺铂	$50mg/m^2$	iv	d1（水化、利尿）
异环磷酰胺	$5g/m^2$	iv（24h）	d1
美司钠	6g iv（与异环磷酰胺同时及给药后 12h）		d1，2

每 21 天重复

［BIP 方案］

| 博来霉素 | 15mg | iv（6h） | d1 ~ 3 |
| 顺铂 | $50mg/m^2$ | iv | d1（水化、利尿） |

	或 20mg/m²	iv	d1~5
异环磷酰胺	1~1.2g/m²	iv（24h）	d1~5
美司钠	异环磷酰胺剂量的20%	iv（异环磷酰胺给药后0，4，8h）	d1~5

每21天重复

［TP方案］

| 紫杉醇 | 135mg/m² | iv（3h） | d1 |
| 顺铂 | 50mg/m² | iv | d2（水化、利尿） |

［TC方案］

| 紫杉醇 | 175mg/m² | iv（3h） | d1 |
| 卡铂 | AUC=4~5 | iv | d2 |

每21~28天重复

［GP方案］

| 吉西他滨 | 1000mg/m² | iv | d1，8 |
| 顺铂 | 70mg/m² | iv | d1（水化、利尿） |

每21天重复

［CPT-11］

| 伊立替康 | 250~350mg/m² | iv | d1 |

每21天重复

［CPT-11+DDP］

| 伊立替康 | 160mg/m² | iv | d1 |
| 顺铂 | 80mg/m² | iv | d1 |

每21天重复

［MEP方案］

丝裂霉素	10mg/m²	iv	d1
顺铂	50mg/m²	iv	d1（水化、利尿）
依托泊苷	100mg	iv	d1，3，5

［PB方案］

| 顺铂 | 50mg/m² | iv | d1，2 |
| 博来霉素 | 30mg | iv | d2 |

每21天重复

［VPB方案］

长春新碱	1mg/m²	iv	d1
顺铂	50mg/m²	iv	d1
博来霉素	25mg	iv（6h）	d1~3

每10天重复

12

5）同步放化学治疗方案

[DDP + 5- FU 方案]

顺铂	$70mg/m^2$	iv	d1，29，50，71
氟尿嘧啶	$1000mg/(m^2 \cdot d)$	iv (96h)	d1，29，50，71

[DDP]

顺铂	$40mg/m^2$	iv	d1，8，15，22，29，35

[DDP + 5- FU 方案]

顺铂	$50mg/m^2$	iv	d1，29
氟尿嘧啶	$1000mg/(m^2 \cdot d)$	iv (96h)	d1，29

[DDP + 5- FU 方案]

顺铂	$75mg/m^2$	iv	d1，29
氟尿嘧啶	$1000mg/(m^2 \cdot d)$	iv (96h)	d1，29

[DDP + 5- FU 方案]

顺铂	$40mg/m^2$	iv	d8，15，22，29，35
	或 $50mg/m^2$	iv	d1，29
氟尿嘧啶	$1000mg/(m^2 \cdot d)$	iv (96h)	d1，29
羟基脲	$2g/m^2$	po	2 次/周

二、诊断治疗流程（图 12-1，见文末折页）

第二节 病例诊治演习

一、病 例 介 绍

病例 1

患者张某，女性，50 岁，于 2011 年 3 月因阴道不规则出血就诊于某医院，盆腔增强 MRI 提示：宫颈部占位，宫颈癌可能性大；电子阴道镜下取病理诊断为鳞状细胞癌。后于 4 月 19 日全麻下行广泛性全子宫切除术 + 盆腔淋巴结清扫术，术后病理诊断：宫颈鳞状细胞癌（中分化），侵 > 1/2 肌层，阴道断端、宫旁组织未见癌，双侧附件未见转移，左、右盆腔淋巴结未见转移。于 6 月 16 日起行腔外放射治疗 25 次，腔内放射治疗 3 次，于 8 月结束，后患者定期入院复查，病情稳定。

12

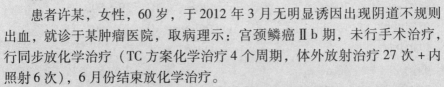

病例2

患者许某，女性，60岁，于2012年3月无明显诱因出现阴道不规则出血，就诊于某肿瘤医院，取病理示：宫颈鳞癌Ⅱb期，未行手术治疗，行同步放化学治疗（TC方案化学治疗4个周期，体外放射治疗27次＋内照射6次），6月份结束放化学治疗。

2013年6月出现左下肢水肿，查彩超示：左侧腹股沟淋巴结肿大，给予口服中药汤剂治疗后好转。2013年9月发现左锁骨上有一肿物，行左锁骨上淋巴结穿刺活检病理示：左锁骨上纤维组织中见癌组织。再次行TC方案化学治疗2个周期，行颈部放射治疗28次，放化学治疗后锁骨上肿大淋巴结消失。2014年5月自觉腹部疼痛，行腹部增强CT扫描示：肝脏左外叶轻度强化低密度灶，疑转移；腹膜后多发淋巴结转移可能性大。予GP方案化学治疗2个周期，化学治疗后腹痛明显减轻，因不能耐受化学治疗副作用未再继续化学治疗，予以盐酸吗啡片口服镇痛治疗。

二、相关问题讨论

病例1、2首发症状均为阴道不规则出血，进而行阴道镜取病理确诊为"宫颈鳞癌"。

问题1：宫颈癌的主要发病原因是什么？

问题2：宫颈癌常见的临床症状有哪些？

问题3：宫颈癌除了鳞状细胞癌，还有什么病理类型？

问题4：宫颈癌有哪些检查方法？

推荐答案：

1. 人乳头瘤病毒（HPV）的持续感染被认为是引发宫颈癌的主要原因。

解说：

人群中HPV的感染率和宫颈癌的发病率相关。HPV感染与宫颈癌的关系最初在19世纪70年代提出，此后许多流行病学和分子学研究均毫无疑问地证实了HPV与宫颈癌的病因学联系。Bosch和Manos等通过收集来自22个国家的宫颈癌活检标本作 PCR 检测，发现 99.7% 的肿瘤中都可以检测到 HPVDNA，而且各国间无显著差异。这是迄今为止所报道人类肿瘤致病因素中的最高检出百分数，同时表明 HPV 感染与宫颈癌的相关具有普遍意义。目前已知与宫颈癌发病关系密切的是 HPV-16 和 HPV-18 型，HPV-16 型在我国感染率最高。在宫颈癌高发病率的国家，慢性 HPV 感染率为 10% ~ 20%，而在低发病率国家，感染率只有 5% ~ 10%。针对 HPV 的免疫接种可以预防某些亚型的 HPV 持续感染，因而有望用来预防 HPV 感染引起的宫颈癌。

其他与宫颈癌有关的流行病学危险因素包括吸烟史、经产、使用避孕药、性交年龄过早、多个性伴侣、性传播疾病史以及长期免疫力低下。

推荐答案：

2. 临床上常见症状为阴道出血（包括接触性阴道出血、不规则阴道出血或绝经后阴道出血）和白带增多。

解说：

宫颈癌早期常无明显症状，但由于肿瘤发生部位在子宫颈部，所以如果出现症状，最多的是阴道出血和白带增多。

宫颈癌患者阴道出血有以下几种情况：性交后或妇科检查后的接触性阴道出血；老年患者绝经后阴道出血（出血量或少或多）；不规则阴道出血，未绝经患者表现为经期延长、月经周期缩短、经量增多等，或与经期无关的阴道出血。初期多为少量，并经常自行停止；到了晚期病灶较大则表现为多量出血，甚至量多如冲而危及生命。

宫颈癌患者多有白带增加，轻者呈白色、淡黄，或稀薄似水样或米泔水样，重者呈血性或脓血性，并发感染者则呈恶臭或脓性。

肿瘤进一步发展，可出现压迫症状及全身症状，如出现远处转移，可出现相应的临床症状。

推荐答案：

3. 宫颈癌按病理分型，除鳞状细胞浸润癌以外，还有腺癌和鳞腺癌。

解说：

宫颈癌按病理分型，大部分为来自上皮的肿瘤，可分为鳞状细胞浸润癌、腺癌和鳞腺癌。其中鳞状细胞浸润癌按大体分型可分为外生型、内生型、溃疡性和颈管型；按显微镜检组织学分型可分为微小浸润癌和浸润癌。腺癌按显微镜检组织学分型可分为黏液腺癌和恶性腺癌。

鳞状细胞癌约占全部宫颈癌的 80%，而腺癌约占 20%。在发达国家，宫

12

颈鳞癌发病率和死亡率的大幅度下降被认为要归功于有效的筛查，尽管存在种族、民族、以及地理方面的差异。然而，过去30年来宫颈腺癌有所增加，可能是因为宫颈细胞学筛查方法对于腺癌来说检出率不高，增加HPV检测可提高宫颈癌的检出率。HPV疫苗免疫接种或许能同时降低鳞癌和腺癌的发病率。

另外，还有少部分非上皮来源的宫颈肿瘤，如平滑肌肉瘤等来自间叶性组织的肿瘤，以及来自上皮和间叶组织的混合性肿瘤，如癌肉瘤等。

推荐答案：

4. 宫颈癌的检查方法包括全身检查和妇科检查，以及实验室检查、影像学检查等。

解说：

根据病史和临床表现，尤其有接触性出血者，首先应想到有宫颈癌的可能，应进一步做详细的全身检查及妇科检查，并采用实验室检查诊断：子宫颈刮片细胞学检查、碘试验、宫颈和宫颈管活体组织检查、阴道镜检查、宫颈摄影、荧光检查法、肿瘤标记物（TA-4、CA125、CEA）；影像学检查：超声、CT、MRI、PET/CT。

宫颈癌极早期可以没有症状，或有水样阴道分泌物和性交后出血或阴道间歇点滴出血。这些早期症状经常被患者忽略。由于宫颈的可触及性，通常采用宫颈细胞学检查或巴氏（Pap）涂片和宫颈活检就可以得出准确诊断。如果宫颈活检不足以确定肿瘤浸润情况，或者需要对宫颈的微小浸润进行准确评价时，建议使用锥切术。然而，由于宫颈原位腺癌累犯的宫颈部位（如宫颈管内）比较难以取样，宫颈细胞学筛查方法对于宫颈腺癌诊断的帮助不大。

存在可疑症状患者的检查包括询问病史、体格检查、血常规、肝肾功能检查。放射影像学检查包括胸片、CT或PET/CT，以及有指征时做MRI检查（如为排除颈管高位病变）。对于临床上怀疑膀胱或直肠侵犯的患者，应该为其预约膀胱镜检查和直肠镜检查。

12

病例1 盆腔增强MRI提示：宫颈部占位，宫颈癌可能性大，电子阴道镜下取病理示：鳞状细胞癌。术后病理示：宫颈鳞状细胞癌（中分化），侵>1/2肌层，阴道断端、宫旁组织未见癌，双侧附件未见转移，左、右盆腔淋巴结未见转移。病理分期应为Ⅰb期。病例2取病理示：宫颈鳞癌Ⅱb期。

问题5：宫颈癌国际上通常采用什么分期标准？

推荐答案：

5. 目前采用的是国际妇产科联盟（FIGO）2009年会议修改的宫颈癌临床分期标准，根据妇科检查结果确定临床分期。此外，尚有美国癌症联合委员会（AJCC）宫颈癌TNM分期标准。

解说：

FIGO宫颈癌临床分期标准已经在宫颈癌诊断基础篇里记述，现在将美国癌症联合委员会（AJCC）宫颈癌TNM分期标准详细介绍如下。

Ⅰ　　肿瘤严格局限于宫颈（扩展至宫体可以被忽略）

Ⅰa　　镜下浸润癌。间质浸润≤5mm，水平扩散≤7mm

Ⅰa1　　间质浸润≤3mm，水平扩散≤7mm

Ⅰa2　　间质浸润>3mm，但≤5mm，水平扩展≤7mm

Ⅰb　　肉眼可见病灶局限于宫颈，或临床前病灶>Ⅰa期

Ⅰb1　　肉眼可见病灶最大径线≤4cm

Ⅰb2　　肉眼可见病灶最大径线>4cm

Ⅱ　　肿瘤超过子宫颈，但未达骨盆壁或未达阴道下1/3

Ⅱa　　无宫旁浸润

Ⅱa1　　肉眼可见病灶最大径线≤4cm

Ⅱa2　　肉眼可见病灶最大径线>4cm

Ⅱb　　有明显宫旁浸润，但未扩展至盆壁

Ⅲ　　肿瘤扩展到骨盆壁和（或）累及阴道下1/3和（或）引起肾盂积水或肾无功能者

Ⅲa　　肿瘤累及阴道下1/3，没有扩展到骨盆壁

Ⅲb　　肿瘤扩展到骨盆壁和（或）引起肾盂积水或肾无功能

Ⅳ　　肿瘤侵犯邻近器官（膀胱及直肠）或肿瘤播散超出真骨盆。

Ⅳa　　肿瘤侵犯膀胱或直肠黏膜（活检证实）。泡状水肿不能分为Ⅳ期。

Ⅳb　　肿瘤播散至远处器官。

FIGO宫颈癌临床分期标准以宫颈癌本身浸润的深度和播散范围来制订分期，尤其是这个播散范围非常广阔，从骨盆壁到阴道下1/3，严重者包括侵犯膀胱及直肠等邻近器官或肿瘤播散超出真骨盆。只是在肿瘤播散至远处器官时规定Ⅳ期，也是最严重的一期。

AJCC宫颈癌TNM分期标准，虽然说是考虑了淋巴结转移和远处转移的因素，但是实际上，其TNM中的T标准，基本与FIGO的分期标准一致，只是在

12

Ⅲb 中增加了 N1（有区域淋巴结转移）一项。另一个区别是，TNM 分期中有原位癌项目，FIGO 分期中则没有此项。

其实，AJCC 的宫颈癌 TNM 分期标准是在向 FIGO 分期标准靠拢。AJCC 的 TNM 分期标准一般是手术分期，因为手术分期比临床分期更为精确。但是在一些医疗资源并不丰富的国家，手术分期通常难被采用。而 FIGO 宫颈癌分期主要依靠临床评价，并且，FIGO 分期系统将影像学检查仅限于胸片、静脉肾盂造影（IVP）和钡剂灌肠，便于操作。

MRI、CT 或 PET/CT 扫描可以用来帮助制订治疗计划，但并不正式用于分期。而且，FIGO 一直主张分期只是用来比较，并不是用来指导治疗。因此，专家组采用 FIGO 定义作为指南的分层体系，而影像学检查（例如 CT 和 MRI）结果被用于指导治疗方案的选择和设计。MRI 有助于排除颈管高位病变。

病例 1 为 Ⅰb 期，进行广泛性全子宫切除术 + 盆腔淋巴结清扫术，术后行腔外放射治疗 25 次，腔内放射治疗 3 次，未行化学治疗。

问题 6：宫颈癌的根治手术治疗适用于哪些患者？有哪些手术术式？

问题 7：宫颈癌根治术后的辅助治疗有哪些？

问题 8：宫颈癌放射治疗有哪几种分类？

推荐答案：

6. 根治性手术适用于宫颈癌早期患者（Ⅰ ~ Ⅱa）。手术术式有锥切手术、广泛宫颈切除术、筋膜外子宫切除术、次广泛子宫切除术、广泛子宫切除术、超广泛子宫切除术、扩大子宫切除即盆腔脏器廓清术。

12

解说：

宫颈癌的初始治疗方案应根据病理分期、病理类型、患者年龄等因素综合考虑后加以选择。

根治性手术适用于宫颈癌 Ⅰ ~ Ⅱa 患者，并根据分期以及是否保留生育功能分为宫颈切除和子宫切除两大类。

1. Ⅰa1 期无淋巴脉管间隙浸润手术为主。先行锥切手术，然后根据是否保留生育功能、以及锥切切缘是否阴性来决定下一步手术术式。锥切切缘定义为距离病灶切缘 >3mm。

在保留生育功能的患者中，如锥切切缘阴性则术后随访观察；如切缘阳性者，应再次锥切或行广泛宫颈切除术。

在不保留生育功能的患者中，如切缘阴性而且无手术禁忌证者建议行筋膜外子宫切除术，但有手术禁忌证者，可观察随访；切缘阳性为 CIN 者，行筋膜外全子宫切除术；切缘为癌者可再次锥切以更确切地评估浸润深度，或直接行改良根治性子宫切除 + 盆腔淋巴结切除术，可考虑行前哨淋巴结检测及活检。

2. Ⅰa1 伴淋巴脉管间隙浸润和Ⅰa2 期手术为主。

不保留生育功能者在改良根治性子宫切除术后可加盆腔放射治疗和近距离放射治疗。

保留生育功能者可选择保留子宫的手术。如可行锥切 + 盆腔淋巴结切除 ± 主动脉旁淋巴结取样，可考虑行前哨淋巴结显影，术后随访观察；但是如切缘阳性者，应再次锥切或行广泛宫颈切除术；也可采取广泛宫颈切除术 + 盆腔淋巴结切除 ± 主动脉旁淋巴结取样，可考虑行前哨淋巴结检测及活检。

广泛宫颈切除术后患者如有持续性 HPV 感染或持续性异常阴道细胞学涂片，或者要求手术切除子宫者，在完成生育之后可考虑切除子宫和阴道上段。

3. Ⅰb1 和Ⅱa1 期手术为主，可配合放射治疗或同步放化学治疗。

需保留生育功能的Ⅰb1 期患者，推荐行广泛宫颈切除术 + 盆腔淋巴结切除 ± 主动脉旁淋巴结取样。但是宫颈小细胞神经内分泌癌及腺癌不适合保留生育功能。

不保留生育功能者可选择根治性子宫切除 + 盆腔淋巴结切除 ± 主动脉旁淋巴结取样，并进行盆腔放射治疗 + 阴道近距离放射治疗，或行同步放化学治疗。

4. Ⅰb2 和Ⅱa2 期可选择同期放化学治疗、根治性子宫切除手术、同期放化学治疗后辅助性子宫切除手术等方案。

（1）同期放化学治疗：盆腔放射治疗 + 顺铂同期化学治疗 + 阴道近距离放射治疗，这是当前最合适的方案。

（2）根治性子宫切除手术：根治性子宫切除 + 盆腔淋巴结切除 ± 主动脉旁淋巴结取样。

（3）同期放化学治疗后辅助性子宫切除手术：盆腔放射治疗 + 顺铂同期化学治疗 + 近距离放射治疗，放射治疗结束后行辅助性子宫切除术。这种方案可减少盆腔复发，但不改善总生存率，且增加并发症，故只适用于放射治疗结束后仍有肿瘤残留的患者。

部分Ⅰb2 和Ⅱa2 期患者也可先行 CT、MRI、正电子计算机断层扫描（PET）等影像学评估。（请参考第 7 题）

12

推荐答案：

7. 宫颈癌根治术后的辅助治疗有盆腔放射治疗±阴道近距离放射治疗、延伸野放射治疗（包括盆腔和腹主动脉旁淋巴结）±近距离放射治疗等放射治疗方案，以及放射治疗加含顺铂的化学治疗药组成同步放化学治疗方案。

解说：

几项临床研究证明了宫颈癌根治术后辅助治疗的有用性。

一项随机试验在经选择的淋巴结阴性的Ⅰb期宫颈癌患者中比较了子宫切除加盆腔淋巴结清扫术后给予辅助放射治疗与不行进一步治疗的情况。入选条件是根治性子宫切除术加盆腔淋巴结清扫术后至少合并以下危险因素中的两项：①间质浸润超过1/3；②毛细血管淋巴管间隙受侵；③宫颈肿瘤直径＞4cm。淋巴结阳性或手术切缘阳性者被剔除。两年后，无复发率在术后放射治疗组为88%，在无进一步治疗组为79%。长期随访后（12年），更新的分析结果证实盆腔放射治疗延长了无进展生存期，而且总生存也得到了明显改善（$P=0.07$）。

而另一项研究证明了早期（Ⅰa2、Ⅰb或Ⅱa）高危［淋巴结阳性、切缘阳性、和（或）宫旁组织显微镜下受侵］的宫颈癌患者，如果在进行根治性子宫切除术加盆腔淋巴结清扫术后，接受了同步放化学治疗则可以显著改善总生存。即这类患者可以从辅助盆腔放射治疗加顺铂/5-FU同步化学治疗中显著生存获益。

阴道近距离放射治疗对于阴道黏膜切缘阳性者可能是有益的补量照射。

因此，宫颈癌根治性子宫切除术后是否加辅助治疗取决于疾病分期和有无高危因素。对于Ⅰa2、Ⅰb1或Ⅱa1期、手术发现淋巴结阴性且无危险因素的患者，根治性子宫切除术后可以选择观察。然而，如发现病理高危因素，根治性子宫切除术后应行辅助治疗。

1. 对于Ⅰa2、Ⅰb1或Ⅱa1期、手术发现淋巴结阴性但原发肿瘤大、间质浸润深、和（或）LVSI的患者，推荐盆腔放射治疗加（不加）以顺铂为基础的同步化学治疗。

2. 对于盆腔淋巴结阳性、手术切缘阳性和（或）宫旁组织阳性的患者应该给予术后盆腔放射治疗加含顺铂的同步化学治疗加（不加）阴道近距离放射治疗。

3. 如果手术分期发现腹主动脉旁淋巴结阳性，必须进一步行胸部CT或PET/CT扫描明确有无其他转移。对有远处转移的患者，只要有指征就应该考虑在可疑部位取组织进行活检以明确诊断。无远处转移的患者，推荐行延伸野放射治疗（包括盆腔和腹主动脉旁淋巴结）加含顺铂的同步化学治疗加（不加）近距离放射治疗。

4. 有远处转移的患者，推荐行全身化学治疗和个体化的放射治疗。

推荐答案：

8. 宫颈癌放射治疗分为根治性放射治疗、术后辅助放射治疗、姑息性放射治疗。

解说：

放射治疗是宫颈癌治疗中的常用手段。根治性放射治疗主要应用于不能手术的Ⅱb期以上中晚期患者，以及虽然为早期、应手术治疗但不能耐受手术的患者；术后辅助放射治疗应用于手术后有切缘不净、或者有淋巴结转移以及其他高危因素（宫旁浸润、肿瘤体积大、间质浸润深、LVSI）的患者；姑息性放射治疗用于减轻晚期宫颈癌局部症状。

1. 初治病例的根治性放射治疗　意大利的一项随机试验比较了单纯放射治疗与根治性子宫切除加淋巴清扫术的疗效。在这项试验的手术组患者中手术分期为 pT2b（相当于 FIGO 分期Ⅱb）或以上，未受侵犯的宫颈间质小于 3mm，切缘阳性或淋巴结阳性的患者给予了术后辅助放射治疗。结果发现，放射治疗与手术（加或未加术后放射治疗）的效果一样，但是联合治疗后的并发症发生率较高。这项试验的手术组因为术后放射治疗指征过宽和并发症发生率过高而受到了外科医生的指责。

如果患者未接受其他治疗（如未接受手术），根治性 EBRT 的总放射治疗剂量多数为 45Gy（40～50Gy）。EBRT 给予的放射治疗体积是依据手术或影像学检查确定的淋巴结状态而决定的。

联合使用近距离放射治疗时，原发宫颈病灶接受到的剂量将增加，增加的剂量为 A 点 30～40Gy（通过 LDR 等剂量技术），这时 A 点接受的总剂量（指南推荐）可达到 80Gy（宫颈病灶体积较小）或≥85Gy（宫颈病灶体积巨大）。

所谓 A 点，是一个放射治疗的参照点，即在妇科腔内放射治疗中，由于盆腔内剂量分布不均匀，不同点的剂量各异，在实施治疗时，必须选择具有一定临床意义的点作为判断剂量的参考，宫颈癌放射治疗时，设定了 A、B 两个参照点。在临床腔内标准放射治疗中，宫腔内的放射源末端位于宫颈口部位，把宫颈口上方 2cm 及宫腔管旁 2cm 作为 A 点，B 点与 A 点位于同一水平，在子宫中轴外 5cm。

对于明显增大且未切除的淋巴结，需要使用高度适形 EBRT 追加放射治疗，额外给予 10～15Gy。当放射治疗剂量较大，尤其使用 EBRT 时，需要特

12

别注意正常组织能接受的放射治疗耐受剂量，应严格控制位于高剂量区内正常脏器接受的剂量，避免过量照射。

2. 子宫切除术后的辅助放射治疗 子宫切除术后，病理学检查发现危险因素时要进行术后辅助放射治疗。放射治疗野至少需要包括以下位置：上 1/2 的阴道及残端、宫旁组织和邻近淋巴结基底部（如髂外淋巴结和髂内淋巴结）。如果发现淋巴结转移，放射治疗野的上界则需要外延。推荐进行标准分割放射治疗，剂量为 45 ~ 50Gy。如果发现明显增大的淋巴结，需要通过高度适形 EBRT（缩小放射治疗体积）追加放射治疗剂量 10 ~ 15Gy。当放射治疗剂量较大尤其是进行 EBRT 时，需要注意在高剂量区域内正常组织接受的放射治疗量，以避免放射治疗剂量过量。

3. 晚期宫颈癌的姑息性放射治疗 宫颈癌出现了复发或远处转移时，可采用放射治疗减轻症状，这时的放射治疗叫姑息性放射治疗。

病例 2 为 Ⅱb 期，进行了同步放化学治疗（TC 方案化学治疗 4 个周期，体外放射治疗 27 次 + 内照射 6 次）

问题 9：宫颈癌 Ⅱb 期以上患者如何治疗？

问题 10：什么情况下应该用同步放化学治疗以及常用的化学治疗方案有哪些？

推荐答案：

9. Ⅱb 以上中晚期患者以放射治疗或进行同步放化学治疗为主；有远处转移者以化学治疗为主。

解说：

对于 Ⅱb 以上中晚期子宫颈癌应采用以顺铂为基础的同步放化学治疗。

Ⅱb、Ⅲa、Ⅲb、Ⅳa 及部分 Ⅰb2 和 Ⅱa2 期的宫颈癌患者，可选择手术分期，也可进行 CT、MRI、PET/CT 等影像学评估。

对 Ⅰb2、Ⅱa2 期或晚期患者，推荐通过盆腹腔影像学检查（CT、MRI 或 PET/CT 扫描）精确描述原发肿瘤的体积和淋巴结引流区状况来作出更适宜的肿瘤分期。现代影像学检查必须与仔细评价临床表现相结合，以确定肿瘤侵及的范围，尤其是阴道或宫旁扩散。

选择先行影像学检查的患者中，可分为以下几种情况处理。

若影像学检查未发现淋巴结转移，可行盆腔放射治疗 + 顺铂同期化学治疗+阴道近距离放射治疗。

若影像学检查发现肿大淋巴结可考虑穿刺活检。

如果盆腔淋巴结阳性而主动脉旁淋巴结阴性，可选择盆腔放射治疗+阴道近距离放射治疗+顺铂同期化学治疗±主动脉旁淋巴结放射治疗，或行腹膜外或腹腔镜淋巴结切除术。病理证实主动脉旁淋巴结未转移时，应行盆腔放射治疗+阴道近距离放射治疗+顺铂同期化学治疗；但病理证实主动脉旁淋巴结有转移时，则可行延伸野放射治疗+阴道近距离放射治疗+顺铂同期化学治疗。

影像学检查发现盆腔淋巴结和主动脉旁淋巴结均阳性时，可考虑行腹膜后或腹腔镜淋巴结切除术，术后延伸野放射治疗+顺铂同期化学治疗+阴道近距离放射治疗。

影像学检查发现有远处转移者，若有临床指征，可在可疑处活检证实转移，然后进行全身治疗±个体化放射治疗。

推荐答案：

10. Ⅰb2、Ⅱ、Ⅲ及Ⅳa期宫颈癌患者应行同步放化学治疗，含顺铂的化学治疗方案为首选。

解说：

根据5项临床随机试验结果，目前采用含顺铂化学治疗（顺铂单药或顺铂/5-氟尿嘧啶（5-FU）联用）的同步放化学治疗是Ⅰb2、Ⅱ、Ⅲ及Ⅳa期宫颈癌患者的治疗选择。

这5项试验表明，与单纯放射治疗相比，同步放化学治疗使死亡风险降低了30%~50%。尽管哪种化学治疗方案与放射治疗同步联用为最佳尚需进一步探索，但这5项试验确实证明了以顺铂为基础的同步放化学治疗的作用。基于这些数据，对于浸润性宫颈癌，应考虑采用放化学治疗而不是单纯放射治疗。

其中3项临床试验的长期随访数据证实：与放射治疗联合（或不联合）羟基脲相比，以顺铂为基础的同步放化学治疗可以改善患者的无进展生存和总生存结果。

尽管放化学治疗在多数情况下是可被耐受的，有关放化学治疗的急性期和长期副作用仍可见诸报道。如果顾忌顺铂加5-FU方案的副作用，可用顺铂单药方案，而无法耐受顺铂放化学治疗的患者，可选择卡铂或其他不含铂类的同步放化学治疗方案。

采用同步放化学治疗时，典型的用法是在盆腔外照射期间给予化学治疗。

12

病例 2 为 Ⅱ b 期，进行同步放化学治疗初始治疗以后又出现了颈部淋巴结转移，行 TC 方案化学治疗 2 个周期，并行颈部放射治疗 28 次。以后又出现腹腔转移，行 GP 方案化学治疗 2 个周期。

问题 11： 如何选择宫颈癌根治术后局部复发的治疗方案？
问题 12： 如何选择转移性宫颈癌的治疗方案？
问题 13： 如何选择转移性宫颈癌的化学治疗方案？

推荐答案：
11. 局部复发的病例，能手术切除者可以再次手术切除 ± 放射治疗或放化学治疗，不能手术者可选择同步放化学治疗。

解说：
如果以前没有接受放射治疗或者复发部位在原来放射治疗野之外，可选针对肿瘤的同期放化学治疗 ± 阴道近距离放射治疗，同期化学治疗可使用顺铂单药或顺铂 + 5- FU。

放射治疗后中心性复发可考虑盆腔廓清术 ± 术中放射治疗（IORT）。某些经过精心挑选的中心性复发病例，如复发病灶≤2cm，也可以考虑行根治性子宫切除术或阴道近距离放射治疗。

对于非中心性复发者，可选择手术切除（针对切缘阳性应用术中放射治疗），或肿瘤适形放射治疗 ± 化学治疗，或单纯化学治疗，或支持治疗，或参加临床试验。

推荐答案：
12. 远处转移性宫颈癌中，适合局部治疗者，可选择手术切除 ± 放射治疗，或者放射治疗 ± 同步化学治疗，或者化学治疗；不适合局部治疗者可选择化学治疗，或者最佳支持治疗。

解说：
不管是初诊时还是复发时发生远处转移的患者，都很难治愈。
1. 对于出现孤立远处转移灶的高度选择性患者，偶见有采用以下手段获得长期生存的报告：①手术切除，联合（或不联合）IORT；②放射治疗加（或不加）同步化学治疗；③化学治疗。对于其他发生远处转移的绝大部分患者来讲，合适的治疗是化学治疗或最佳支持治疗。

2. 盆腔高强度放射治疗部位的复发采用局部镇痛技术或手术切除等姑息治疗都无效，是目前临床无法解决的难题。这些部位通常对化学治疗也不敏感。对这种复发造成的疼痛、瘘管等并发症进行足够的姑息治疗仍是临床工作中的重要研究课题，短程放射治疗有可能减轻骨转移疼痛、腹主动脉旁淋巴结或锁骨上淋巴结转移患者的症状。

3. 化学治疗对延长生存期或提高生活质量作用有限，因此仅推荐用于不适合放射治疗或廓清手术的盆腔外转移或复发的患者。对化学治疗有反应的患者可以暂时缓解疼痛。根据几项Ⅲ期随机试验结果，对于既往将顺铂作为放射治疗增敏剂使用过的转移性患者，含铂类联合方案优于单药。

4. 对于难治性全身转移的患者，应该给予综合性个体化对症治疗，包括临终关怀、镇痛、情绪和精神支持等最佳支持治疗。

推荐答案：

13. 选择转移性宫颈癌的化学治疗方案时，首先考虑含铂类的两药方案，单药可选择顺铂、卡铂、紫杉醇等。

解说：

顺铂一直被视为治疗转移性宫颈癌最有效的药物。然而，发生转移性病变的患者大多已接受过放射治疗联合顺铂的同步放化学治疗的初始治疗，对铂类单药治疗不再敏感，因此，含铂的两药方案是优先选择。两药化学治疗方案中，顺铂或卡铂/紫杉醇、顺铂/吉西他滨、顺铂/托泊替康等以顺铂/卡铂为主的联合化学治疗方案已经在临床试验中被广泛研究过，顺铂或卡铂/紫杉醇的方案由于相同的疗效和较低的毒性，成为了目前转移性宫颈癌化学治疗的首选方案。

以下是几个临床试验的结果。

1. 含铂两药方案优于顺铂单药　一项随机Ⅲ期试验（GOG 169）在264例转移性宫颈癌合格患者中比较了紫杉醇联合顺铂与顺铂单药的疗效，结果表明两药联合可以提高缓解率（36%与19%），延长无进展生存期（4.8个月与2.8个月，$P < 0.001$），尽管中位生存期未获改善。对顺铂/紫杉醇有反应的患者，生活质量获得显著改善。

尽管卡铂/紫杉醇方案尚未在前瞻性随机研究中进行探究，但由于其用药方便，耐受性良好，已被许多医生采用。

很多临床医生优先选择卡铂而非顺铂，因为前者用药更方便，耐受性更好，对肾功能损害更小。一项比较顺铂/紫杉醇与卡铂/紫杉醇的回顾性试验证实了上述观点。有试验评价了紫杉醇联合卡铂在复发性或持续性宫颈癌患者中的疗效。一项研究中，25 例患者接受了紫杉醇和卡铂治疗，中位总生存期为21 个月。最近一项采用紫杉醇和卡铂联合化学治疗的研究显示，51 例患者的中位总生存期为 13 个月。一项比较卡铂/紫杉醇和顺铂/紫杉醇的Ⅲ期试验目前正在进行中。

另一项 GOG 随机Ⅲ期试验（GOG 179）研究了顺铂联合托泊替康和顺铂单药治疗复发或持续性宫颈癌的疗效。共 294 例患者入组，结果表明联合托泊替康的化学治疗方案在缓解率（27% 与 13%，$P = 0.004$）、无进展生存期（4.6 个月与 2.9 个月，$P = 0.014$）和中位生存期（9.4 个月与 6.5 个月，$P = 0.017$）方面都优于顺铂单药化学治疗。FDA 已批准顺铂/托泊替康用于晚期宫颈癌。然而，与之相比，顺铂/紫杉醇或卡铂/紫杉醇方案毒性更低，用药也更方便。

含铂两药方案中，卡铂或顺铂/紫杉醇方案为首选，对于不能使用紫杉类药物的患者，顺铂/拓扑替康和顺铂/吉西他滨是可供选择的备选方案。

一项Ⅲ期试验（GOG 204）在 513 例患者中评价了含顺铂的 4 种两药化学治疗方案（顺铂/紫杉醇、顺铂/托泊替康、顺铂/吉西他滨、顺铂/长春瑞滨）在晚期转移性或复发性宫颈癌中的疗效。试验提前关闭，因为很明显顺铂/托泊替康、顺铂/吉西他滨以及顺铂/长春瑞滨并不优于顺铂/紫杉醇。两组总生存结果未见显著差异；然而，缓解率、无进展生存期以及总生存期（12.9 个月与 10 个月）方面的趋势表明，顺铂/紫杉醇方案优于其他方案。与其他方案相比，顺铂/紫杉醇组血小板减少和贫血更少发生（但恶心、呕吐、感染和脱发更多）。

因此，顺铂/紫杉醇或卡铂/紫杉醇方案毒性更低，用药也更方便，已成为最广泛应用于转移或复发宫颈癌的化学治疗方案。

尽管 GOG 204 试验未能证明顺铂/吉西他滨方案更优，但耐受性满意。NCCN 指南将顺铂/吉西他滨作为治疗选择之一。

FDA 已批准顺铂/托泊替康用于治疗晚期宫颈癌。

对于不能使用紫杉类药物的患者，顺铂/拓扑替康和顺铂/吉西他滨是可供选择的方案。

2. 单药 无法耐受两药化学治疗方案的患者可以考虑选择单药化学治疗方案。

顺铂被普遍认为是最有效的药物，并被推荐作为一线单药化学治疗治疗复发或转移性宫颈癌患者。目前报道的缓解率为 20% ~ 30%，偶有患者达到完全缓解。接受顺铂治疗的总生存期约为 6 ~ 9 个月。有报道称卡铂或紫杉醇也可耐受且有效，也是可供选择的一线单药化学治疗方案。因此，对于无法接受手术或者放射治疗的复发患者，单药顺铂、卡铂或紫杉醇姑息化学治疗都是合理的治疗方法。使用托泊替康和紫杉醇都有达到完全缓解的患者，然而托泊替康较卡铂和紫杉醇的毒性反应更大。

其他已被证实有效或能延长 PFS 因此可用于二线治疗的药物包括，贝伐珠单抗、多西他赛、5-FU、吉西他滨、异环磷酰胺、伊立替康、丝裂霉素、托泊替康、培美曲塞、和长春瑞滨。

12

13

第十三章

鼻咽癌

第一节　诊断治疗基础

一、诊断基础

1. 临床表现　主要有由鼻咽部肿物产生的症状和体征、颈部肿块、脑神经受累产生的相应症状和体征。

（1）鼻咽局部病变引起的症状：头痛、鼻塞、鼻出血、涕血、耳鸣、听力下降。

（2）颈部肿块：颈部淋巴结转移多见，其中以颈上部最多，双侧颈部次之。

（3）鼻咽肿物局部侵犯与临床表现

1）口咽受侵：吞咽受阻，呼吸不畅，张口可见肿物或黏膜下隆起。

2）鼻腔侵犯：从后鼻孔侵入鼻腔，有鼻塞、鼻出血，呼吸不畅。

3）眼眶侵犯：视野缺损、复视、视力下降、眼眶胀痛、眼球外突。

4）颞下窝受侵：从咽旁蔓延至颞下窝，可致面麻、张口困难和颞区隆起。

5）鼻咽肿瘤局部继发感染：脓血涕、臭味、头痛、出血、发热等。

6）副鼻窦、颅底骨和颅内侵犯：主要是以头痛和12对脑神经受累相应部位神经麻痹为临床表现。

2. 辅助检查

（1）鼻咽镜检查及活检：包括间接鼻咽镜和直接鼻咽纤维镜检查，经口或鼻腔直接钳取肿物组织进行活检，或鼻咽细针穿刺取病理，后者适用于黏膜下肿瘤。

（2）鼻咽部及颅底至锁骨的增强 MRI 和增强 CT 扫描

1）MRI 扫描：鼻咽肿瘤的 MRI 信号强度均匀。肿瘤的 T1WI 信号强度较肌肉低，T2WI 呈偏高信号，Gd-DTPA 增强后有明显强化。肿瘤侵犯骨髓腔

T1WI 信号强度明显减低。

（2）CT 扫描：对不能做 MRI 检查的患者行 CT 检查。可以了解鼻咽癌的侵犯范围和对周围结构的侵犯情况。增强扫描对颈动脉鞘区肿瘤侵犯、海绵窦侵犯和颈部淋巴结转移的诊断有帮助。

（3）EB 病毒血清学检查：可协助诊断。有研究表明治疗前 EBV-DNA 水平越高，治疗后出现远处转移的概率越高。

（4）其他辅助检查：上纵隔/胸部影像学检查。WHO 分期为Ⅲ～Ⅳ/ N2～3 非角化型癌患者行评估远处转移（胸、肝、肾）的影像学检查，包括 PET/CT 和（或）CT 扫描。

3. 病理分型　最常用的是 WHO 对鼻咽癌的分类方法，共分为三型：Ⅰ型为角化型鳞状细胞癌；Ⅱ型为非角化型鳞状细胞癌包括移行细胞癌和淋巴上皮癌；Ⅲ型代表未分化肿瘤，包括淋巴上皮癌，间变癌，透明细胞癌和梭形细胞癌。

我国的病理组织类型主要是低分化鳞癌（非角化型鳞癌）占 85～90%，高分化鳞癌（角化型鳞癌）占 5%，未分化癌占 5%，其他类型癌占 5% 左右，包括腺癌、腺样囊性癌（圆柱瘤）、黏液表皮样癌、恶性多形性腺瘤、恶性混合瘤等。

4. 临床分期

（1）TNM 分期

T 原发肿瘤

TX 原发肿瘤不能评估

T0 无原发肿瘤证据

Tis 原位癌

T1 肿瘤局限在鼻咽，或肿瘤侵犯口咽和（或）鼻腔但不伴有咽旁间隙侵犯*

T2 肿瘤侵犯咽旁间隙*

T3 肿瘤侵犯颅底骨质和（或）鼻窦

T4 肿瘤侵犯颅内和（或）颅神经、下咽、眼眶或颞下窝/咀嚼肌间隙

*注：咽旁间隙侵犯是指肿瘤向后外侧方向浸润

N 区域淋巴结

NX 区域淋巴结不能评估

N0 无区域淋巴结转移

N1 单侧颈淋巴结转移，最大直径≤6cm，淋巴结位于锁骨上窝以上部位，和（或）单侧或双侧咽后淋巴结转移，最大直径≤6cm

N2 双侧颈部淋巴结转移，最大直径≤6cm，淋巴结位于锁骨上窝以上

13

N3 淋巴结*最大径 >6cm 和（或）锁骨上窝转移

N3a 淋巴结最大径 >6cm

N3b 锁骨上窝转移**

*注：中线淋巴结认为是同侧淋巴结；

**注：锁骨上区或窝部位与鼻咽癌的分期有关，描述了这个三角区域的定义，包括三点：①胸骨锁骨连接处的上缘；②锁骨外侧端（肩峰端）的上缘；③颈肩连接处。要指出的是这包括了脚侧的Ⅳ区和Ⅴ区部分。伴有锁骨上窝的淋巴结（包括部分或全部）都被认为是 N3b。

M 远处转移

MX 无法评价有无远处转移

M0 无远处转移

M1 有远处转移

（2）解剖分期/预后分组

0 期	Tis	N0	M0
Ⅰ期	T1	N0	M0
Ⅱ期	T1	N1	M0
	T2	N0 ~ 1	M0
	T2	N1	M0
Ⅲ期	T1	N2	M0
	T2	N2	M0
	T3	N0	M0
	T3	N1	M0
	T3	N2	M0
ⅣA 期	T4	N0	M0
	T4	N1	M0
	T4	N2	M0
ⅣB 期	任何 T	N3	M0
ⅣC 期	任何 T	任何 N	M1

二、治 疗 基 础

（一）治疗原则

1. 分期治疗原则　治疗方案根据 T、N、M 分期亚组而定，而不仅仅是总分期。

（1）T1N0M0（Ⅰ期）

鼻咽部的根治性放射治疗（无化学治疗）＋颈部的预防性放射治疗

（2）T1N1 ~ 3T2 ~ 4，任何 N，M0（Ⅱ ~ ⅣB 期）

1）同步放化学治疗后序贯辅助化学治疗或者不序贯辅助化学治疗

2）诱导化学治疗＋同步放化学治疗：经以上治疗后，颈部肿瘤有残留者行颈清扫术，颈部肿瘤完全缓解则密切观察。

（3）任何 T，任何 N，M1

1）以铂类为基础的联合化学治疗＋原发灶和颈部根治性放射治疗或放化学治疗。

2）同步化放射治疗。

2. 综合治疗原则

（1）放射治疗为主要治疗手段。设备好者，采用三维适形放射治疗（3DCRT）或调强放射治疗（IMRT），条件一般时采用常规外照射，部分患者可结合腔内放射治疗。从方案的优越性看，IMRT 优于 3DCRT；3DCRT 优于常规放射治疗，IMRT 已成为鼻咽癌放射治疗的首选，但 IMRT 费用较高。

（2）放射治疗＋化学治疗中晚期标准的治疗方案为同期放射治疗＋化学治疗，N2/N3 病例常先采用诱导化学治疗，再同步顺铂放化学治疗或放射治疗后辅助化学治疗。

（3）手术治疗适合于部分放射治疗后鼻咽局部复发的患者，或放射治疗后 3 个月颈部淋巴结残存或复发后的挽救治疗。

（二）治疗方法

1. 放射治疗 对放射线敏感性高的低分化癌、原发灶和颈部淋巴引流区域容易包括在照射野内的鼻咽癌，放射治疗是治疗的首选方法。

（1）根治性放射治疗的适应证

1）KPS 评分 60 分以上。

2）颅底无明显骨质破坏者。

3）CT 或 MRI 片示鼻咽旁无或仅有轻、中度浸润者。

4）颈部淋巴结最大直径 <8cm，活动，尚未达锁骨上窝者。

5）无远处器官转移者。

（2）姑息性放射治疗的适应证

1）KPS 评分 60 分以上。

2）剧烈头痛，鼻咽有中量以上出血者。

3）有单个远处转移者或颈部淋巴结转移最大直径 >10cm。

经姑息放射治疗后如一般情况有改善，症状消失，远处转移灶能控制者，可改为根治性放射治疗。

（3）放射治疗禁忌证

1）KPS 评分 60 分以下。

13

2）广泛远处转移者。

3）合并急性感染病者。

4）放射性脑脊髓损伤者。

（4）既往行放射治疗后复发再行放射治疗的原则：具有下述情况者不宜再行放射治疗。同一靶区（包括鼻咽及颈部靶区）放射治疗后复发时间未满一年；放射治疗后出现放射性脑病或放射性脊髓病；鼻咽部靶区放射治疗不宜超过三个疗程，颈部靶区不宜超过两个疗程。

（5）常规放射治疗计划要求

1）任何 T 分期，必须采用面颈部联合照射野，与下颈部前野半野接野处视肩膀高低约在甲状软骨下缘水平。

2）面颈部联合野脊髓剂量 40Gy 放射治疗后，将后上颈部改用电子线照射野。

3）电子线照射野前界与避开脊髓的面颈部联合野缩野后界同体表边界，加量至肿瘤量 50~54Gy 后，鼻咽原发灶与颈部淋巴结转移灶单独设野加量至总剂量 70Gy。

4）颅底骨质破坏时，加颅底野加量 2~4Gy/1~2Fx。

5）射线能量的选择：物理师根据等剂量分布曲线情况决定。

（6）放射治疗后鼻咽及颈部残留灶的处理

1）鼻咽癌残留灶的处理

①鼻咽腔内残存：腔内近距离治疗，5Gy/F，共 1~2F；②咽旁间隙残存（包括咽后淋巴结残存）：外照射加量——常规外照射、IMRT、立体定向放射治疗、组织间插植近距离治疗。

2）颈部淋巴结残留灶的处理：①单个淋巴结残存——观察 3 个月后行局部切除或清扫手术。②多个淋巴结残存——观察 3 个月后行同侧功能性颈部清扫手术。

2. 手术治疗　鼻咽部位于头颅中央，位置隐蔽，周围有重要的血管、神经通过，手术路径比较复杂，难以按照肿瘤外科原则做整块切除；鼻咽癌颈部淋巴结转移率高，并且某些转移淋巴结不容易做颈部淋巴结清扫术；鼻咽癌大多数为低分化鳞癌，对放射治疗的敏感性较高，所以放射治疗被认为是鼻咽癌首选的治疗方法。单纯手术疗效较差。现在都认为鼻咽癌的手术治疗主要适用于放射治疗后鼻咽部和（或）颈部残留与复发的患者，如果应用得当，是提高生存率的一种有效补救措施。

（1）病理类型为高分化鳞癌或腺癌以及其他对放射不敏感的癌瘤，病灶局限在顶后壁或前壁，全身无手术禁忌证者可考虑切除原发病灶。

（2）对Ⅱ、Ⅲ、Ⅳ期患者均不宜手术治疗。

（3）对放射治疗后鼻咽或颈部有残留或复发病灶，如局限在鼻咽顶后壁或前壁，无颅底骨破坏，一般情况好，近期接收过放射治疗不宜再放射治疗者，可考虑切除病灶。

（4）颈部有残留或复发时，如范围局限、活动者可考虑行颈部淋巴结清扫手术。鼻咽癌放射治疗后颈部淋巴结有残留时手术宜早，在放射治疗后 3 ~ 6 个月内及时处理，预后较好。

3. 化学疗法　放射治疗是一种局部治疗方法，不能预防远处转移，因而合并应用化学疗法治疗，可能使肿瘤缩小或消灭微小病灶，提高治疗效果。化学疗法分为根治性化学治疗和姑息化学治疗。

（1）根治性化学治疗：一般与放射治疗结合使用。放射治疗与化学治疗的综合应用，分为新辅助化学治疗（即放射治疗前的诱导化学治疗），同期放化学治疗和辅助化学治疗（即放射治疗后的化学治疗）。

同期放化学治疗常用铂类单药化学治疗。新辅助和辅助化学治疗方案常为顺铂（DDP）与 5-氟尿嘧啶（5-FU）的联合方案等。

（2）姑息化学治疗：姑息化学治疗的适应证有以下几种。

1）对鼻咽癌远处转移包括骨转移、肺转移等，化学治疗作为补充治疗。

2）对鼻咽癌放射治疗后鼻咽或颈部淋巴结复发或纵隔转移不能手术、放射治疗的患者，有效的化学治疗，可以减轻患者的痛苦，延长生命。

3）放射治疗前已发生远处转移的患者，可行姑息化学治疗。

（3）常用放化学治疗、化学治疗方案

1）放化学治疗

[顺铂 + 同期放射治疗]

顺铂	40mg/m²	iv（2h）	qw
放射治疗	66Gy	（分割 33 次完成，>6.5 周完成）	

[顺铂 +5-FU + 放射治疗（放化学治疗后序贯辅助化学治疗）]

顺铂	100mg/m²	iv（1h）	d1, d22, d43
放射治疗	70Gy	（分割 35 ~ 39 次）	
随后			
顺铂	80mg/m²	iv（2h）	d71, d99, d127
5-FU	1000mg/（m²·d）	iv（持续）	d71 ~ 74, d99 ~ 102, d127 ~ 130

2）化学治疗

[吉西他滨 ± 顺铂]

吉西他滨	1000mg/m²	iv	d1, d8, d15
顺铂	75mg/m²	iv	d2

13

每 4 周重复

[顺铂 + 5-FU]

顺铂	100mg/m²	iv	d1
5-FU	1000mg/(m²·d)	iv（持续）	d1～4

每 3～4 周重复

[多西他赛 + 顺铂]

多西他赛	75mg/m²	iv（1h）	d1
顺铂	75mg/m²	iv（30min）	d1

每 3 周重复

[紫杉醇 + 顺铂]

紫杉醇	175mg/m²	iv（3h）	d1
顺铂	75mg/m²	iv	d1

每 3 周重复（直至疾病进展或至少进行 6 个周期）

4. 靶向治疗　鼻咽癌的 EGFR 表达率较高。已有多项研究表明，EGFR 高表达预示肿瘤对放射治疗和化学治疗的抵抗性增加，是不良预后因素。尼妥珠单抗及西妥昔单抗加放射治疗同步治疗晚期鼻咽癌，可提高 3 年总生存率，并且副反应轻。

（1）西妥昔单抗靶向治疗

西妥昔单抗	400mg/m²	iv（2h）	d1 初始剂量，随后
	250mg/m²	iv（1h）	qw

（2）西妥昔单抗 + 放射治疗

西妥昔单抗	400mg/m²	iv（2h）	d1 * 之后
	250mg/m²	iv（1h）	qw **
放射治疗	70Gy	（每次 2Gy，每周 5 次）	

* 放射治疗前 1 周使用负荷剂量

** 放射治疗期间

（3）顺铂 + 5-FU + 西妥昔单抗 + 放射治疗

顺铂	20mg/m²	iv	d1～5 *
5-FU	200mg/(m²·d) iv		d1～5 *
放射治疗	50～70Gy	（每次 2Gy）同时 **	
西妥昔单抗	400mg/m²	iv	d1 * 之后
	250mg/m²	iv	qw ***

* 在 1，4，7 周；** 在 1～3，5～6 周和 8～10 周的 1～5 天；*** 在 2～10 周第 1 天

5. 复发鼻咽癌治疗：指鼻咽癌放射治疗治愈后，经过半年以上复发的

治疗。

（1）局部及淋巴结复发

1）区域性复发：可通过根治性颈部淋巴结清扫手术治愈。

2）小灶性局部复发能够手术切除：可通过手术、放射治疗或手术联合放射治疗，加或不加同步放化学治疗治愈。

3）不能手术切除：可采用化学疗法，放化学治疗法治疗。

（2）远处转移：①ECOG 0～2 级：化学疗法；②ECOG 3～4 级：姑息治疗。

（3）初治接受放射治疗的复发患者的治疗选择

1）放射治疗后 1 年以内鼻咽复发者，尽量不采用再程常规外照射放射治疗。可以选用辅助化学治疗、近距离放射治疗或调强放射治疗。

2）放射治疗后颈部淋巴结复发者，建议手术治疗，不能手术者可采用化学治疗。

3）放射治疗后 1 年以上鼻咽复发者，可做第二程根治性放射治疗，其方法包括单纯外照射或外照射＋近距离照射。

4）复发鼻咽癌再程放射治疗时，只照射复发部位，一般不作区域淋巴引流区的预防照射。

（4）对于已经出现脑、脊髓放射性损伤的病例，不主张再程常规外照射放射治疗，应采用化学治疗。

13

13

三、诊断治疗流程（图 13-1）

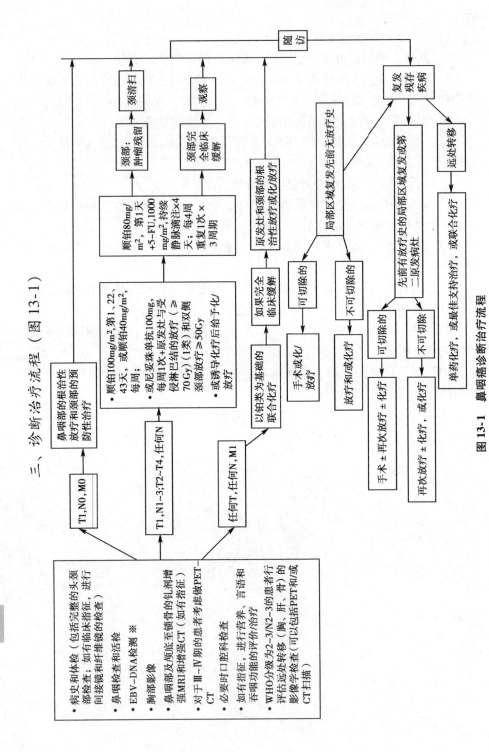

图 13-1 鼻咽癌诊断治疗流程

第二节 病例诊治演习

一、病 例 介 绍

病例 1

患者惠某，男，50 岁，于 2000 年 11 月无明显诱因出现右侧耳鸣，并伴有头部钝痛，呈阵发性，给予扩血管治疗头痛未见明显缓解。于当地某医院行头 MRI 检查示：鼻咽黏膜增厚，右侧岩尖部见软组织信号，双侧上颌窦、筛窦、蝶窦内可见长 T2 信号影，双侧乳突蜂房 T2WI 信号增高。后行鼻咽镜检查示：不光滑新生物，位于鼻咽顶后壁、双侧咽隐窝、右侧圆枕（右侧圆枕、咽隐窝及咽口结构消失）。右侧鼻腔后端及右侧蝶、筛隐窝、右侧圆枕黏膜尚光滑，左侧咽口开放不实。取病理示：鼻咽鳞癌非角化型。诊断为"鼻咽癌"。于某医院行放射治疗，总量 60Gy。2001 年 3 月放射治疗结束。

2006 年 4 月患者出现右颈前颌下淋巴结肿大，取病理示：鳞癌。再次行放射治疗治疗，2006 年 9 月放射治疗结束，病灶缩小。2007 年 9 月，患者出现右侧脸部肿胀，及右颌下淋巴结增大，舌根部出现肿物，影响进食，行化学治疗 5 个周期（具体 5-FU，DDP），化学治疗后病灶缩小。2008 年 11 月再次出现右脸部肿胀，及颌下淋巴结增大伴局部渗液，舌根部肿物增大，2008 年 11 月至 2009 年 4 月行化学治疗 5 个周期（多西他赛、顺铂），病灶未见明显缩小，2009 年 6 月行 NP 方案化学治疗 1 个周期，由于白细胞下降，而未再次化学治疗。2009 年 9 月开始口服索拉非尼治疗半个月，未见明显疗效而停药。后予以中医药治疗及最佳支持治疗，患者病情进行性加重，出现颜面部高度水肿，并呼吸困难，于 2010 年 1 月 22 日临床死亡。

病例 2

患者刘某，女，55 岁，2007 年 1 月无明显诱因发现右颈部肿物，遂于当地某医院诊治，经 CT 检查，确诊为"双侧颌下恶性肿物"，未行病理检查，未行手术及化学治疗治疗。2007 年 4 月患者出现头痛，并进行性加重，遂于某医院行伽玛刀治疗，50% 剂量曲线，总剂量 45Gy。后病情一度稳定。2008 年初，再次出现左侧颈部淋巴结肿大，并头痛，近两月头痛明显加重，而来我院住院治疗。现症见：左侧颈部淋巴结肿大，头痛、咳嗽、痰白、食欲缺乏、乏力、耳鸣、嗜睡、口干、手足心热、大便干。查体：伸舌右偏，构音障碍，左侧颈部可触及 3cm×3cm，2cm×2cm 肿大淋巴结，活动可，左眼球外展运动受限，双耳听力下降，咽反射减弱。辅助检查：CT 检查示：左侧颈部可见直径 2.8cm 与 3.0cm 肿大淋巴结，鼻咽左侧软组织增厚，左侧咽鼓管咽口不通畅，咽隐窝饱满。鼻咽镜检查示：右鼻腔见灰白色息肉样物，鼻咽部见肿物，易出血。鼻咽镜病理示：鳞癌。

二、相关问题讨论

病例 1 的首发症状为无明显诱因出现右侧耳鸣，并伴有阵发性头部钝痛，6 年后出现右颈前颌下淋巴结肿大，7 年后出现右侧脸部肿胀，舌根部出现肿物。

病例 2 先出现无明显诱因右颈部肿物，并于 3 个月后出现进行性加重头痛，1 年后出现左侧颈部淋巴结肿大，伴头痛、咳嗽、痰白、食欲缺乏、乏力、耳鸣、嗜睡、口干、手足心热、大便干。

问题 1：EB 病毒检测对鼻咽癌的诊疗有何意义？
问题 2：鼻咽癌的扩展和播散途径有哪些？
问题 3：鼻咽癌颈部淋巴结转移应与哪些疾病相鉴别？

推荐答案：
1. EB 病毒是鼻咽癌发病原因之一，对鼻咽癌分期及预后判断也有参考价值。

解说：
目前已有充分的证据表明鼻咽癌的发病与 EBV 有相关性。

研究发现，治疗前血清/血浆中 EBV-DNA 水平与早期鼻咽癌（Ⅰ期和Ⅱ期）的预后有关，血浆 EBV-DNA 水平较血清 EBV VCA/IgA 滴度对鼻咽癌分期及预后更有意义。治疗前血浆 EBV-DNA 水平与之后患者的远处转移率有相关性：治疗前血浆 EBV-DNA 水平越高，则治疗后出现远地转移的概率越高。

13

因此，建议在鼻咽癌的相关检查中加入"EBV-DNA检测"。

推荐答案：

2. 鼻咽癌的扩展和播散途径有3种类型：上行型（亦称脑神经型或A型）、下行型（亦称颈淋巴结广泛转移型或D型）、上下行型（亦称混合型或AD型）。

解说：

临床常见鼻咽癌侵犯邻近器官和组织、颅底骨质及颅神经受侵亦不少见。表现各有不同。

1. 鼻咽癌的临床表现及发生机制

（1）侵及邻近器官：鼻咽癌向前侵及鼻腔、出现血涕、鼻阻塞。向下侵及口咽，肿瘤小时可无症状，肿瘤大时，出现吞咽困难及呼吸不畅等。向两侧侵及咽旁间隙、翼腭窝、上颌窦等部位。出现面麻、张口困难等、颞下窝受侵少见。咽隐窝处肿瘤向上侵及破裂孔，由此到岩尖、斜坡、海绵窦、垂体、眼眶等部位。也常侵及中颅窝底骨质、甚至向上扩展至颅内。

（2）颅底受侵时会出现不同的脑神经损伤或脑神经麻痹综合征。

在鼻咽癌向周围浸润的过程中，可以使12对脑神经及颈交感神经均受压迫，呈现不同的症状和体征。

Ⅰ嗅神经：受侵时，嗅觉减退或消失，临床鼻咽癌侵犯嗅神经者极少，受损率仅0.1%左右（指在各对脑神经受损害中所占的百分比，下同）。

Ⅱ视神经：在视交叉与视神经孔之间压迫此神经，引起单侧视力减退，甚至失明。如肿瘤累及视交叉区，可产生双侧视力障碍，并有鼻侧或颞侧偏盲。其受损率为3.93%。

Ⅲ动眼神经：肿瘤侵及动眼神经时，眼球除能向外、外下活动外，不能向其余方向活动。伴上睑下垂、复视及瞳孔扩大。单独动眼神经受侵少见。受损率为4.46%。

Ⅳ滑车神经：常与动眼神经同时受累，表现为眼球无法向外下方侧视。受损率为3.97%。

Ⅴ三叉神经：常受浸润，受损率达36.13%，其中眼支7.22%，上颌支11.03%，下颌支10.46%，另有7.42%未注明分支情况。受累后的表现如下。

1）眼支损伤时，患侧眼裂以上皮肤感觉过敏或减退，角膜反射消失。

2）上颌支损伤出现眼裂以下至口角面颊部皮肤感觉过敏或减退。

3）下颌支受侵时，耳前，嘴角以下皮肤过敏或麻木，张口下颌偏向患侧，咬肌无力或萎缩。

13

Ⅵ外展神经：该神经受侵时，眼球外展活动不充分或不能，甚至呈明显的内斜视，患者有复视。由于展神经行程长，又位于鼻咽癌最常浸润的区域，故受损率达17.88%。

Ⅶ面神经：受损时表现为额纹消失，闭眼不全，鼻唇沟变浅，鼓腮不能等周围性面瘫表现，发生率约为1.42%。

Ⅷ听神经：受侵时出现神经性耳聋、眩晕。此神经行走于岩骨面神经管内，故极少受累，其发生率0.40%。

Ⅸ舌咽神经：受侵时出现口咽、舌后1/3感觉障碍，软腭下塌、咽反射减弱或消失，悬雍垂偏向健侧，发"啊"音时咽后壁不收缩。受损率为11.11%。

Ⅹ迷走神经：受侵出现喉及下咽感觉障碍，吞咽困难、进食呛咳、患侧声带麻痹、声音嘶哑、软腭瘫痪、咽反射消失、外耳道及耳屏皮肤感觉障碍，发生率4.0%。

Ⅺ副神经：受侵时胸锁乳突肌、斜方肌萎缩，颈活动及耸肩无力。发生受损率为1.46%。

Ⅻ舌下神经：其受损率为13.56%。典型的体征是伸舌时舌尖偏向患侧，病程较长者可出现患侧舌肌萎缩和肌纤维震颤。

颈交感神经：虽不属于脑神经，但因其位于茎突后间隙内，与Ⅸ、Ⅹ、Ⅺ和Ⅻ对脑神经相邻，故常被累及。受损时可出现同侧眼球内、睑裂变窄（注意与提上睑肌受损区别）、瞳孔缩小及同侧无汗或少汗，又称Homer综合征。此综合征的发生率为1.66%。

临床上常见多对脑神经相继或同时受累，其中以三叉神经、展神经、舌咽神经和舌下神经受累者较多，而嗅神经、面神经和听神经受累者甚少。

2. 鼻咽癌的分型　同一病理性质的鼻咽癌，可出现截然不同的临床表现（过程）；反之，在不同病理性质的鼻咽癌中，又可出现均按同一途径去扩展和播散的现象。鼻咽癌的这一生物学特征是具有规律性的，根据临床发展过程可分成三种类型。

（1）上行型：亦称脑神经型或A型。有第Ⅱ、第Ⅲ、第Ⅳ、第Ⅴ、第Ⅵ对脑神经的侵犯和（或）颅底骨质破坏，但没有颈部淋巴结转移。

（2）下行型：亦称颈部淋巴结广泛转移型或D型。有单或双侧颈部淋巴结广泛转移，累及锁骨上窝淋巴结，转移灶常大于8cm×8cm，但无上述脑神经侵犯，也没有颅底骨质破坏。

（3）上下行型：亦称混合型或AD型。有单侧或双侧或局限于一组的淋巴结转移，转移灶常小于8cm×8cm，但兼有上述脑神经侵犯，或颅底骨质破坏。

必须补充说明的是，第Ⅱ、Ⅲ、Ⅳ、Ⅴ和Ⅵ对脑神经（常称为前组脑神经）的损害多为鼻咽原发癌侵犯颅内的结果。而第Ⅸ、Ⅹ、Ⅺ、Ⅻ对脑神经（常称为后组脑神经）以及颈部交感神经则是在咽旁间隙内受肿瘤压迫的结果，不是原发癌在颅内侵犯的结果。因此上行型除可有前组各对脑神经的损害外，也可同时发生后组脑神经损害，而下行型者虽不发生前组脑神经的损害，但可有后组脑神经受累。

近20多年来，通过大量病例的观察，特别是对部分患者全过程的观察，确认上述分型是有规律性的，它们不是同一疾病的不同阶段。临床分型的目的不仅是阐明其生物学特征，更重要的是如何能在早期特别是Ⅰ期时就能预测患者疾病发展的特征，从而有针对性地给予不同治疗方案。

推荐答案：

3. 鼻咽癌颈部淋巴结转移应与颈部淋巴结炎、颈部淋巴结核、恶性淋巴瘤、甲状腺乳头状癌的颈部淋巴结转移以及其他颈部转移癌相鉴别。

解说：

鼻咽癌的颈部淋巴结转移率为79.37%，其中单侧者44.20%，双侧者35.17%，且11.05%的患者以颈部肿块为首发症状。分化不良的鼻咽癌的颈部淋巴结转移率高，而且发生较早。反之，转移率较低者，发生也较迟。

颈部各处淋巴结都可发生鼻咽癌的转移，但最典型的部位是：乳突尖前下方，下颌骨角后方，胸锁乳突肌深面（或二腹肌后腹深面）的颈深上组淋巴结。转移灶初期较硬实、可活动，随着病情发展硬度增大、活动度减小，以至完全固定。大肿块较易触及，较小肿块由于表面有厚实的胸锁乳突肌覆盖，易被忽略，颈部检查时须将头略偏向被检侧，待胸锁乳突肌放松后，再向深部触摸。而其他颈部各组淋巴结则较易在触诊时检出。

但是，引起鼻咽部症状的疾病较多，应该与之相鉴别。

1. 颈部淋巴结炎：常见，急性者易鉴别。慢性者常与牙病、咽炎等有关。年轻患者在颌下，副神经链处触得1cm×2cm大小的柔软活动淋巴结时，可定期观察。中老年患者如发现颈深组或副神经链处有较硬淋巴结，应注意密切观察，以排除肿瘤。

2. 颈部淋巴结核：多见于青少年，较软且与周围组织常粘连成块，但并不完全固定。肿块表面可有触痛或波动感，穿刺时可吸出干酪样物。鼻咽癌的颈部淋巴结转移是先有颈部深组侵犯，后有颈部浅组淋巴结转移。颈部淋巴结核患者，颈部浅组及深组淋巴结多同时发病。

3. 甲状腺乳头状癌的颈部淋巴结转移：本病原发灶较小，但其淋巴结转移多出现较早。此病以中青年女性较多见，颈部转移灶虽然亦多见于颈深上组

13

淋巴结，但位置较低（位于舌骨平面以下者居多）。有时转移灶呈囊性病变，可抽出黄色液体。此外，病史较长，可达数年或数十年，是鉴别的要点。

4. 恶性淋巴瘤：多为青少年，不仅双颈淋巴结肿大，同时亦见于腋下、腹股沟、纵隔和体内其他区域。肿块大多质软可活动，有全身症状（发热、盗汗、体重下降等）。应切除活检以求确诊。

5. 其他颈部转移癌：若原发灶未明时可通过以下方法追寻原发癌灶：①根据淋巴结转移灶的部位和淋巴引流的解剖关系去推断原发部位，并在该处活检。②根据病理性质推断可能发源于哪些组织或器官。③通过影像学检查和EB病毒血清学检测以确定或排除鼻咽癌。

　　病例 1、2 鼻咽镜取病理均诊断为鼻咽鳞癌；病理 1 右颈前颌下淋巴结肿大，病理诊断为鳞癌。

问题 4：鼻咽癌除了鳞癌以外，还有哪些的病理类型？

推荐答案：
4. 鼻咽癌分为原位癌、浸润癌，浸润癌中鳞癌最多，其他还有微小浸润癌、泡状核细胞癌、未分化癌、腺癌。

解说：
鼻咽癌的病理类型较复杂，国内外均未取得统一意见。为此，在 1988 年讨论《鼻咽癌诊治规范》时，各地病理和临床专家均同意试行以下分类方法。

原位癌：多数原位癌属柱状型，少数属鳞状型。

浸润癌

（1）微小浸润癌：微小浸润癌与原位癌一样，多数情况是主要浸润癌旁的一种病变，故诊断时需做连续切片。

（2）鳞状细胞癌

1）高度分化的鳞状细胞癌：较少见，且淋巴结转移少，但多数局部病变晚，放射治疗敏感性差，预后亦差。

2）中度分化的鳞状细胞癌。

3）低度分化的鳞状细胞癌：此型在临床工作中最多见，占 85%～90%。淋巴结转移多见，放射治疗敏感，预后也较好。

（3）泡状核细胞癌：由于这一类型有形态较特殊及放射治疗效果较好的特点，故列为独立的类型。

（4）未分化癌：较少见，约占5%。虽放射治疗敏感，但远处转移较多，预后不佳。

（5）腺癌：腺癌很少发生，尤其在鼻咽癌高发区更为罕见。

病例1、2均进行了放射治疗；病例1在鼻咽部原发肿瘤放射治疗后6年，又出现了右颈前颌下淋巴结转移，并再次行放射治疗治疗。

问题5：放射治疗是鼻咽癌的重要治疗方法，有些放射治疗可以达到根治目的。鼻咽癌放射治疗的剂量如何决定？

推荐答案：

5. 鼻咽癌放射治疗的剂量根据放射治疗部位（原发病灶或颈部淋巴结）、手术肿瘤分期、肿瘤组织学分型等情况决定。

解说：

头颈部肿瘤放射治疗极为复杂，应注意放射治疗的部位、剂量以及放射治疗方法的选择。

1. 放射治疗剂量的确定　肿瘤和颈部淋巴结大小、肿瘤部位和临床情况决定了放射治疗剂量。

（1）原发病灶和受侵淋巴结需要每天2.0Gy，总量为70Gy或以上的剂量。

（2）对于颈部风险较低的淋巴结群的放射治疗剂量为每天2.0Gy，总量50Gy或以上。

（3）术后放射治疗基于肿瘤分期、肿瘤组织学分型、肿瘤切除术发现的情况为基础。

应该推荐高危患者进行术后放射治疗，包括大量淋巴结受侵（没有淋巴结包膜外受侵）或侵犯神经周围/淋巴管/血管。

对于有镜下残留的病变，应给予高剂量放射治疗（60~65Gy）以降低由正常血管截断、瘢痕形成和肿瘤床相对缺氧造成的局部区域治疗失败的可能性。

建议在手术后6周内进行术后放射治疗。

2. 放射治疗分割的注意事项　没有一种单一的分割放射治疗方案对所有肿瘤都有很好疗效。在历史上，美国的大部分肿瘤放射科对患者进行每天1次，每周5天，按每次1.8~2.0Gy进行治疗。目前NCCN成员机构普遍使用的放射剂量的上限为每次2.0Gy，每周1000cGy或以上。因此，修改后的指南

13

推荐使用的剂量为每次 2.0Gy。在使用常规剂量分割放射治疗每天 1.8 ~ 2.0Gy 时，若外照射的剂量超过 75Gy 将会导致不可耐受的正常组织损伤。

大多数发表的同时进行放化学治疗的研究都是采用常规分割放射治疗，每次 2.0Gy，7 周内达到 70Gy 或以上，同时给予顺铂单药治疗，每 3 周 100mg/m^2。一般来说，同时进行放化学治疗有高毒性的问题，而且非常规分割放射治疗剂量或多药联合化学治疗有可能增加毒性。

> 病例 1 在两次放射治疗后，又出现右侧脸部肿胀、右颌下淋巴结增大，舌根部出现肿物，影响进食。先后进行了 5-FU + 顺铂联合方案、多西他赛 + 顺铂方案、长春瑞滨 + 顺铂方案的多程化学治疗。

问题 6：鼻咽癌的化学治疗应该如何应用？

问题 7：鼻咽癌局部动脉灌注化学治疗应该如何应用？

推荐答案：

6. 在鼻咽癌的根治治疗中，化学治疗一般可在放射治疗的前、中、后辅助应用；在晚期姑息化学治疗时可单独应用。

解说：

鼻咽癌在治疗上所用的方法与其他的恶性肿瘤不同，优先采取的治疗办法是放射治疗，但是对于一些高分期（局部 T3、T4；区域淋巴结 N2、N3；远处转移 M1）的患者来说，放射治疗结合化学治疗是提高疾病控制率、减少复发和远处转移的有效办法；放射治疗后已经出现复发和转移的中晚期患者，一般以化学治疗为主，通过实施联合化学治疗可改善患者的生活质量、延长生存期。

1. 鼻咽癌化学治疗的指征

（1）单纯化学治疗

1）Ⅳ期患者以及Ⅳ期有明显淋巴转移者。

2）任何期患者怀疑有远处转移者。

（2）辅助化学治疗

1）颈部区域淋巴结巨大块状转移作放射治疗前诱导性化学治疗。

2）作为放射治疗前增敏作用的化学治疗。

3）作为放射治疗或手术治疗后辅助性化学治疗。

2. 鼻咽癌的辅助化学治疗分类

（1）诱导化学治疗：又称新辅助化学治疗，指放射治疗前的联合化学治疗，对高危鼻咽癌患者来说放射治疗前化学治疗有如下优点：放射治疗前肿瘤组织血供丰富，化学治疗药物易于到达肿瘤部位；降低肿瘤负荷，提高放射敏感性；消灭潜在的转移病灶，降低远处转移率，提高生存率。

诱导化学治疗的患者主要是：局部症状严重或 T3、T4 患者；颈部淋巴结转移的 N2、N3 患者；由于各种原因不能及时放射治疗的患者。常用方案是 DDP +5-FU，2~3 个周期。

（2）同期放化学治疗：放射治疗期间同时施以化学治疗有利于放射治疗 DNA 损伤修复的抑制、增强乏氧细胞的放射敏感性、消除肿瘤细胞的放射抵抗性，同时也有助于消灭原发灶以外的亚临床病灶。Meta 分析表明，同期联合化学治疗可提高 20% 以上的 5 年生存率，同期单药化学治疗也可提高 8% 的 5 年生存率。与诱导化学治疗相似，常用的方案是 DDP +5-FU 或 DDP 单药等，其他药物还有 carboplatin、ifo、gemcitabine、paclitaxel 和 docetaxel 等。

需要注意的是，同期放化学治疗比单纯放、化学治疗的毒副作用明显增加，主要是口腔黏膜反应和骨髓抑制，因此在实施同期放化学治疗的同时除应选择有效的化学治疗药物外，也应注意化学治疗时机和药物用量的选择，加强营养、支持治疗以保证患者的生活质量不受影响。

（3）辅助化学治疗：辅助化学治疗主要用于高分期（T3、T4、N2、N3）的患者，放射治疗后施以 3~4 个周期的联合化学治疗可明显减少复发和转移的几率。

鼻咽癌的辅助化学治疗效果与其他头颈部鳞癌相似甚至更敏感，常用的标准方案为 DDP +5-FU 或 DDP +5-FU/cf，含有铂类的联合化学治疗方案疗效明显优于其他方案，CR 率达 38.9% 左右。据报道，DDP +5-FU + docetaxel 方案治疗复发/转移鼻咽癌的 CR + PR 率高达 93%~100%，CR 率 61%~63%，3 年生存率达 78%，是目前报道最有效的辅助化学治疗方案。

推荐答案：
7. 晚期鼻咽癌特别是放射治疗后局部肿瘤残留和复发的患者可选择应用局部动脉灌注化学治疗。

解说：
动脉灌注化学治疗是将抗癌药物直接注入到肿瘤的营养血管，具有局部药物浓度高、疗效好及全身毒副作用小的特点。

鼻咽癌的血供主要来自咽升动脉，部分来自上颌动脉及面动脉，故具备颈外动脉、面动脉区域插管灌注化学治疗的条件，动脉灌注化学治疗为晚期鼻咽癌，特别是放射治疗后残留和复发患者的治疗提供了一条新途径。

动脉化学治疗常选择作用力强且作用时间短的几种化学治疗药物联合或序贯治疗。

病例 1 选用靶向治疗时，应用了索拉非尼。

问题 8：治疗鼻咽癌常用的靶向治疗药物有哪些？

推荐答案：

8. 治疗鼻咽癌常用的靶向治疗药物有尼妥珠单抗及西妥昔单抗等。

解说：

头颈部肿瘤的 EGFR 表达率较高，可达 90% 左右。鼻咽癌也呈现高表达，原发肿瘤活检标本经免疫组化法检测鼻咽癌的 EGFR 表达率约为 80%。已有多项研究表明 EGFR 高表达，预示肿瘤对放射治疗和化学治疗的抵抗性增加并且是不良预后因素。

尼妥珠单抗及西妥昔单抗加放射治疗同步治疗晚期鼻咽癌，可提高 3 年总生存率，并且副作用小。

一项 EGFR 单抗-尼妥珠（nimotuzumab）加放射治疗同步治疗晚期鼻咽癌的多中心前瞻性 II 期临床研究结果提示对于 EGFR 高表达的鼻咽癌患者，放射治疗+尼妥珠单抗较单独放射治疗可提高 3 年总生存率（84.29% 与 77.61%，$P < 0.05$），并且副作用小。2007 年中国国家食品药品监督管理局已通过将尼妥珠单抗作为晚期鼻咽癌与放射治疗同时使用的药物，并且写在了使用说明书中。因此，建议在晚期鼻咽癌的治疗中加入放射治疗+尼妥珠单抗的内容。

病例 1 在鼻咽癌根治性放射治疗 5 年以后，仍然出现了复发。

13

问题 9：鼻咽癌根治治疗后，其监测随访内容有哪些？

推荐答案：

9. 鼻咽癌根治治疗后，应该定期进行原发灶和颈部的影像学检查、体格检查，以及评估甲状腺功能。

解说：

鼻咽部肿瘤患者治疗后，随访内容包括定期体检和甲状腺功能评估（每6~12个月检测 TSH 水平）。在 20%~25% 接受颈部放射治疗的患者当中可检测出 TSH 水平增高。

治疗后进行原发灶和颈部的影像学检查以了解基线情况；如体检发现可疑的症状和体征应重复影像学检查。

如有指征，言语、听力和吞咽功能检查和康复可能对患者有帮助。

建议戒烟。

13

参考文献

1. Jemal A, Siegel R, Ward E, et al. Cancer statistics, 2009. CA Cancer J Clin 2009, 59: 225-249.

2. Early Breast Cancer Trialists' Collaborative Group. Effects of chemotherapy and hormonal therapy for early breast cancer on recurrence and 15-year survival: an overview of the randomised trials. Lancet 2005, 365: 1687-1717.

3. National Comprehensive Cancer Network. NCCN Clinical Practice Guidelines in Oncology: breast cancer screening and diagnosis, version. 1. 2010, 11/03/03 2009. Washington: National Comprehensive Cancer Network, Inc, 2009: 3.

4. 郝希山. 肿瘤学. 北京: 人民卫生出版社. 2010

5. Jemal A, Siegel R, Ward E, et al. Cancer Statistics, 2009. CA Cancer J Clin, 2009, 59: 225-249.

6. Mann RM, Kuhl CK, Kinkel K, et al. Breast MRI: guidelines from the European Society of Breast Imaging. Eur Radiol, 2008, 18: 1307-1318.

7. Schnall M, Orel S. Breast MRI imaging in the diagnostic setting. Magn Reson Imaging Clin N Am, 2006, 14: 329-337.

8. Gail MH, et al: Projecting individualized probabilities of developing breast cancer for white females who are being examined annually. J Natl Cancer Inst 1989; 81: 1879-1886.

9. Alkuwari E, Auger M. Accuracy of fine-needle aspiration cytology of axillary lymph nodes in breast cancer patients. Cancer 2008; 114: 89-93.

10. NCCN. 乳腺癌临床实践指南（中国版）. 2010

11. Smith IE, Dowsett M, Ebbs SR, et al. Neoadjuvant treatment of postmenopausal breast cancer with anastrozole, tamoxifen, or both in combination: the Immediate Preoperative Anastrozole, Tamoxifen, or Combined with Tamoxifen (IMPACT) multicenter double-blind randomizedtrial. J Clin Oncol 2005; 23: 5108-5116.

12. Ellis MJ, Coop A, Singh B, et al. Letrozole is more effective neoadjuvant endocrine therapy than tamoxifen for ErbB-1-and/or ErbB-2-positiveestrogen receptor-positive primary breast cancer: evidence from a phase Ⅲ, randomized trial. J Clin Oncol 2001; 19: 3808-3816.

13. Should liver metastases of breast cancer be biopsied to improve treatment choice J Clin Oncol

28：18s，2010（suppl；abstr CRA1008）.

14. 中国抗癌协会. 恶性肿瘤骨转移临床诊疗专家共识. 北京：2010.

15. 江泽飞，乳腺癌分子靶向治疗临床研究进展和未来方向

16. A Chemical Hemostatic Techniquefor Bleeding from Malignant Wounds. journal of palliative medicine. Volume12，Number11，2009.

17. Siegel R，Naishadham D，Jemal A. Cancer statistics，2012. CA Cancer J Clin. 2012；62（1）：10-29.

18. Paoletti L，Jardin B，Carpenter MJ，Cummings KM，Silvestri GA. Current status of tobacco policy and control. J Thorac Imaging. 2012；27（4）：213-219.

19. Van den Bergh KA，Essink-Bot ML，Borsboom GJJM，et al. Short-term healthrelated quality of life consequences in a lung cancer CT screening trial（NELSON）. Br J Cancer. 2010；102（1）：27-34.

20. Peterson P，Park K，Fossella F，Gatzemeier U，John W，Scagliotti G，et al. Is pemetrexed more effective in adenocarcinoma and large cell carcinoma than in squamous cell carcinoma A retrospective analysis of a phase III trial of pemetrexed vs docetaxel in previously treated patients with advanced non-small cell lung cancer（NSCLC）. J ThoracOncol 2007；2（8）：S851（Abstr P2-238）.

21. West H，Wakelee HA，Perry MC，Belt RJ，Chen R，Obasaju C. Gemcitabine and pemetrexed administered in rapid sequence as front line chemotherapy for advanced non small cell lung cancer：a phase II clinical trial. Ann of Oncol 2009；20：850-6.

22. Delbaldo C，Michiels S，Syz N，Soria JC，Le Chevalier T，Pignon JP. Benefits of adding a drug to a single-agent or a 2-agent chemotherapy regimen in advanced non-small-cell lung cancer：a meta-analysis. JAMA 2004；292：470-84.

23. Gridelli C，Gallo C，Shepherd FA，Illiano A，Piantedosi F，Robbiati SF，et al. Gemcitabine plus vinorelbine compared with cisplatin plus vinorelbine or cisplatin plus gemcitabine for advanced nonsmall-cell lung cancer：a phase III trial of the Italian GEMVIN Investigators and the National Cancer Institute of Canada Clinical Trials Group. J Clin Oncol 2005；21：3025-3034.

24. Scagliotti GV，Parikh P，von Pawel J，Biesma B，Vansteenkiste J，Manegold C，et al. Phase Ⅲ study comparing cisplatin plus gemcitabine with cisplatin plus pemetrexed in chemotherapy-naïve patients with advanced stage non small cell lung cancer. J Clin Oncol 2008；26：3543-3551.

25. Ciuleanu TE，Brodowicz T，Belani CP，Kim J，Krzakowski M，Laack E，et al. Maintenance pemetrexed plus best supportive care（BSC）versus placebo plus BSC：A Phase Ⅲ study. J Clin Oncol 2008；26（15S）：8011.

26. Prof Elisabeth Quoix，Prof GérardZalcman，Jean-Philippe Oster，Carboplatin and weekly paclitaxel doublet chemotherapy compared with monotherapy in elderly patients with advanced

non-small-cell lung cancer: IFCT-0501 randomised, phase 3 trial. The Lancet 2011, 378: 1079-1088.

27. Jan P van Meerbeeck, aDean A Fennell, Dirk KM De Ruysscher Small-cell lung cancer, The Lancet 2011, 378: 1741-1755.

28. Dagmar Just, CECOG/BC1. 2. 001-International Clinical Trials Workshop, July 1-2, Cluj-Napoca memo-Magazine of European Medical Oncology 2011; 4: 64-65.

29. Paz-Ares LG, de Marinis F, Dediu M, et al. PARAMOUNT: Final overall survival results of the phase III study of maintenance pemetrexed versus placebo immediately after induction treatment with pemetrexed plus cisplatin for advanced nonsquamous non-small-cell lung cancer. J Clin Oncol 2013; 23: 2895-902.

30. Chandra P Belani, Thomas Brodowicz, Tudor E Ciuleanu, et al. Quality of life in patients with advanced non-small-cell lung cancer given maintenance treatment with pemetrexed versus placebo (H3E-MC-JMEN): results from a randomised, double-blind, phase 3 study. The lancet oncology 2012; 13: 292-299.

31. Mannath J, Subramanian V, Hawkey CJ, Ragunath K. Narrow band imaging for characterization of high grade dysplasia and specialized intestinal metaplasia in Barrett's esophagus: a meta-analysis. Endoscopy 2010; 42: 351-359.

32. Sarkaria IS, Rizk NP, Bains MS, et al. Post-treatment endoscopic biopsy is a poor-predictor of pathologic response in patients undergoing chemoradiation therapy for esophageal cancer. Ann Surg 2009; 249: 764-767.

33. Thosani N, Singh H, Kapadia A, et al. Diagnostic accuracy of EUS in differentiating mucosal versus submucosal invasion of superficial esophageal cancers: asystematic review and meta-analysis. GastrointestEndosc 2012; 75: 242-253.

34. Bang Y-J, Van Cutsem E, Feyereislova A, Chung HC, Shen L, Sawaki A, et al. Trastuzumab in combination with chemotherapy versus chemotherapy alone for treatment of HER2-neu-positive advanced gastric or gastro-oesophageal junction cancer (ToGA): a phase 3, open-label, randomised controlled trial. Lancet. 2010; 376 (9742): 687-697。

35. Ychou M, Boige V, Pignon J-P, et al. Perioperative chemotherapy compared with surgery alone for resectable gastroesophageal adenocarcinoma: an FNCLCC and FFCD multicenter phase III trial. J Clin Oncol 2011; 29: 1715-1721.

36. van Hagen P, Hulshof MC, van Lanschot JJ, et al. Preoperative chemoradiotherapy for esophageal or junctional cancer. N Engl J Med 2012; 366: 2074-2084.

37. Javle MM, Yang G, Nwogu CE, et al. Capecitabine, oxaliplatin and radiotherapy: a phase IB neoadjuvant study for esophageal cancer with gene expression analysis. Cancer Invest 2009; 27: 193-200.

38. Ychou M, Boige V, Pignon J-P, et al. Perioperative chemotherapy compared with surgery alone for respectable gastroesophageal adenocarcinoma: an FNCLCC and FFCD multicenter

phase Ⅲ trial. J Clin Oncol 2011；29：1715-1721.

39. Chua YJ, Barbachano Y, Cunningham D, et al. Neoadjuvant capecitabine and oxaliplatin beforechemoradiotherapy and total mesorectal excision in MRI-defined poor-risk rectal cancer：a phase 2 trial. Lancet Oncol 2010 Mar；11：241-248.

40. Shah MA, Jhawer M, Ilson DH, et al. Phase Ⅱ study of modified docetaxel, cisplatin, and fluorouracil with bevacizumab in patients with metastatic gastroesophageal adenocarcinoma. J Clin Oncol 2011；29：868-874.

41. Kim GM, Jeung HC, Rha SY, et al. A randomized phase Ⅱ trial of S-1-oxaliplatin versus capecitabine-oxaliplatin in advanced gastric cancer. Eur J Cancer 2012；48：518-526.

42. Kim JY, Do YR, Park KU, et al. A multi-center phase Ⅱ study of docetaxel plus cisplatin as first-line therapy in patients with metastatic squamous cell esophageal cancer. Cancer Chemother Pharmacol 2010；66：31-36.

43. Ueda S, Hironaka S, Yasui H, et al. Randomized phase Ⅲ study of irinotecan (CPT-11) versus weekly paclitaxel (wPTX) for advanced gastric cancer (AGC) refractory to combination chemotherapy (CT) of fluoropyrimidine plus platinum (FP)：WJOG4007 trial. J Clin Oncol 2012；30：4002.

44. National Comprehensive Cancer Network. NCCN clinical practice guidelines in oncology：gastric cancer. Version 1. 2013. http：//www. nccn. org

45. Japanese Gastric Cancer Association. Japanese gastric cancer treatment guidelines 2010. 3rd edi. Gastric Cancer 2011；14：113-123.

46. 中华人民共和国卫生部医政司. 胃癌诊疗规范. （2011 年版）。

47. 中华人民共和国卫生部. 胃癌诊断标准 2010.

48. F. T. Bosman, F. Carneiro, R. H. Hruban, N. D. Theise. WHO Classification of digestive tumors：the fourth edition. World Health Organization 2010.

49. Japanese Gastric Cancer Association. Japanese classification of gastric carcinoma：3rd English edition. Gastric Cancer 2011；14：101-112.

50. van Hagen P, Hulshof MC, van Lanschot JJ, et al. Preoperative chemoradiotherapy for esophageal or junctionalcancer. N Engl J Med 2012；366：2074-2084.

51. Tepper J, Krasna MJ, Niedzwiecki D, et al. Phase Ⅲ trial of trimodality therapy with cisplatin, fluorouracil, radiotherapy, and surgery compared with surgery alone for esophageal cancer：CALGB 9781. J Clin Oncol 2008；26：1086-1092.

52. Bedenne L, Michel P, Bouche O, et al. Chemoradiation followed by surgery compared with chemoradiation alone in squamous cancer of the esophagus：FFCD 9102. J Clin Oncol 2007；25：1160-1168.

53. Conroy T, Galais M-P, Raoul JL, et al. Phase Ⅲ randomized trial of definitive chemoradiotherapy (CRT) with FOLFOX or cisplatin and fluorouracil in esophageal cancer (EC)：Final results of the PRODIGE 5/ACCORD 17 trial. ASCO Meeting Abstracts 2012；30：LBA4003.

54. Khushalani NI, Leichman CG, Proulx G, et al. Oxaliplatin in combination with protracted-infusion fluorouracil and radiation: report of a clinical trial for patients with esophageal cancer. J Clin Oncol 2002; 20: 2844-2850.

55. Lee SS, Kim SB, Park SI, et al. Capecitabine and cisplatin chemotherapy (XP) alone or equentially combined chemoradiotherapy containing XP regimen in patients with three different settings of stage IV esophageal cancer. Jpn J Clin Oncol 2007; 37: 829-835.

56. Javle MM, Yang G, Nwogu CE, et al. Capecitabine, oxaliplatin and radiotherapy: a phase IB neoadjuvant study for esophageal cancer with gene expression analysis. Cancer Invest 009; 27: 193-200.

57. Sharma R, Yang GY, NavaHR, et al. A single institution experience with neoadjuvant hemo-radiation (CRT) with irinotecan (I) and cisplatin (C) in locally advanced esophageal carcinoma (LAEC) [abstract]. J Clin Oncol 2009; 27 (Suppl 15): Abstract e15619.

58. Ajani JA, Winter K, Okawara GS, et al. Phase Ⅱ trial of preoper ative chemor adiation in patients with localized gastric adenocarcinoma (RTOG 9904): quality of combined modality therapy and athologic response. J Clin Oncol 2006; 24: 3953-3958.

59. Hihara J, Yoshida K, Hamai Y, et al. Phase I study of docetaxel (TXT) and 5-fluorouracil (5-FU) with concurrent radiotherapy in patients with advanced esophageal cancer. Anticancer Res 2007; 27: 2597-2603.

60. Cunningham D, Allum WH, Stenning SP, et al. Perioperative chemotherapy versus surgery alone for resectable gastroesophageal cancer. N Engl J Med 2006; 355: 11-20.

61. Sumpter K, Harper-Wynne C, Cunningham D, et al. Report of two protocol planned interim analyses in a randomised multicentre phase Ⅲ study comparing capecitabine with fluorouracil and oxaliplatin with cisplatin in patients with advanced oesophagogastric cancer receiving ECF. Br J Cancer 2005; 92: 1976-1983.

62. Ychou M, Boige V, Pignon J-P, et al. Perioperative chemotherapy compared with surgery a-lone for respectable gastroesophageal adenocarcinoma: an FNCLCC and FFCD multicenter phase III trial. J Clin Oncol 2011; 29: 1715-1721.

63. Macdonald JS, Smalley SR, Benedetti J, et al. Chemoradiotherapy after surgery compared with surgery alone for adenocarcinoma of the stomach or gastroesophageal junction. N Engl J Med 001; 345: 725-730.

64. Jansen EP, Boot H, Saunders MP, et al. A phase Ⅰ-Ⅱ study of postoperative capecitabine-based hemoradiotherapy in gastric cancer. Int J Radiat Oncol Biol Phys 2007; 69: 1424-1428.

65. Chua YJ, Barbachano Y, Cunningham D, et al. Neoadjuvant capecitabine and oxaliplatin before chemoradiotherapy and total mesorectal excision in MRIdefined poor-risk rectal cancer: a phase 2 trial. Lancet Oncol 2010 Mar; 11: 241-248.

66. Andre T, Quinaux E, Louvet C, et al. Phase Ⅲ study comparing a semimonthly with a

monthly regimen of fluorouracil and leucovorin as adjuvant treatment for stage Ⅱ and Ⅲ colon cancer patients: final results of GERCOR C96. 1. J Clin Oncol 2007; 25: 3732-3738.

67. Leong T, Joon DL, Willis D, et al. Adjuvant chemoradiation for gastric cancer using epirubi-cin, cisplatin, and 5-fluorouracil before and after three dimensional conformal radiotherapy with concurrent infusional 5-fluorouracil: a multicenter study of the Trans-Tasman Radiation Oncology Group. Int J Radiat Oncol Biol Phys 2011; 79: 690-695.

68. Lee HS, Choi Y, Hur WJ, et al. Pilot study of postoperative adjuvant chemoradiation for ad-vanced gastric cancer: adjuvant 5-FU/cisplatin and chemoradiation with capecitabine. World J Gastroenterol 2006; 12: 603-607.

69. Bang Y-J, Kim Y-W, Yang H-K, et al. Adjuvant capecitabine and oxaliplatin for gastric cancer after D2 gastrectomy (CLASSIC): a phase 3 open-label, randomised controlled trial. The Lancet 2012; 379: 315-321.

70. Lee J, Lim do H, Kim S, et al. Phase Ⅲ trial comparing capecitabine plus cisplatin versus capecitabine plus cisplatin with concurrent capecitabine radiotherapy in completely resected gas-tric cancer with D2 lymph node dissection: the ARTIST trial. J Clin Oncol 2012; 30: 268-273.

71. Bang YJ, Van Cutsem E, Feyereislova A, et al. Trastuzumab in combination with chemother-apy versus chemotherapy alone for treatment of HER2-positive advanced gastric or gastro-oeso-phageal junction cancer (ToGA): a phase 3, open-label, randomised controlled trial. Lan-cet 2010; 376: 687-697.

72. Van Cutsem E, Moiseyenko VM, Tjulandin S, et al. Phase Ⅲ study of docetaxel and cispla-tin plus fluorouracil compared with cisplatin and fluorouracil as first-line therapy for advanced gastric cancer: a report of the V325 Study Group. J Clin Oncol 2006; 24: 4991-4997.

73. Shah MA, Shibata S, Stoller RG, et al. Random assignment multicenter phase Ⅱ study of modified docetaxel, cisplatin, fluorouracil (mDCF) versus DCF with growth factor support (GCSF) in metastatic gastroesophageal adenocarcinoma (GE) [abstract]. J Clin Oncol 2010, 28 (Suppl 15): Abstract 4014.

74. Ozal G, Dogan M, Akbulut H, et al. The safety and efficacy of modified-dose docetaxel, cisplatin, and 5-fluorouracil (mDCF) combination in the front-line treatment of advanced gastric cancer. [abstract]. Presented at the 2010 Gastrointestinal Cancers Symposium Ab-stract 113.

75. Roth AD, Fazio N, Stupp R, et al. Docetaxel, cisplatin, and fluorouracil; docetaxel and cisplatin; and epirubicin, cisplatin, and fluorouracil as systemic treatment for advanced gas-tric carcinoma: a randomized phase Ⅱ trial of the Swiss Group for Clinical Cancer Research. J Clin Oncol 2007, 25: 3217-3223.

76. Al-Batran SE, Hartmann JT, Hofheinz R, et al. Biweekly fluorouracil, leucovorin, oxali-platin, and docetaxel (FLOT) for patients with metastatic adenocarcinoma of the stomach or

esophagogastric junction: a phase Ⅱ trial of the Arbeitsgemeinschaft Internistische Onkologie. Ann Oncol 2008; 19: 1882-1887.

77. Shankaran V, Mulcahy MF, Hochster HS, et al. Docetaxel, oxaliplatin, and 5-fluorouracil for the treatment of metastatic or unresectable gastric or gastroesophageal junction (GEJ) adenocarcinomas: Preliminary results of a phase Ⅱ study. Gastrointestinal Cancers Symposium 2009: Abstract 47.

78. Elkerm YM, Elsaid A, AL-Batran S, Pauligk C. Final results of a phase II trial of docetaxel-carboplatin-FU in locally advanced gastric carcinoma [abstract] [abstract]. Presented at the 2008 Gastrointestinal Cancers Symposium 2008. Abstract 38.

79. Ross P, Nicolson M, Cunningham D, et al. Prospectiverandomized trial comparing mitomycin, cisplatin, and protractedvenous-infusion fluorouracil (PVI 5-FU) With epirubicin, cisplatin, and PVI 5-FU in advanced esophagogastric cancer. J Clin Oncol 2002, 20: 1996-2004.

80. Cunningham D, Starling N, Rao S, et al. Capecitabine and oxaliplatin for advanced esophagogastric cancer. N Engl J Med 2008, 358: 36-46.

81. Lorenzen S, Schuster T, Porschen R, etal. Cetuximab plus cisplatin-5-fluorouracil versus cisplatin-5-fluorouracil alone in first-line metastatic squamous cell carcinoma of the esophagus: a randomized phase Ⅱ study of the Arbeitsgemeinschaft Internistische Onkologie. Ann Oncol 2009, 20: 1667-1673.

82. Al-Batran S-E, Hartmann JT, Probst S, et al. Phase Ⅲ trial in metastatic gastroesophageal adenocarcinoma with fluorouracil, leucovorin plus either oxaliplatin or cisplatin: a study of the ArbeitsgemeinschaftInternistischeOnkologie. J Clin Oncol 2008, 26: 1435-1442.

83. Bouche O, Raoul JL, Bonnetain F, et al. Randomized multicenter phase Ⅱ trial of a biweekly regimen of fluorouracil and leucovorin (LV5-FU2), LV5-FU2 plus cisplatin, or LV5-FU2 plus irinotecan in patients with previously untreated metastatic gastriccancer: a Federation Francophone de Cancerologie Digestive Group Study--FFCD 9803. J Clin Oncol 2004, 22: 4319-4328.

84. Kang YK, Kang WK, Shin DB, et al. Capecitabine/cisplatin versus 5-fluorouracil/cisplatin as first-line therapy in patients with advanced gastric cancer: a randomised phase Ⅲ noninferiority trial. Ann Oncol 2009; 20: 666-673.

85. Enzinger PC, Burtness B, Hollis D, et al. CALGB 80403/ECOG 1206: A randomized phase Ⅱ study of three standard chemotherapy regimens (ECF, IC, FOLFOX) plus cetuximab in metastatic esophageal and GE junction cancer [abstract]. J Clin Oncol 2010; 28 (Suppl 15): Abstract 4006.

86. Kim GM, Jeung HC, Rha SY, et al. A randomized phase Ⅱ trial of S-1-oxaliplatin versus capecitabine oxaliplatin in advanced gastric cancer. Eur J Cancer 2012; 48: 518-526.

87. Dank M, Zaluski J, Barone C, et al. Randomized phase Ⅲ study comparing irinotecan com-

bined with 5-fluorouracil and folinic acid to cisplatin combined with 5-fluorouracil in chemotherapy naive patients with advanced adenocarcinoma of the stomach or esophagogastric junction. Ann Oncol2008；19：1450-1457.

88. Andre T, Louvet C, Maindrault-Goebel F, et al. CPT-11 （irinotecan） addition to bimonthly, high-dose leucovorin and bolus and continuous-infusion 5-fluorouracil （FOLFIRI） for pretreated metastatic colorectal cancer. GERCOR. EurJCancer 1999；35：1343-1347.

89. Wolff K, Wein A, Reulbach U, et al. Weekly highdose 5-fluorouracil as a 24-h infusion and sodium folinic acid （AIO regimen） plus irinotecan in patients with locally advanced nonresectable and metastatic Adenocarcinoma or squamous cell carcinoma of the oesophagus：a phase II trial. Anticancer Drugs 2009；20：165-173.

90. Ilson DH, Forastiere A, Arquette M, et al. A phase II trial of paclitaxel and cisplatin in patients with advanced carcinoma of the esophagus. Cancer J 2000；6：316-323.

91. Petrasch S, Welt A, Reinacher A, et al. Chemotherapy with cisplatin and paclitaxel in patients with locally advanced, recurrent or metastatic oesophageal cancer. Br J Cancer 1998；78：511-514.

92. Gadgeel SM, Shields AF, Heilbrun LK, et al. Phase II study of paclitaxel and carboplatin in patients with advanced gastric cancer. Am J Clin Oncol 2003；26：37-41.

93. Ajani JA, Fodor MB, Tjulandin SA, et al. Phase II multi-institutional randomized trial of docetaxel plus cisplatin with or without fluorouracil in patients with untreated, advanced gastric, or gastroesophageal adenocarcinoma. J Clin Oncol 2005；23：5660-5667.

94. Kim JY, Do YR, Park KU, et al. A multi-center phase II study of docetaxel plus cisplatin as first-line therapy in patients with metastatic squamous cell esophageal cancer Cancer Chemother Pharmacol 2010；66：31-36.

95. Burtness B, Gibson M, Egleston B, et al. Phase II trial of docetaxel-irinotecan combination in advanced esophageal cancer. Ann Oncol 20：1242-1248.

96. Ohtsu A, Shimada Y, Shirao K, et al. Randomized phase III trial of fluorouracil alone versus fluorouracil plus cisplatin versus uracil and tegafur plus mitomycin in patients with unresectable, advanced gastric cancer：The Japan Clinical Oncology Group Study （JCOG9205）. J Clin Oncol 2003；21：54-59.

97. Hong YS, Song SY, Lee SI, et al. A phase II trial of capecitabine in previously untreated patients with advanced and/or metastatic gastric cancer. Ann Oncol 2004；15：1344-1347.

98. Albertsson M, Johansson B, Friesland S, et al. Phase II studies on docetaxel alone every third week, or weekly in combination with gemcitabine in patients with primary locally advanced, metastatic, or recurrent esophageal cancer. Med Oncol 2007；24：407-412.

99. Ajani JA, Ilson DH, Daugherty K, et al. Activity of taxol in patients with squamous cell carcinoma and adenocarcinoma of the esophagus. J Natl Cancer Inst 1994；86：1086-1091.

100. Ilson DH, Wadleigh RG, Leichman LP, Kelsen DP. Paclitaxel given by a weekly 1-h infu-

sion in advanced esophageal cancer. Ann Oncol 2007; 18: 898-902.

101. Ueda S, Hironaka S, Yasui H, et al. Randomized phase Ⅲ study of irinotecan (CPT-11) versus weekly paclitaxel (wPTX) for advanced gastric cancer (AGC) refractory to combination chemotherapy (CT) of fluoropyrimidine plus platinum (FP): WJOG4007 trial. ASCO Meeting Abstracts 2012; 30: 4002.

102. Thuss-Patience PC, Kretzschmar A, Bichev D, et al. Survival advantage for irinotecan versus best supportive care as second-line chemotherapy in gastric cancer—a randomised phase Ⅲ study of the Arbeitsgemeinschaft Internistische Onkologie (AIO). Eur J Cancer 2011; 47: 2306-2314.

103. Fuchs CS, Moore MR, Harker G, et al. Phase Ⅲ comparison of two irinotecan dosing regimens in secondline therapy of metastatic colorectal cancer. J Clin Oncol 2003; 21: 807-814.

104. Cunningham D, Humblet Y, Siena S, et al. Cetuximab monotherapy and cetuximab plus irinotecan in irinotecanrefractory metastatic colorectal cancer. N Engl J Med 2004; 351: 337-345.

105. Ilson DH. Phase Ⅱ trial of weekly irinotecan/cisplatin in advanced esophageal cancer. Oncology (Williston Park) 2004; 18: 22-25.

106. Leary A, Assersohn L, Cunningham D, et al. A phase Ⅱ trial evaluating capecitabine and irinotecan as second line treatment in patients with oesophago-gastric cancer who have progressed on, or within 3 months of platinumbased chemotherapy. Cancer Chemother Pharmacol 2009; 64: 455-462.

107. Di Lauro L, Fattoruso SI, Giacinti L, et al. Second-line chemotherapy with FOLFIRI in patients with metastatic gastric cancer (MGC) not previously treated with fluoropyrimidines [abstract]. J Clin Oncol 2009, 27 (Suppl 15): Abstract 4549.

108. Lustberg MB, Bekaii-Saab T, Young D, et al. Phase II randomized study of two regimens of sequentially administered mitomycin C and irinotecan in patients with unresectable esophageal and gastroesophageal adenocarcinoma. J Thorac Oncol 2010; 5: 713-718.

109. Giuliani F, Molica S, Maiello E, et al. Irinotecan (CPT-11) and mitomycin-C (MMC) as second-line therapy in advancedgastric cancer: a phase II study of the Gruppo Oncologico dell' Italia Meridionale (prot. 2106). Am J Clin Oncol.

110. Bamias A, Papamichael D, Syrigos K, et al. Phase II study of irinotecan and mitomycin C in 5-fluorouracilpretreated patients with advanced colorectal and gastric cancer. J Chemother 2003, 15: 275-281.

111. Hofheinz RD, Hartung G, Samel S, et al. High-dose 5-fluorouracil / folinic acid in combination with three-weekly mitomycin C in the treatment of advanced gastric cancer. A phase Ⅱ study. Onkologie 2002; 25: 255-260. Cooperative Group. J Clin Oncol 2000; 18: 2648-2657.

112. Taal BG, Teller FG, ten BokkelHuinink WW, et al. Etoposide, leucovorin, 5-fluorouracil (ELF) combination chemotherapy for advanced gastric cancer: experience with two treatment schedules incorporating intravenous or oral etoposide. Ann Oncol 1994, 5: 90-92.

113. Vanhoefer U, Rougier P, Wilke H, et al. Final results of a randomized phase III trial of sequential high-dose methotrexate, fluorouracil, and doxorubicin versus etoposide, leucovorin, and fluorouracil versus infusional fluorouracil and cisplatin in advanced gastric cancer: A trial of the European Organization for Research and Treatment of Cancer Gastrointestinal Tract Cancer Cooperative Group. J Clin Oncol 2000, 18: 2648-2657.

114. Kim HS, Kim HJ, Kim SY, Kim TY, Lee KW, Baek SK, Kim TY, Ryu MH, Nam BH, Zang DY. Second-line chemotherapy versus supportive cancer treatment in advanced gastric cancer: a meta-analysis. Ann Oncol. 2013, 24 (11): 2850-4.

115. Peng ZW, Zhang YJ, Liang HH, et al. Recurrent hepatocellular carcinoma treated with sequential transcatheter arterial chemoembolization and RF ablation versus RF ablation alone: a prospective randomized trial. Radiology 2012, 262: 689-700.

116. Yamakado, K., et al., Early-stage hepatocellular carcinoma: radiofrequency ablation combined with chemoembolization versus hepatectomy. Radiology. 2008, 247: 260-266.

117. Malagari K, Pomoni M, Kelekis A, et al. Prospective randomized comparison of chemoembolization with doxorubicin-eluting beads and bland embolization with BeadBlock for hepatocellular carcinoma. Cardiovasc Intervent Radiol 2010, 33: 541-551.

118. Maluccio, M., et al., Comparison of survival rates after bland arterial embolization and ablation versus surgical resection for treating solitary hepatocellular carcinoma up to 7 cm. J VascIntervRadiol 2005; 16: 955-961.

119. Lammer J, Malagari K, Vogl T, et al. Prospective randomized study of doxorubicin-eluting-bead embolization in the treatment of hepatocellular carcinoma: results of the PRECISION V study. CardiovascInterventRadiol 2010; 33: 41-52.

120. Salem R, Lewandowski RJ, Mulcahy MF, et al. Radioembolization for hepatocellular carcinoma using Yttrium-90 microspheres: a comprehensive report of long-term outcomes. Gastroenterology. 2010, 138: 52-64.

121. Pawlik TM, Reyes DK, Cosgrove D, et al. Phase II trial of sorafenib combined with concurrent transarterial chemoembolization with drug-eluting beads for hepatocellular carcinoma J Clin Oncol 2011, 29: 3960-3967.

122. Hoffe SE, Finkelstein SE, Russell MS, et al. Nonsurgical options for hepatocellular carcinoma: evolving role of external beam radiotherapy. Cancer Control 2010, 17: 100-110.

123. Ribero D, Curley SA, Imamura H, et al. Selection for resection of hepatocellular carcinoma and surgical strategy: indications for resection, evaluation of liver function, portal vein embolization, and resection. Ann SurgOncol 2008, 15: 986-992.

124. Mazzaferro V, Regalia E, Doci R, et al. Liver transplantation for the treatment of small

hepatocellular carcinomas in patients with cirrhosis. N Engl J Med 1996, 334: 693-699.

125. Pompili M, Mirante VG, Rondinara G, et al. Percutaneous ablation procedures in cirrhotic patients with hepatocellular carcinoma submitted to liver transplantation: Assessment of efficacy at explant analysis and of safety for tumor recurrence. Liver Transpl 2005, 11: 1117-1126.

126. Hayashi PH, Ludkowski M, Forman LM, et al. Hepatic artery chemoembolization for hepatocellular carcinoma in patients listed for liver transplantation. Am J Transplant 2004, 4: 782-787.

127. Riaz A, Ryu RK, Kulik LM, et al. Alpha-fetoprotein response after locoregional therapy for hepatocellular carcinoma: oncologic marker of radiologic response, progression, and survival. J Clin Oncol 2009, 27: 5734-5742.

128. Brunello F, Veltri A, Carucci P, et al. Radiofrequency ablation versus ethanol injection for early hepatocellular carcinoma: A randomized controlled trial. Scand J Gastroenterol 2008; 43: 727-735.

129. Giorgio A, Di Sarno A, De Stefano G, et al. Percutaneous radiofrequency ablation of hepatocellular carcinoma compared to percutaneous ethanol injection in treatment of cirrhotic patients: an Italian randomized controlled trial. Anticancer Res 2011; 31: 2291-2295.

130. Orlando A, Leandro G, Olivo M, et al. Radiofrequency thermal ablation vs. percutaneous ethanol injection for small hepatocellular carcinoma in cirrhosis: meta-analysis of randomized controlled trials. Am J Gastroenterol 2009; 104: 514-524.

131. Francica G, Saviano A, De Sio I, et al. Long-term effectiveness of radiofrequency ablation for solitary small hepatocellular carcinoma: a retrospective analysis of 363 patients. Dig Liver Dis 2013; 45: 336-341.

132. Malagari K, Pomoni M, Kelekis A, et al. Prospective randomized comparison of chemoembolization with doxorubicin-eluting beads and bland embolization with BeadBlock for hepatocellular carcinoma. Cardiovasc Intervent Radiol 2010; 33: 541-551.

133. Kudo M, Imanaka K, Chida N, et al. Phase Ⅲ study of sorafenib after transarterial chemoembolisation in Japanese and Korean patients with unresectable hepatocellular carcinoma. Eur J Cancer 2011; 47: 2117-2127.

134. Chung Y-H, Han G, Yoon J-H, et al. Interim analysis of START: study in Asia of the combination of TACE (transcatheter arterial chemoembolization) with sorafenib in patients with hepatocellular carcinoma trial. Int J Cancer 2013; 132: 2448-2458.

135. Mazzaferro V, Sposito C, Bhoori S, et al. Yttrium-90 radioembolization for intermediate-advanced hepatocellular carcinoma: a phase 2 study. Hepatology 2013; 57: 1826-1837.

136. Peng ZW, Zhang YJ, Liang HH, et al. Recurrent hepatocellular carcinoma treated with sequential transcatheter arterial chemoembolization and RF ablation versus RF ablation alone: a prospective randomized trial. Radiology 2012; 262: 689-700.

137. Bosetti C, Lucenteforte E, Silverman DT, et al. Cigarette smoking and pancreaticcancer: an analysis from the InternationalPancreatic Cancer Case-Control Consortium (Panc4). Ann Oncol. 2012; 23: 1880-1888. Huxley R, Ansary-Moghaddam A, Berrington de Gonzalez A, Barzi F,

138. Woodward M. Type-II diabetes and pancreatic cancer: ameta-analysis of 36 studies. Br J Cancer. 2005; 92: 2076-2083.

139. Evans DB, Varadhachary GR, Crane CH, et al. Preoperative gemcitabine-based chemoradiation for patients with resectable Adenocarcinoma of the pancreatic head. J Clin Oncol. 2008; 26: 3496-3502.

140. Tempero MA, Arnoletti JP, Behrman SW, et al. Pancreatic Adenocarcinoma, version2. 2012: featured updates to the NCCN Guidelines. J Natl Comp Cancer Netw. 2012; 10: 703-713.

141. Hsu CC, Wolfgang CL, Laheru DA, et al. Early mortality risk score: identification of poor outcomes following upfront surgery for resectable pancreatic cancer. J Gastrointest Surg. 2012; 16: 753-761.

142. Gillen S, Schuster T, Meyer ZumBuschenfelde C, Friess H, Kleeff J. Preoperative/neoadjuvant therapy in pancreatic cancer: a systematic review and meta-analysis of response and resection percentages. PLoS Med. 2010; 7: e1000267.

143. Laurence JM, Tran PD, Morarji K, EslickGD, Lam VW, Sandroussi C. A systematic review and meta-analysis of survival and surgical outcomes following neoadjuvant chemoradiotherapy for pancreatic cancer. J GastrointestSurg. 2011; 15: 2059-2069.

144. Crane CH, Varadhachary GR, Yordy JS, et al. Phase II trial of cetuximab, gemcitabine, and oxaliplatin followed by chemoradiation with cetuximab for locally advanced (T4) pancreatic adenocarcinoma: correlation of Smad4 (Dpc4) immunostaining with pattern of disease progression. J Clin Oncol. 2011; 29: 3037-3043.

145. Venkat R, Edil BH, Schulick RD, Lidor AO, Makary MA, Wolfgang CL. Laparoscopic distal pancreatectomy is associated with significantly less overall morbidity compared to the open technique: a systematic review and meta-analysis. Ann Surg. 2012; 255: 1048-1059.

146. Schmidt J, Abel U, Debus J, et al. Openlabel, multicenter, randomized phase III trial of adjuvant chemoradiation plus interferon Alfa-2b versus fluorouracil and folinic acid for patients with resected pancreatic adenocarcinoma. J Clin Oncol. 2012; 30: 4077-4083.

147. Von Hoff D, Ervin TJ, Arena FP, et al. Randomized Phase III study of weekly nab-paclitaxel plus gemcitabine versus gemcitabine alone in patients with metastatic adenocarcinoma of the pancreas (MPACT). J Clin Oncol. 2013; 30 (suppl 4): abstract LBA148.

148. Yap JL, Worlikar S, MacKerell AD Jr, Shapiro P, Fletcher S. Small-molecule inhibitors of the ERK signaling pathway: Towards novel anticancer therapeutics. Chem MedChem.

2011; 6: 38-48.

149. Goff BA, Mandel LS, Drescher CW, et al. Development of an ovarian cancer symptom index: possibilities for earlier detection. Cancer2007; 109: 221-227.

150. Rossing MA, WicklundKG, Cushing-Haugen KL, Weiss NS. Predictive value of symptoms for early detection of ovarian cancer. JNatl Cancer Inst 2010; 102: 222-229.

151. American College of O, Gynecologists Committee on Gynecologic P. Committee Opinion No. 477: the role of the obstetrician-gynecologist in the early detection of epithelial ovarian cancer. ObstetGynecol 2011; 117: 742-746.

152. Rossing MA, WicklundKG, Cushing-Haugen KL, Weiss NS. Predictive value of symptoms for early detection of ovarian cancer. J Natl Cancer Inst 2010; 102: 222-229.

153. Gilbert L, Basso O, Sampalis J, et al. Assessment of symptomatic women for early diagnosis of ovarian cancer: results from the prospective DOvE pilot project. Lancet Oncol 2012; 13: 285-291.

154. McCluggage WG. Morphological subtypes of ovarian carcinoma: a reviewwith emphasis on new developments and pathogenesis. Pathology 2011; 43: 420-432.

155. Aghajanian C, Blank SV, Goff BA, et al. OCEANS: A randomized, double-blind, placebo-controlled phase Ⅲ trial of chemotherapy with or without bevacizumab in patients with platinum-sensitive recurrent epithelial ovarian, primary peritoneal, or fallopian tube cancer. J Clin Oncol 2012; 30: 2039-2045.

156. Pujade-Lauraine E, Wagner U, Aavall-Lundqvist E, et al. Pegylatedliposomal doxorubicin and carboplatin compared with paclitaxel and carboplatin for patients with platinum-sensitive ovarian cancer in late relapse. J Clin Oncol 2010; 28: 3323-3329.

157. Sehouli J, Stengel D, Harter P, et al. Topotecan weekly versus conventional 5-day schedule in patients with platinum-resistant ovarian cancer: A randomized multicenter phase Ⅱ trial of the North-Eastern German Society of Gynecological Oncology Ovarian Cancer Study Group. J Clin Oncol 2011; 29: 242-248.

158. Katsumata N, Yasuda M, Takahashi F, et al. Dose-dense paclitaxel once a week in combination with carboplatin every 3 weeks for advanced ovarian cancer: a phase 3, open-label, randomised controlled trial. Lancet 2009; 374: 1331-1338

159. Al-Sarraf M, LeBlanc M, Giri PG, et al. Chemoradiotherapy versus radiotherapy in patients with advanced nasopharyngeal cancer: phase Ⅲ randomized Intergroup study 0099. J Clin Oncol 1998; 16: 1310-1317.

160. Chitapanarux I, Lorvidhaya V, Kamnerdsupaphon P, et al. Chemoradiation comparing cisplatin versus carboplatin in locally advanced nasopharyngeal cancer: randomised, non-inferiority, open trial. Eur J Cancer 2007; 43: 1399-1406.

161. Mesic JB, Fletcher GH, Goepfert H. Megavoltage irradiation of epithelial tumors of the nasopharynx. Int J Radiat Oncol Biol Phys 1981; 7: 447-453.

162. Wee J, Tan EH, Tai BC, et al. Randomized trial of radiotherapy versus concurrent chemo-radiotherapy followed by adjuvant chemotherapy in patients with American Joint Committee on Cancer/International Union against cancer stage Ⅲ and Ⅳ nasopharyngeal cancer of the endemic variety. J Clin Oncol 2005；23：6730-6738.

163. Chan AT, Leung SF, Ngan RK, et al. Overall survival after concurrent cisplatin-radiotherapy compared with radiotherapy alone in locoregionally advanced nasopharyngeal carcinoma. J Natl Cancer Inst 2005；97：536-539.

164. Dechaphunkul T, Pruegsanusak K, Sangthawan D, Sunpaweravong P. Concurrent chemoradiotherapy with carboplatin followed by carboplatin and 5-fluorouracil in locally advanced nasopharyngeal carcinoma. Head Neck Oncol 2011；3：30.

165. Bae WK, Hwang JE, Shim HJ, et al. Phase Ⅱ study of docetaxel, cisplatin, and 5-FU induction chemotherapy followed by chemoradiotherapy in locoregionally advanced nasopharyngeal cancer. Cancer Chemother Pharmacol 2010；65：589-595.

166. Chan ATC, Hsu M-M, Goh BC, et al. Multicenter, phase Ⅱ study of cetuximab in combination with carboplatin in patients with recurrent or metastatic nasopharyngeal carcinoma. J Clin Oncol 2005；23：3568-3576.

167. NCCN 宫颈癌临床实践指南（中国版），2011，第一版.

168. 刘继红. 妇科肿瘤诊疗指南，人民军医出版社. 2010，第一版.

169. Villa LL, Costa RL, Petta CA, et al. Prophylactic quadrivalent human papillomavirus (types 6, 11, 16, and 18) L1 virus-like particle vaccine in young women: a randomised double-blind placebo-controlled multicentre phase Ⅱ efficacy trial. Lancet Oncol 2005；6：271-278.

170. Ault KA. Effect of prophylactic human papillomavirus L1 virus-likeparticle vaccine on risk of cervical intraepithelial neoplasia grade 2, grade 3, and adenocarcinoma in situ: a combined analysiof four randomised clinical trials. Lancet 2007；369：1861-1868.

171. Quadrivalent vaccine against human papillomavirus to prevent high-grade cervical lesions. N Engl J Med 2007；356：1915-1927.

172. Arbyn M and Dillner J. Review of current knowledge on HPV vaccination: an appendix to thEuropean Guidelines for Quality Assurance in Cervical Cancer Screening. J Clin Virol 2007；38：189-197.

173. Rambout L, Hopkins L, Hutton B and Fergusson D. Prophylactic vaccination against humanpapillomavirus infection and disease in women: a systematic review of randomized controlled trials. CMAJ 2007；177：469-479.

174. Comparison of risk factors for invasive squamous cell carcinoma and adenocarcinoma of thecervix: collaborative reanalysis of individual data on 8, 097 women with squamous cell carcinoma an1, 374 women with adenocarcinoma from 12 epidemiological studies. Int J Cancer 2007；120：885-891.

175. Landoni F, Maneo A, Colombo A, et al. Randomised study of radical surgery versus radio-therapyfor stage Ib-IIa cervical cancer. Lancet 1997; 350: 535-540.

176. Keys HM, Bundy BN, Stehman FB, et al. Cisplatin, radiation, and adjuvant hysterecto-mycompared with radiation and adjuvant hysterectomy for bulky stage IB cervical carcinoma. N Engl JMed 1999; 340: 1154-1161.

177. Morris M, Eifel PJ, Lu J, et al. Pelvic radiation with concurrent chemotherapy compared withpelvic and para-aortic radiation for high-risk cervical cancer. N Engl J Med 1999; 340: 1137-1143.

178. Peters WA, Liu PY, Barrett RJ, et al. Concurrent chemotherapy and pelvic radiation thera-pycompared with pelvic radiation therapy alone as adjuvant therapy after radical surgery in high-riskearly-stage cancer of the cervix. J Clin Oncol 2000; 18: 1606-1613.

179. Whitney CW, Sause W, Bundy BN, et al. Randomized comparison of fluorouracil plus cis-platinversus hydroxyurea as an adjunct to radiation therapy in stage IIB-IVA carcinoma of the cervixwith negative para-aortic lymph nodes: a Gynecologic Oncology Group and Southwest OncologyGroup study. J Clin Oncol 1999; 17: 1339-1348.

180. Rose PG, Bundy BN, Watkins EB, et al. Concurrent cisplatin-based radiotherapy andche-motherapy for locally advanced cervical cancer. N Engl J Med 1999; 340: 1144-1153.

181. Thomas GM. Improved treatment for cervical cancer—concurrent chemo therapy and radio-therapy. N Engl J Med 1999; 340: 1198-1200.

182. Rose PG, Ali S, Watkins E, et al. Long-term follow-up of a randomized trial compar-ingconcurrent single agent cisplatin, cisplatin-based combination chemotherapy, or hydroxyurea duringpelvic irradiation for locally advanced cervical cancer: a Gynecologic On-cology Group Study. J ClinOncol 2007; 25: 2804-2810.

183. Eifel PJ, Winter K, Morris M, et al. Pelvic irradiation with concurrent chemotherapy versus pelvicand para-aortic irradiation for high-risk cervical cancer: an update of radiation therapy oncologygroup trial (RTOG) 90-01. J Clin Oncol 2004; 22: 872-880.

184. Stehman FB, Ali S, Keys HM, et al. Radiation therapy with or without weekly cisplatin for bulkystage 1B cervical carcinoma: follow-up of a Gynecologic Oncology Group trial. Am J Obstet Gynecol 2007; 197: 1-6.

185. Reducing uncertainties about the effects of chemoradiotherapy for cervical cancer: a systemat-ireview and meta-analysis of individual patient data from 18 randomized trials. J Clin Oncol 2008; 26: 5802-5812.

186. Moore DH, Blessing JA, McQuellon RP, et al. Phase III study of cisplatin with or without-paclitaxel in stage IVB, recurrent, or persistent squamous cell carcinoma of the cervix: a gy-necologiconcology group study. J Clin Oncol 2004; 22: 3113-3119.

187. Long HJ, 3rd, Bundy BN, Grendys EC, Jr., et al. Randomized phase III trial of cisplatin with orwithout topotecan in carcinoma of the uterine cervix: a Gynecologic Oncology Group

Study. J ClinOncol 2005; 23: 4626-4633.

188. Thigpen T, Shingleton H, Homesley H, et al. Cis-platinum in treatment of advanced or re-currentsquamous cell carcinoma of the cervix: a phase Ⅱ study of the Gynecologic Oncology Group. Cancer1981; 48: 899-903.

189. Moore DH. Chemotherapy for advanced, recurrent, and metastaticcervical cancer. J Natl Compr Canc Netw 2008; 6: 53-57.

190. Tao X, Hu W, Ramirez PT and Kavanagh JJ. Chemotherapy for recurrent and metastatic cervical cancer. Gynecol Oncol 2008; 110: 67-71.

191. Monk BJ, Sill MW, McMeekin DS, et al. Phase Ⅲ trial of four cisplatin-containing dou-bletcombinations in stage ⅣB, recurrent, or persistent cervical carcinoma: a Gynecologic OncologyGroup study. J Clin Oncol 2009; 27: 4649-4655.

192. Duenas-Gonzalez A, Zarba JJ, Alcedo JC, et al. A phase Ⅲ study comparing concurrent-gemcitabine (Gem) plus cisplatin (Cis) and radiation followed by adjuvant Gem plus Cis versusconcurrent Cis and radiation in patients with stage ⅡB to ⅣA carcinoma of the cervix [abstract]. JClin Oncol 2009 27 (Suppl 18): Abstract CRA5507.

193. Moore KN, Herzog TJ, Lewin S, et al. A comparison of cisplatin/paclitaxel and carbopla-tin/paclitaxel in stage IVB, recurrent or persistent cervical cancer. Gynecol Oncol 2007, 105: 299-303.

附录

乳腺影像报告数据系统

1992 年，美国放射学院（American College of Radiology）出版了指导性的文件：乳腺影像报告数据系统（Breast imaging-reporting and data system，BI-RADS），其后经 3 次修订，至 2003 年不仅指导乳腺 X 线诊断（第 4 版），而且，也增加了超声和 MRI 诊断。对乳腺作为一个整体器官的所有影像学正常与异常情况的诊断报告进行规范，使用统一的专业术语、标准的诊断归类及检查程序，使放射科医生的诊断有章可循，同时，也加强了放射科和临床其他有关科室的协调与默契，使临床治疗医师看到放射科医师的报告后即知道下一步该做什么。

注意 category 一词不应翻译成"级"，应翻译成"类"。

BI-RADS 评价被分成了不定类别（assessment is incomplete）（0 类，Category 0）和最终类别（Assessment is Complete-Final Categories）（1~6 类）。不定类别需要进一步的影像学检查，如加摄其他 X 线投照体位、对比旧片、超声或 MRI（注意：并未推荐红外热图或 CT）。当附加的影像学检查执行后，最终类别的评价就应完成，并且应整合这些影像学检查的内容，得出综合的诊断评价分类。

乳腺 X 线摄影质量规范（Mammography Quality Standards Act，MQSA）要求对乳腺 X 线检查提供单一的分析报告。医院或临床医师希望分别提供每一个乳腺的 BI-RADS 分类，这在报告书的诊断结果栏目或诊断描述栏目中提到。并提供单一总的诊断报告，将 BI-RADS 分类表述在整个报告的末尾处。当然，总的最终报告应该基于最令人忧心的事情的存在。例如，假如一个乳腺记为可能良性的发现，而对侧乳腺疑有恶性病变，则总的诊断报告应该记录为"BI-RADS 4 类（可疑恶性病变）"。同样，如果一侧乳腺需要立即进行附加的评价（譬如，患者当时不能等待超声检查），其对侧乳腺可能有良性的发现，这个总的分类应为"BI-RADS 0 类，不定型"。

临床扪及病变而影像学检查阴性是很多医院疑惑不解的问题。诊断报告应该做出什么样的最终评价基于影像学发现。当影像学发现的解释受到临床发现的影响时，最终评价应该结合两方面进行通盘考虑。临床发现应细致描述到报告中。

0 类（Category 0）：**Need Additional Imaging uation and/or Prior Mammograms for Comparison.**

在乳腺常规 X 线摄影之后使用 0 类。需要时限时进一步的诊断评价（如加摄投照体位或行超声检查）或召回旧片分析。对照旧片可以降低患者回访的必要。然而，对照并非总是必须的（Frankel SD，1995；Thurfjell MG，2000）。在缺乏任何发现的情况下，旧片仅仅约 3.2%（35/1093）是有帮助的（Bassett LW，1994）。只有乳腺 X 线摄影确定有某些改变需要旧片比较才将其定为 0 类。这常常包括可能代表正常变异的局限性非对称性改变或者 X 线片显示边缘清楚的肿块，它们可能已经在旧片的图像上存在。如果没有旧片比较，则应进一步检查，如加拍 X 线片和（或）行超声检查。在我国，一些妇女乳房脂肪较少，实质丰富，乳腺组织缺乏自然对比，也需要采用其他影像学方法（如超声、MRI）进一步检查，也可将其评价为 0 类。

1 类：Negative.

乳腺摄影显示乳腺结构清楚而没有病变。注意，在我国常常使用的所谓的乳腺囊性增生症、小叶增生、腺病（统称为纤维囊性改变或结构不良）根据 BI-RADS 的描述均归于此类。如果临床扪及肿块，并有局限性不对称性改变，尽管最后诊断为硬化性腺病，亦不能归入此类，可能归入 3 类或 4A 类。乳内淋巴结、腋前淋巴结显示低密度的淋巴结门（侧面观）或者中央低密度（淋巴结门的轴向观）均视为正常淋巴结，属 1 类。

2 类：Benign Finding.

确诊的乳腺良性肿块（如纤维腺瘤、纤维脂肪腺瘤、脂肪瘤、单纯囊肿、积乳囊肿、积油囊肿）、良性钙化（如环状钙化、边界清楚的短条状钙化、粗的斑点状钙化、稀疏的大小较单一的圆点状钙化、新月形的沉积性钙化等）均属此类。但是，肿块边缘清楚并不是排除恶性病变的必然条件，对于年龄超过 35 岁的妇女，应该注意触诊，并召回旧片进行比较，或者随访观察其变化，因此，可能分别被评价为 0 类或 3 类。

3 类：Probably Benign Finding-Initial Short-Interval Follow-Up Suggested. Initial short-term follow up（usually 6-month）**examination.**

3 类（可能良性）被保留，其发现几乎为肯定良性。必须强调的是，此类并非不确定的类型，但是对于乳腺 X 线摄影来说，它的恶性概率小于 2%（亦即几乎都是良性的）。其表现被逐渐认识，均是基于对照既往普查结果或者没有既往普查资料对照的图像。用对乳腺加拍其他方位的投照和/或超声的评估需要定为 3 类（可能良性）。此类型的病变包括在常规的 X 线片上不能扪及的边界清楚的肿块（除非是囊肿、乳内淋巴结或者其他良性病变）、在点压片上部分较薄的局限性非对称性改变、细点状成簇钙化。在常规乳腺 X 线摄影发现后 6 个月采用单侧摄片短期随访。如果病变没有变化，建议再在 6 个月后双乳随访（即在最初发现后 12 月随访）。如果第二次双乳随访未观察到其他可疑之处，则报告为 3 类，建议进行典型的 12 个月后双乳随访（即首次检查后 24 个月随访）。如果接下来的随访（第 24 月随访）仍然没有发现改变，最后的评估可能就是 2 类（良性），当然也可能结合临床慎重考虑为 3 类（可能良性）。根据文献（Sickles EA，1995）在 2～3 年稳定后，最终的诊断可能改变为 2 类（良性），但还是需要随访，必要时还进行放大摄影。

也许，经验较少的医生会坚持认为有一个较小的局限性非对称性改变，从而将其界定为 3 类。经验丰富的医生通过 6、12、24 个月的随访可能认定这个改变是正常变异，为此确定为 1 类（阴性）。

由于临床医生或患者恐惧肿瘤而不愿意随访等原因，3 类可能被立即活检，在这些病例中，最终的诊断评估分类应该基于恶性的危险性，而不是基于所提供的处理。超声评判为可能良性的病变包括不能扪及的复杂囊肿。有人报告不能与复杂囊肿区别的不能扪及的卵圆形低回声结节的恶性率小于 2%。没有分散实体成分的成簇分布的微囊同样可能被评定为 3 类。

恰当的 3 类评定需要审核医生的实践能力。评定在这类的病例的恶性率应该小于 2%。对于超声，恶性率也应小于 2%，但这还没有看到广泛的文章确认。对于 MRI，归于此类型的病例仅进行了短期随访，其恶性率尚需要进一步的研究。

4 类：Suspicious Abnormality- Biopsy Should Be Considered.

4 类用来表示需要做从复杂囊肿抽吸到多形性钙化的活检的介入放射程序。许多单位将 4 类再细分类，以说明介入处理和恶性危险度的不同。这使用受试者工作特性曲线（receiver- operating characteristic curve，ROC curve）分析，接受更大的临床检验，以帮助临床医生和放射科医生。4 类分为三个亚类便于帮助达到上述目的。

4A 类：Finding needing intervention with a low suspicion for malignancy.

4A 类用来表述需要介入处理但恶性度较低的病变。其病理报告不期待是恶性的，在良性的活检或细胞学检查结果后常规随访 6 月是合适的。此类包括一些可扪及的、部分边缘清楚的实体性肿块，如超声提示纤维腺瘤、可扪及的复杂性囊肿或可疑脓肿。

4B 类：Lesions with an intermediate suspicion of malignancy.

4B 类包括中等疑似恶性的病变（intermediate suspicion of malignancy）。放射诊断和病理结果的相关性接近一致。在此情形下，良性随访取决于这种一致性。部分边界清楚，部分边界模糊的肿块可能是纤维腺瘤或脂肪坏死是可被接受的，但是，乳突状瘤则需要切除活检。

4C 类：Findings of moderate concern，but not classic for malignancy.

4C 类病变表示中等稍强疑似恶性的病变（moderate concern），尚不具备像 5 类那样的典型恶性特点。此类中包括如边界不清、不规则形的实体性肿块或者新出现的微细的多形性成簇钙化。此类病理结果往往是恶性的。

4 类的这些更细分类应该鼓励病理学家着手对在 4C 类中报告为良性的病变进行进一步分析，应该让临床医师明白对诊断为 4 类但活检报告为良性的病例进行随访复查的必要性。

5 类：Highly Suggestive of Malignancy-Appropriate Action Should Be Taken.

5 类用来表述几乎肯定是乳腺癌的病变。在 BI-RADS 早期版本中，当穿刺活检获得组织学或细胞学诊断尚未普及时，5 类预示病变最终要被处理而没有先前的组织标本。现在，此类发现的标本必须保留以发现典型的乳腺癌，具有 95% 的恶性可能性。带毛刺不规则形密度增高的肿块、段或线样分布的细条状钙化，或者不规则形带毛刺的肿块且其伴随不规则形和多形性钙化是归于 5 类。规范的活检而没有发现典型恶性的病变归于 4 类。

6 类：Known Biopsy-Proven Malignancy-Appropriate Action Should Be Taken.

6 类是新增加的类型，用来描述已被活检证实为乳腺癌但先前仅进行了有限治疗（如外科切除、放射治疗、化学治疗或乳腺切除术）的病例。不像 BI-RADS 4 类、5 类，6 类确定病变是否为恶性时不需介入处理。在先前的标本中发现第二个诊断并显示为恶性，或者检测先于手术前进行的新辅助化学治疗的效果就可以评定为 6 类。

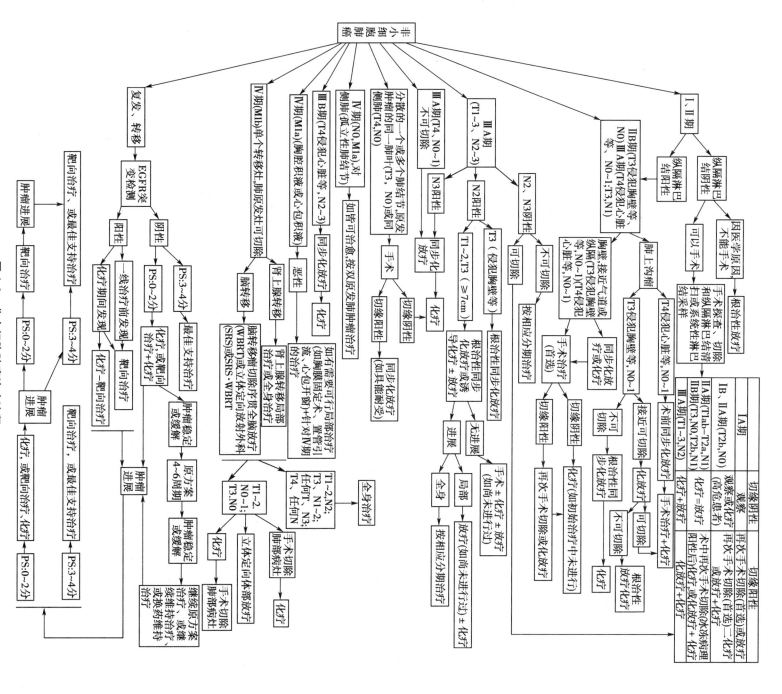

图 4-2　非小细胞肺癌治疗流程

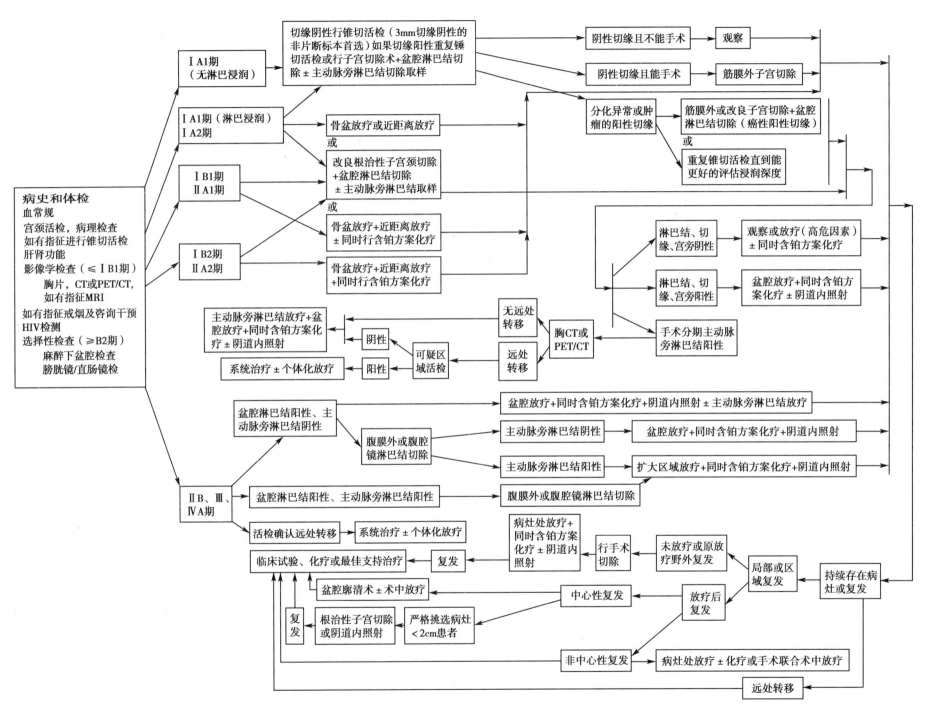

图 12-1 宫颈癌诊断治疗流程